Das Trimm-dich-Buch

von Holger Meier

Machen Sie Bewegung
nicht zu einem Sport,
sondern zu einer
Lebenseinstellung
und trimmen Sie sich fit!

Jetzt!

Immer!

Überall!

Holger Meier

DAS TRIMM-DICH BUCH

MACH DEINE UMGEBUNG ZUR FITNESSZONE

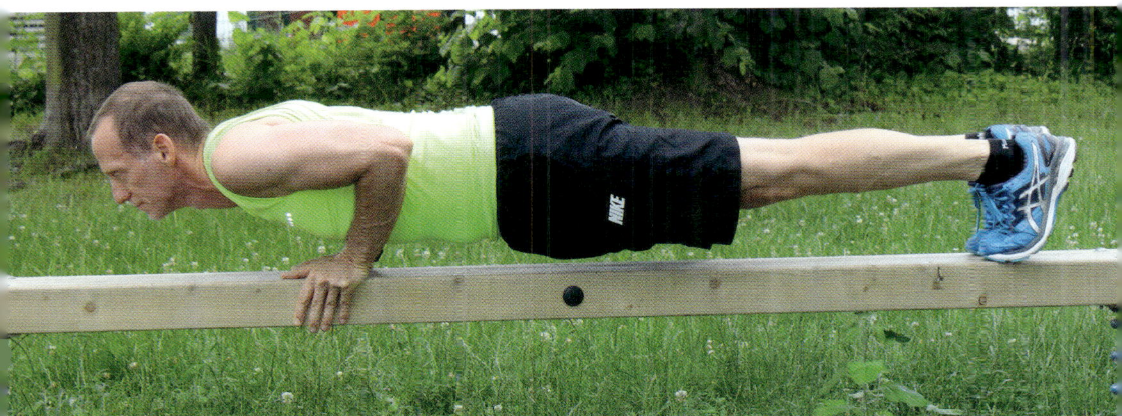

Meyer & Meyer Verlag

Für Isi, die Löwin

Das Trimm-dich-Buch
Mach deine Umgebung zur Fitnesszone

Bibliografische Information der Deutschen Nationalbibliothek
Die Deutsche Nationalbibliothek verzeichnet diese Publikation in der Deutschen Nationalbibliografie; detaillierte bibliografische Details sind im Internet über <http://dnb.d-nb.de> abrufbar.

Auckland, Beirut, Dubai, Hägendorf, Hongkong, Indianapolis, Kairo, Kapstadt,

Manila, Maidenhead, Neu-Delhi, Singapur, Sydney, Teheran, Wien

Member of the World Sport Publishers' Association (WSPA)

Gesamtherstellung: Print Consult GmbH, München

MIX
Paper from responsible sources
FSC® C084279

ISBN 978-3-8403-7609-2
E-Mail: verlag@m-m-sports.com
www.dersportverlag.de

INHALT

VORWORT

» Wir wurden durch Bewegung gezeugt (der Akt der Fortpflanzung) und durch Bewegung geboren.

» Wir leben durch Bewegung (unser Herz schlägt, Herz-Kreislauf-System etc.).

» Wir kennen das Sprichwort: „Wer rastet, der rostet" (obwohl dies noch sehr stark untertrieben ist).

Wir wissen und stellen also fest, um gesund zu (über-)leben, spielt die Bewegung eine zentrale Rolle.

In der heutigen Zeit wird jedoch die natürliche Bewegung (und deren Training durch uns) durch die „Vorzüge" der modernen Zeit immer mehr zurückgedrängt. Maschinen erleichtern uns die Bewegungen oder nehmen uns diese teilweise oder ganz ab. Um den daraus resultierenden Gefahren der Zivilisationskrankheiten zu begegnen, bedarf es unserer natürlichen Bewegung.

Jedoch was sind natürliche Bewegungen? Wie kann ich diese trainieren? Wie sollte ein solches Training aussehen? Und vor allem wo kann ich diese trainieren?

Sie werden überrascht sein, was Sie alles in Ihrer örtlichen Umgebung zum natürlichen Training einsetzen und genießen können. Auch werden Sie ein Programm für Ihre eigenen vier Wände in diesem Buch wiederfinden. Aber es gibt natürlich auch sehr viele andere Möglichkeiten.

Gehen Sie raus in Ihre direkte Nachbarschaft oder fahren Sie zu den Naherholungsgebieten. Trainieren Sie auf dem Trimm-dich-Pfad, im Stadtpark, im Stadion auf der 400-m-Bahn, in der Innenstadt, im Wald, auf der Wiese usw. Überall dort können Sie trainieren. Dieses Buch zeigt Ihnen wie! Alle Bereiche werden beschrieben, die Übungen bebildert und erklärt und das Ganze mit Trainingsplänen versehen und gesteuert.

Ganz gleich, ob Sie übergewichtig oder schlank sind, sportlich oder unsportlich, jung oder alt, ambitionierter Sportler oder Anfänger bzw. Wiedereinsteiger ...

Kommen Sie in den Genuss der natürlichen Bewegung und trainieren Sie sich. Ganz leicht, überall, nach Plan oder auch per Chaosprinzip, ob zeitaufwendig oder zeitsparend. Ganz gleich wie – Sie profitieren davon!

Erleben Sie die Fitness am deutlichsten, wo Sie sie auch am meisten brauchen: im Alltag, im Beruf, im Leben. Fühlen Sie sich fit!

Dabei wünsche ich Ihnen viel Inspiration und natürlich viel Spaß!

Trimm dich fit!

„Moving for Life!"

Ihr

Holger Meier

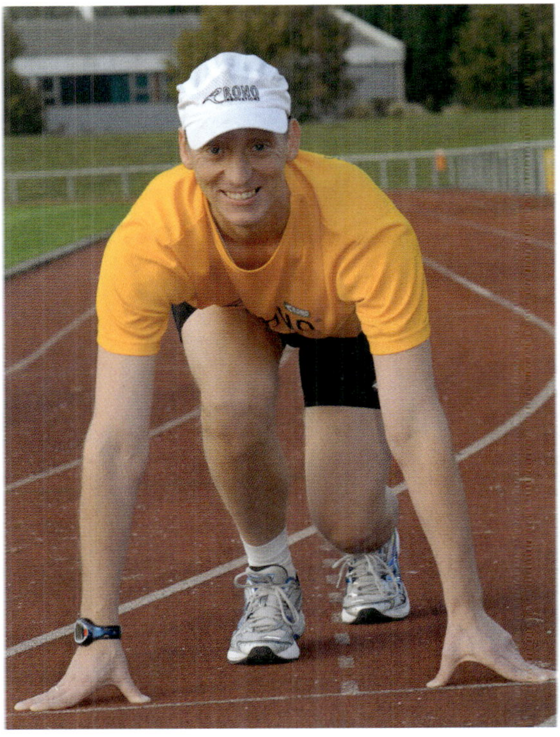

Bevor Sie starten: Gesundheitscheck

Herzlichen Glückwunsch dazu, dass Sie sich bewegen und trainieren möchten.

Eventuell raffen Sie sich, dank meines Buches, nach einer längeren Pause dazu auf oder fangen gar ganz neu damit an. Vielleicht sind Sie aber ein bereits durchtrainierter Sportfreund und suchen (und finden!) in meinem Buch neue Anregungen und Inspiration.

Ganz gleich, welches Bewegungsmuster Ihren aktuellen Lebensstil charakterisiert, nehmen Sie dieses Buch zum Anlass und lassen Sie bei Ihrem Arzt einen Gesundheitscheck durchführen.

Lassen Sie sich von Ihrem Arzt grünes Licht geben und riskieren Sie bitte nichts.

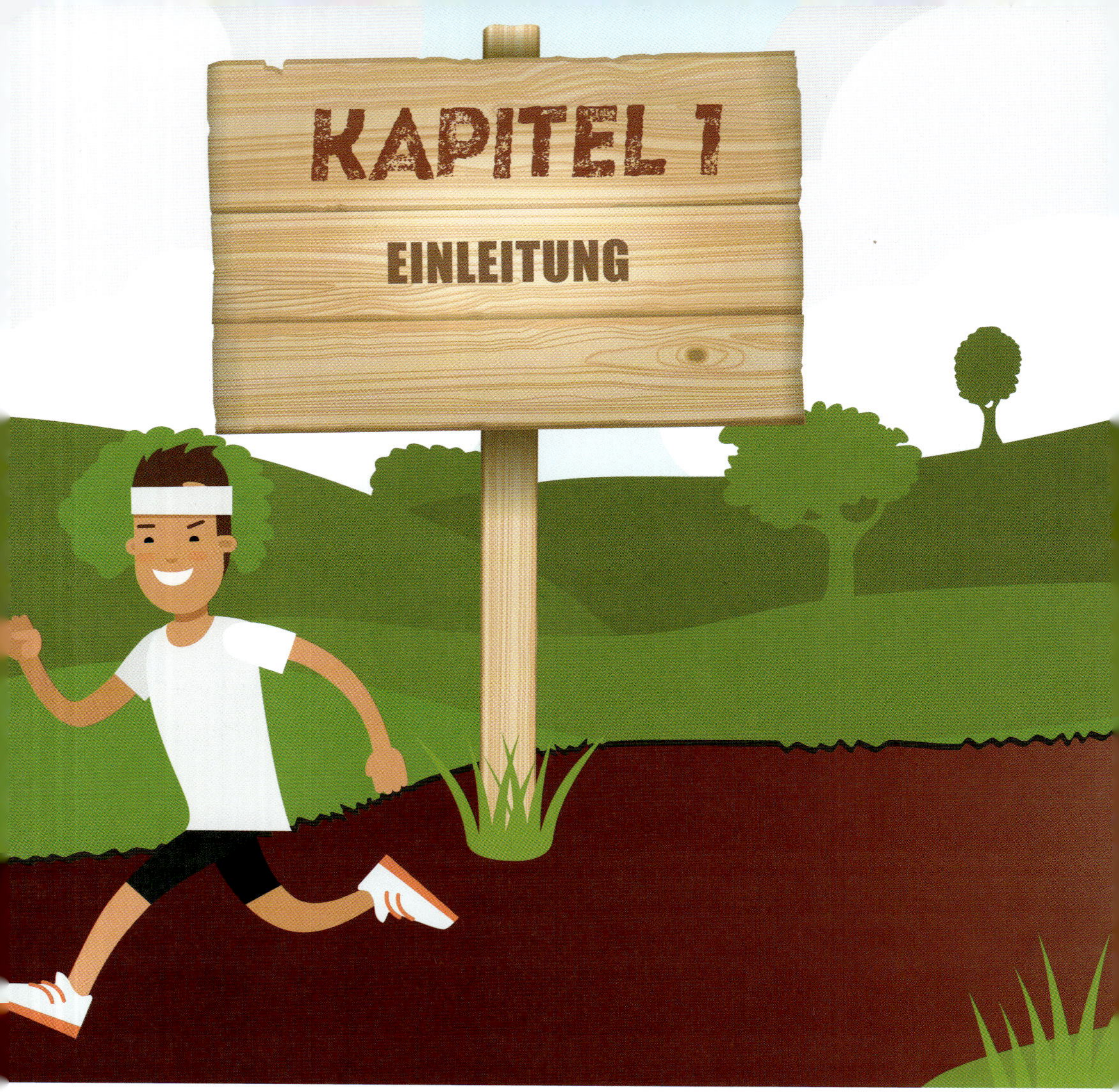

KAPITEL 1

1 EINLEITUNG

Der Mensch ist ein Wunderwerk! Eine Entwicklung der Evolution. Alles im Menschen basiert auf Bewegung und ermöglicht Bewegung. Bewegung entspricht unserer Natur und sollte für uns absolut natürlich sein – im mehrfachen Sinne!

Wir sind nicht nur so konstruiert, dass wir durch Bewegung erst leben (Herzschlag, Kreislauf, Kauen von Nahrung usw.), sondern dass wir auch uns quasi in allen Lebenslagen optimal bewegen können. Vom Gehirn kommt der Impuls, dieser geht auf den Nerv und aktiviert den jeweiligen Muskel und dieser das jeweilige Gelenk. Ein ausgeklügeltes Konstrukt aus Knochen, Knorpel, Bändern, Sehnen und der entsprechenden (trainierten) Muskulatur ermöglicht uns die Bewegungen für unsere Lebenslagen: stehen, gehen, rennen, springen, hocken, ziehen, schieben, beugen, tragen usw.

Das Ganze natürlich unterstützt von der Funktionalität und von den Prozessen des restlichen Körpers, wie zum Beispiel des Herz-Kreislauf-Systems und unseres Stoffwechsels. Interessanterweise, ermöglichen die weiteren Funktionen unseres Organismus nicht nur die Bewegung und somit unser Leben, sondern dieser Organismus wird auch durch die erzeugte Bewegung wiederum unterstützt und gesund gehalten. Regelmäßige, natürliche Bewegung und eine gesunde, natürliche Ernährung halten unseren Körper gesund, fit und belastbar. Gelenke werden durch die Bewegung genährt und das Herz-Kreislauf-System gestärkt.

Bewegung sollte also ein fester Bestandteil unseres Lebens sein. Jedoch welche Art von Bewegung? Und in welcher Dosierung?

Der Fitnessmarkt ist überfüllt mit (zum Teil sehr teuren) Fitnesstrends. Allesamt mit dem Versprechen, Sie gesünder, besser aussehend oder fitter zu machen. Selbst extrem belastende Trainingsformate der Elitesoldaten werden auf den Fitnessmarkt geworfen.

Jedoch was ist eigentlich *Fitness* für uns?

Einen Marathon zu laufen, ist das Fitness? Oder beim Bankdrücken 100 kg zu stemmen, ist das Fitness? Klar ist es toll, einen Marathon zu laufen! Aber was nützt mir diese

Fähigkeit, wenn durch das viele Laufen meine Beinmuskeln so verkürzt sind und meine Hüfte so steif ist, dass ich große Mühe habe, mir morgens die Socken anzuziehen? Oder was hilft mir die Kraft eines Herkules, wenn mein massiver (und verkürzter) Brustkorb dazu führt, dass ich kaum die Arme über den Kopf bekomme, um mir einen Pullover überzustreifen?

Ist das Fitness?

Oder wäre die wahre, natürliche Fitness für uns nicht viel eher, die Bewegungen des Alltags wunderbar durchführen zu können, beweglich zu bleiben und ganz nebenbei durch das Training auch noch meinen Körper zu formen?

Die Muskeln also, an den Alltag und das Leben angelehnt, zweckmäßig zu bewegen, wäre also ein Training, das jeden Mensch zu einer Fitness verhilft, die er eben im ganzen Leben verspürt und nicht nur im Sportstudio auf der Trainingsbank. Die Ausdauer zu haben im Treppenhaus, Kraft zu haben beim Einkaufen oder gar beim Umzug, geschmeidig und beweglich zu sein und dabei noch eine gute Figur zu machen, das ist wahre Fitness.

Sollte nicht daher wahres Fitnesstraining die elementaren Bestandteile Kraft, Ausdauer, Koordination, Beweglichkeit und Körperwahrnehmung mit einbeziehen?

Ich möchte Sie inspirieren, nach diesem Buch zu trainieren und Sie werden eine völlig neue Sichtweise und ein anderes Gefühl der natürlichen Fitness erhalten: sportlich und stark den Alltag zu bestreiten, mobil und beweglich zu sein und nicht außer Atem zu geraten. Für alle Situationen des Lebens stark und gewappnet zu sein, das ist Fitness!
Fitness für Ihr Leben! Fitness, abgestimmt auf Ihr Leben! Fitness in Ihrem Leben!

Mit diesem Buch finden Sie das Handwerkszeug und das Wissen, um Ihre Fitness völlig realistisch in Ihr persönliches Leben einzubetten. Gleichgültig, wo Sie wohnen. Es spielt keine Rolle, wie viel Zeit Sie haben, in diesem Buch finden Sie den richtigen Weg. Machen Sie die natürliche Fitness zu **Ihrer Fitness**.

So, wie die Trainingsprogramme der Elitesoldaten auf das Bewegen und Tun der Soldaten selbst abgestimmt sind, stimmen Sie Ihr Training auf Ihre Bewegungen und Ihren Alltag ab! Dieses Buch zeigt Ihnen nicht nur das Wie, sondern vermittelt Ihnen auch das entsprechende Wissen dazu. Gleichzeit inspiriert Sie dieses Buch dazu, dass Sie ÜBERALL trainieren können, ganz gleich, wo: nicht nur in Ihren vier Wänden, sondern auch draußen in der Natur. An Wirkungsstätten, an denen Sie bisher vielleicht nur vorbeigefahren sind. Erleben Sie eine neue Welt der Fitness!

Dieses Buch ist all denen gewidmet, die den Elitesoldaten auch im Alltag, im ganz normalen Wahnsinn des Lebens, stehen müssen.

Machen Sie Bewegung nicht zu einem Sport, sondern zu einer Lebenseinstellung und trimmen Sie sich fit! Jetzt! Immer! Überall!

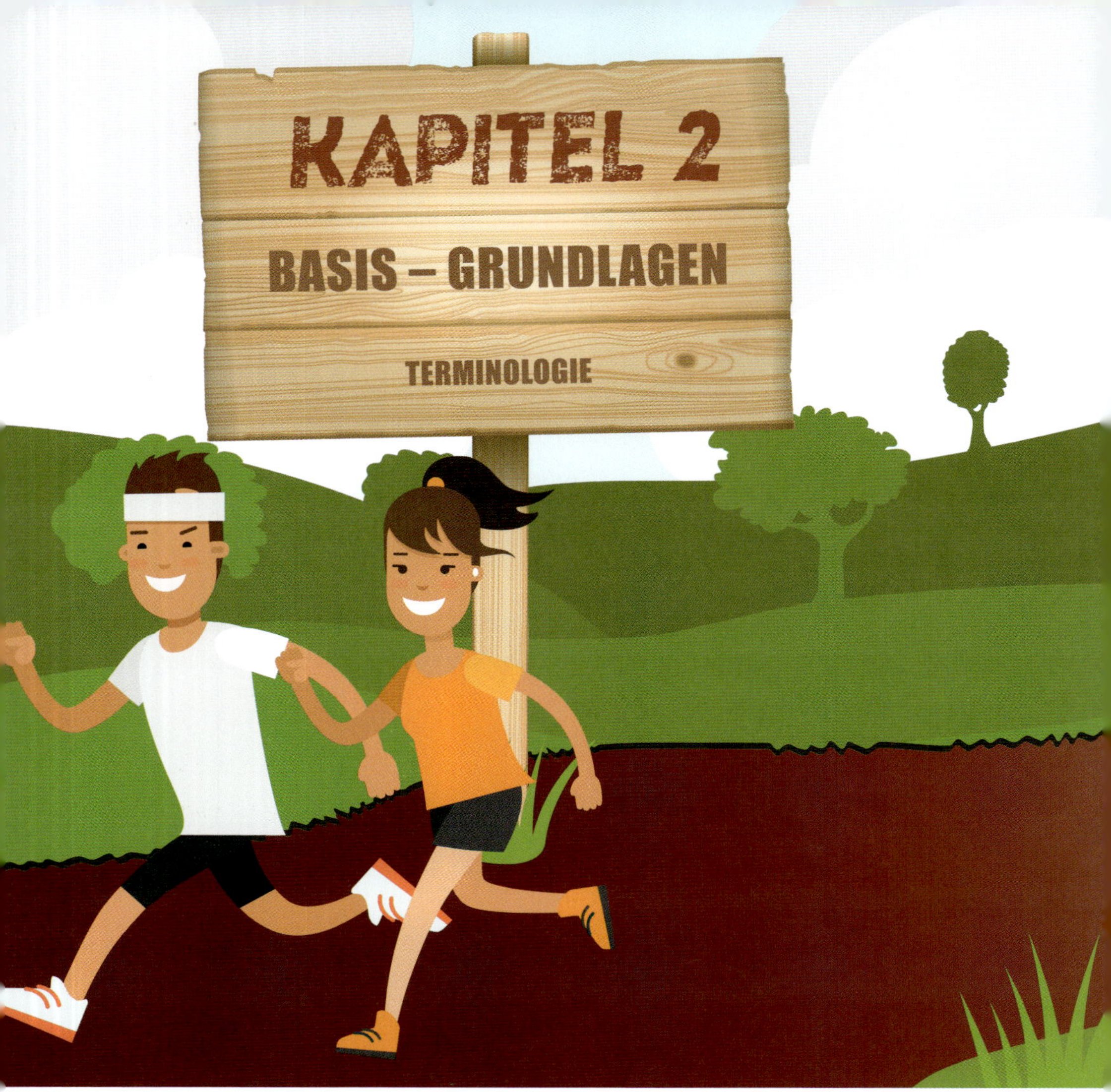

KAPITEL 2

In diesem Buch werden Sie zu allen vorgestellten Trainingsorten auch entsprechende Trainingspläne finden. Allen voran ein Beispieltraining für natürliches Training, welches mir besonders am Herzen liegt, aber auch viele andere Varianten – dazu in Kap. 3 „Die Basis" wesentlich mehr.

Damit Sie diese Trainingspläne nachvollziehen können, oder auch für die Freigeister unter Ihnen, möchte ich Ihnen gerne ein paar Grundkenntnisse der Trainingslehre/Trainingssteuerung erläutern. Natürlich könnten Sie auch abkürzen, zum Kap. 3 „Die Basis" springen und gleich lostrainieren. Aber es ist mir sehr wichtig, dass Sie auch verstehen können, WAS Sie trainieren, WIE Sie trainieren und WARUM Sie so trainieren. Das sind Grundvoraussetzungen für das Training Ihrer natürlichen Fitness.

Jedoch stellen wir uns vorher zuerst eine zentrale Frage: „Was ist Training?"

Nun, die Antwort ist recht simpel. *Training* ist, ganz einfach ausgedrückt, ein Reiz, welcher sich auf den Körper/Organismus auswirkt. Und wenn dieser wohldosiert ist, passiert etwas Wunderbares: Das Training wirkt, der Organismus passt sich an, wir entwickeln uns!

2.1 DIE STEUERUNG DER REIZE

Diese erfolgt über die folgenden Prinzipien und Formulierungen.

2.1.1 Reizintensität

Diese ist sehr wichtig! Wie soll ich dosieren?

Wie stark ist die Belastung, der Widerstand?

Dies hängt von Ihrer aktuellen Fitness ab. Hierzu sollten Sie sich selbst einschätzen. Sehr wichtig ist, dass Sie die bebilderten und beschriebenen Übungen stets korrekt ausüben. In den Trainingsplänen werden Sie zwar Zeitvorgaben und Angaben finden, wie oft Sie diese Bewegung absolvieren sollen, aber sollten Sie diese Angaben nicht erreichen, dann machen Sie einfach weniger! Es ist für Ihren Trainingseffekt entscheidend, dass Sie sich wirklich genau bei der Leistung abholen, wo Sie von Ihrem Fitnesszustand her sind!

Übertreiben Sie also nicht, aber seien Sie ehrlich zu sich selbst. Wenn Sie zum Beispiel von einer Übung 10 Wiederholungen absolvieren sollen, Sie hingegen aber nur sechs Wiederholungen in korrekter Ausführung absolvieren können, dann brechen Sie einfach die Übung ab und genießen Sie Ihre Pause. Wesentlich weniger produktiv wäre es, wenn Sie mit aller Mühe und schlampiger Technik versuchen würden, die 10 Wiederholungen dennoch zu erreichen. Oder wenn Sie bereits nach fünf Wiederholungen aufhören, obwohl Sie eine Wiederholung 6 hätten korrekt ausführen können.

Bitte nicht! Versprochen?

Das Gleiche gilt natürlich bei den Zeitvorgaben. Wenn Sie die angegebene Zeit oder Wiederholungszahl nicht erreichen, dann ist das absolut kein Beinbruch. Dann hätten Sie ein zusätzliches Trainingsziel: die vorgegebenen Werte, unter Beachtung der korrekten Ausführung der Übung, irgendwann zu erreichen.

Ähnlich wäre es für die fortgeschrittenen Athleten unter Ihnen. Wenn Sie die Vorgaben spielend erreichen, dann einfach die Anforderungen erhöhen. Aber übersehen Sie nicht die Trainingspläne für die Fortgeschrittenen, welche Ihnen schon so einiges abverlangen werden.

2.1.2 Wiederholungen

Hiermit ist gemeint, wie oft Sie den Bewegungsablauf einer Übung, am Stück ohne Unterbrechung, absolvieren sollen. Wie schon erwähnt, unter Einhaltung der korrekten Ausführung des jeweiligen Bewegungsablaufs!

Beispiel: 10 Wiederholungen: Sie wiederholen 10-mal den korrekten Bewegungsablauf der Übung ohne Pause.

2.1.3 Satzpause

Hiermit ist die Dauer Ihrer wohlverdienten Pause nach den geschafften Wiederholungen gemeint.

Zum Beispiel: Satzpause 90 Sekunden, nach den geleisteten Wiederholungen der Übung dürfen Sie sich 90 Sekunden ausruhen. Nutzen Sie die Pause, um sich zu lockern und vor allem, um etwas zu trinken.

HINWEIS:

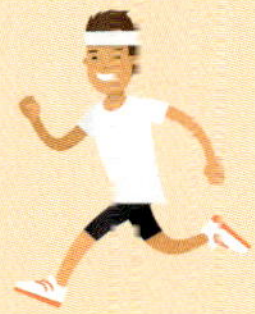

Verwenden Sie die Satzpause nicht „nur" als Pause. Konzentrieren/fokussieren Sie sich bereits auf den nächsten kommenden Satz oder auf die nächste Aufgabe. Visualisieren Sie: Spielen Sie den nächsten Satz oder die nächste Aufgabe bereits im Kopf durch. Achten Sie selbst beim Visualisieren auf die korrekte Ausführung der jeweiligen Übung!

2.1.4 Satz

Wenn Sie die vorgegebene Angabe von Wiederholungen einer Übung in korrekter Ausführung absolviert haben oder diese bei einer kleineren Zahl beendet haben, wird dies als *Satz* bezeichnet.

Zum Beispiel die Vorgabe wäre: 3 Sätze à 10 Wiederholungen; Satzpause: 90 Sekunden.

Dies würde bedeuten: Sie machen 10 Wiederholungen (dies ist Satz 1), dann 90 Sekunden Pause (das Trinken nicht vergessen!), dann wieder 10 Wiederholungen (Satz 2), 90 Sekunden Pause, dann Satz 3.

Danach folgt die Rundenpause!

2.1.5 Rundenpause

Hiermit ist entweder die Pause zwischen den verschiedenen Übungen gemeint oder die Pause innerhalb eines Zirkeltrainings.

2.1.6 Reiz/Trainingsumfang

Wie viele Reize wirken auf Sie ein, beziehungsweise, wie viele Übungen sind in Ihrem Trainingsplan zu absolvieren?

2.2 DIE BEWEGUNGS- UND KRAFTARTEN

Reiz ist nicht gleich Reiz! In diesem Kapitel widmen wir uns den verschiedenen Möglichkeiten, wie Sie einen Widerstand muskulär einsetzen und verändern können.

Dies möchte ich gerne anhand eines Liegestützes erläutern. Die Ausführung eines korrekten Liegestützes finden Sie in Kap. 3.2.1 „Liegestütze".

2.2.1 Konzentrische Bewegung

Die *konzentrische* Bewegung bei einem Liegestütz ist die Phase, in der man von der untersten Position der Übung den Körper wieder in die Höhe drückt. Dies ist vom Gefühl her der schwere Teil einer Bewegung. Es entspricht dem Gefühl, ein Gewicht nach oben zu drücken.

2.2.2 Exzentrische Bewegung

Die *exzentrische* Bewegung bei einem Liegestütz ist die Phase, wenn Sie aus der oberen Startposition des Liegestützes den Körper mit dem Brustkorb in Richtung Boden absenken. Es entspricht dem Gefühl, ein Gewicht nach dem Hochdrücken wieder herabzulassen.

2.2.3 Isometrisch

Würden Sie bei der Durchführung der Liegestütze die Bewegung einfach stoppen, so wäre die gehaltene Position *isometrisch* oder auch *statisch*. Es entsteht ein hoher Kraftaufwand bei keinerlei Bewegung.

2.2.4 Kraftart

In der Trainingslehre beziehungsweise im Training selbst unterscheidet man zwischen verschiedenen Kraftarten.

2.2.4.1 Modifikationsmodul: Maximalkraft

Die *Maximalkraft* ist die Fähigkeit der absolut höchsten Kraft, die bei einer maximalen Kraftanstrengung des Muskels entstehen kann.

2.2.4.2 Modifikationsmodul: Schnellkraft

Die *Schnellkraft* ist die Fähigkeit, die Kraft in einem sehr kurzen Zeitraum entstehen zu lassen. Dazu gehört die Fähigkeit der *Reaktivkraft* (Explosionskraft), welche zum Beispiel bei Sprüngen benötigt wird

2.2.4.3 Modifikationsmodul: Kraftausdauer

Die *Kraftausdauer* ist die Fähigkeit, die Kraft über einem längeren Zeitraum entstehen zu lassen. Diese Fähigkeit der Kraft ist wohl die Form, welche wir im Alltag am häufigsten benötigen.

2.2.4.4 Modifikationsmodul: Hypertrophie

Hypertrophietraining ist eine spezielle Methode im Krafttraining, um schöne Muskulatur aufzubauen. Das heißt, den Muskel so zu „reizen", dass er sich genötigt fühlt, zu wachsen. Eine Muskelquerschnittvergrößerung folgt.

Tab. 1: Modifikationsmodule der Kraftarten

	Modul: Kraftausdauer	Modul: Hypertrophie	Modul: Schnell- und Maximalkraft
Dosierung/ Intensität	40-70 %	70-85 %	85-100 %
Anzahl der Wiederholungen	15-30 Wh.	8-12 Wh.	1-3 Wh.
Dauer der Entlastung (Pause)	10-60 Sekunden	90-180 Sekunden	180-300 Sekunden

HINWEIS:

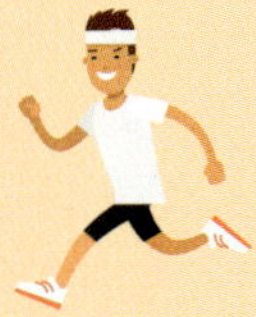

Den Gruppen der Reizarten habe ich Farben zugeordnet. Diese Farben werden Ihnen im Fortlauf dieses Buches immer wieder begegnen, damit Sie stets beurteilen können, welche Trainingssteuerung welcher Reizart zugehörig ist.

Damit diese Module funktionieren können, muss man beachten, dass in der vorgegebenen Anzahl der Wiederholungen wirklich ein Muskelversagen herbeigeführt wird. D. h., die Übung muss so schwer oder erschwert sein, dass es wirklich im jeweiligen Bereich dazu kommt.

Beispiel: *Möchte man den Muskelquerschnitt vergrößern, dann sollte man die Hypertrophiemethode anwenden. Diese sieht ein Muskelversagen im Bereich 8-12 Wiederholungen vor. Dementsprechend schwer muss auch die Übung ausfallen. Ein Beenden der Übung, nur weil jetzt die 12 Wiederholungen erreicht wären, man aber noch Kraft für weitere Wiederholungen hätte, hätte nicht den gewünschten Erfolg. Hier müsste also die Übung (durch eine andere Ausführung oder Gewichte) erschwert werden.*

2.3 DIE TRAININGSMETHODE

Das Training lässt sich mit verschiedenen *Trainingsmethoden* gestalten. Diese möchte ich hier wieder anhand der Liegestütze erklären. Es gibt zwar einige Methoden mehr, aber ich möchte nur auf diejenigen eingehen, welche für unser Training wirklich relevant sind.

2.3.1 Wiederholungsmethode

Hier absolviere ich die Liegestütze anhand der vorgegebenen Wiederholungszahl. Zum Beispiel 12 Wiederholungen würden bedeuten, dass ich die Liegestütze ohne Pause 12-mal wiederhole. Dies ist eine sehr verbreitete Methode im Krafttraining. Wie oft liest man: 3 Sätze à 10 Wiederholungen. Dies bedeutet, ich mache 10 Wiederholungen der Liegestütze am Stück, mache dann eine Pause von ca. 90 Sekunden, um dann erneut 10 Wiederholungen zu absolvieren. Dann wieder 90 Sekunden Pause und dann erneut 10 Wiederholungen.

2.3.2 Intervallmethode

Hier geht es darum, den Körper in einer vorgegebenen Zeit zu belasten, um ihn dann in der vorgegebenen Pausenzeit zu entlasten. Beispiel: 3 Intervalle à 30 Sekunden mit 30 Sekunden Pause würde bei unserem Beispiel mit den Liegestützen bedeuten: Ich absolviere 30 Sekunden lang die Liegestütze, pausiere dann für 30 Sekunden, um dann wieder 30 Sekunden die Liegestütze zu absolvieren, und so weiter.

2.3.3 Dauermethode

Hier wird die Belastung ohne Pause über die Dauer ausgeführt. Die Intensität sollte hier im moderaten, lockeren Bereich liegen und über eine längere Dauer anhalten. 15 Minuten lang zu joggen zum Beispiel.

2.4 TRAININGSHÄUFIGKEIT

Jede Bewegung zählt. Einmal die Woche zu trainieren, ist sicherlich besser als keinmal, aber dennoch zu wenig. Jeden Tag zu trainieren, wäre sicherlich auch zu viel, es sei denn, das Training wäre sehr ausgeklügelt aufgebaut. Um dieses zu konzipieren, sollte einem immer bewusst sein, dass verschiedene Belastungen auch verschiedene Erholungszeiten/Regenerationszeiten zur Folge haben!

Denn Reiz entsteht in der Belastung und die Verarbeitung und Entwicklung des Reizes erfolgt in der Entlastung.

Es ergibt sich also daraus, wenn man seinen Körper leistungstechnisch entwickeln möchte, sollte man sich also nicht nur die Belastungen (Übungen, Reizintensität, Reizdauer, Reizumfang, Kraftarten) gut überlegen, sondern auch die Entlastungen (Reizarten, Regenerationszeiten).

2.4.1 Reizart und Regenerationszeiten

So lange wirkt die entsprechende Reizsetzung auf den Organismus.

Tab. 2: Wirkung der Reizarten

Reizart	Erholungs-/Regenerationszeit
Aerobe Ausdauer: *Zum Beispiel moderater Dauerlauf, Walken*	12-24 Stunden
Anaerobe Ausdauer: *Zum Beispiel schneller Dauerlauf*	36-48 Stunden
Schwere anaerobe Ausdauer: *Zum Beispiel Sprinten*	Bis 72 Stunden
Modul Kraftausdauer: *Intensität: ca. 40-60 % der Maximalkraft* *Belastung mit 15-30 Wiederholungen*	24-48 Stunden
Modul Hypertrophie (den Muskelquerschnitt vergrößern): *Intensität: ca. 70-85 % der Maximalkraft* *Belastung mit (6)8-12(15) Wiederholungen*	48 Stunden
Modul Maximalkraft: *Intensität: ca. 85-100 % der Maximalkraft* *Belastung mit 1-5(6) Wiederholungen*	72 Stunden
Schnellkraft	72 Stunden
Explosivkraft	72 Stunden

HINWEIS:

Den Gruppen der Reizarten habe ich Farben zugeordnet. Diese Farben werden Ihnen im Fortlauf dieses Buches immer wieder begegnen, damit Sie stets beurteilen können, welche Trainingssteuerung welcher Reizart zugehörig ist.

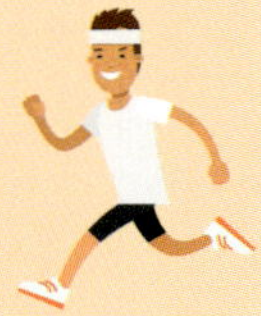

Ein Unterschreiten oder Missachten dieser Erholungs-/Regenerationszeiten ist nicht zu empfehlen, da die Gefahr eines Übertrainings und damit ein Raubbau am eigenen Körper gegeben wäre. Natürlich wäre ein tägliches Training möglich. Man müsste allerdings das Training in Muskelgruppen aufteilen und separat trainieren. Zum Beispiel könnten Sie an Tag 1 alle Druckbewegungen ausführen, an Tag 2 alle Zugbewegungen, an Tag 3 die Beine und den Rumpf.

Beachten Sie bitte, dass aber auch Ihre Ernährung, Ihr Trinkverhalten, Ihr Gesundheitszustand und Ihre Schlafqualität starken Einfluss auf die Erholungs-/Regenerationszeiten nimmt!

Am besten verdeutlicht dies das Prinzip der *Superkompensation*: der Zusammenhang unserer biologischen Leistungsentwicklung mit dem Zusammenspiel von Belastung und Entlastung.

2.4.2 Die Superkompensation

Die Belastung (Bewegung, Sport, Training) auf den menschlichen Organismus ist nichts anderes als ein Reiz, der auf diesen einwirkt. Ist dieser Reiz wohldosiert und erfolgt nach einer entsprechenden Pause (Regeneration) erneut (die Regelmäßigkeit des Trainings), passt sich der Körper dem Reiz an und entwickelt sich.

Es ist also ein sehr wichtiges Zusammenspiel von Belastung und Entlastung. Oder, anders ausgedrückt, ein wichtiges Zusammenspiel der katabolen Phase und der anabolen Phase.

Katabole Phase: In dieser Phase wirkt die Belastung (der Reiz) auf den Organismus ein. Dies stellt für den Organismus eine Belastung dar und sein Leistungsausgangsniveau baut ab in Richtung Ermüdung. Dadurch wird der Organismus zur Anpassung aufgefordert.

Anabole Phase: Diese findet während der Regeneration statt. Während der Reiz in der katabolen Phase einwirkt, wird dieser in der anabolen Phase verarbeitet. Also im Erholungszeitraum wird durch die Verarbeitung des Reizes das ursprüngliche Leistungsausgangsniveau wiederhergestellt und ein kleiner Leistungsniveauzugewinn generiert.

Wie schon beschrieben, haben noch andere Faktoren, wie Ernährung, Trinkverhalten, Schlafqualität, großen Einfluss auf diese Phase!

Wenn jetzt die nächste Reizsetzung am höchsten Punkt des Leistungsniveauzugewinns gesetzt wird, dann beginnen wir also von einem höheren Leistungsausgangsniveau als vorher. Das ist die *Superkompensation*. Und dadurch entwickeln wir unsere Leistung.

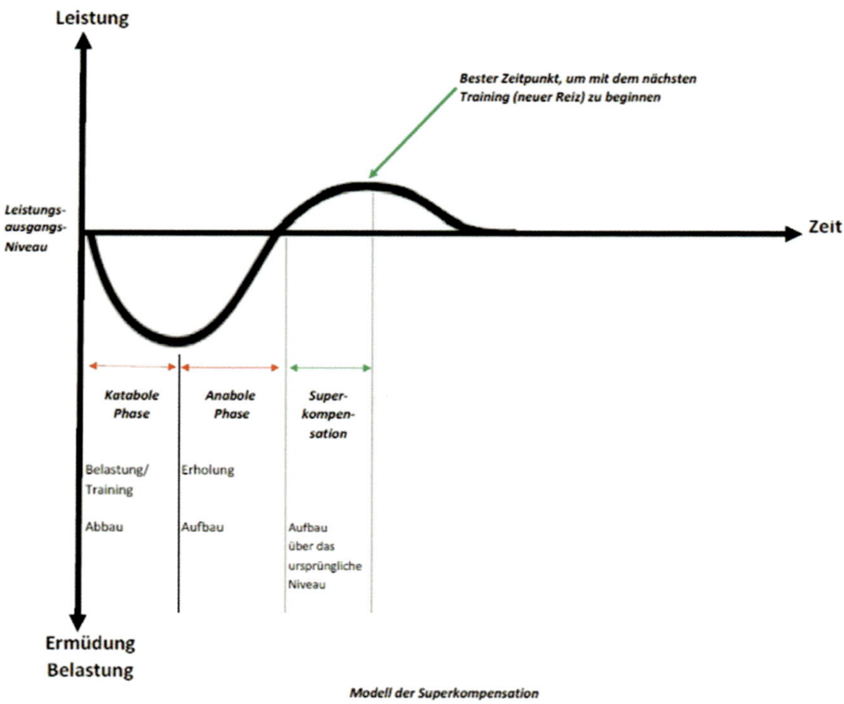

Abb. 1: Modell der Superkompensation

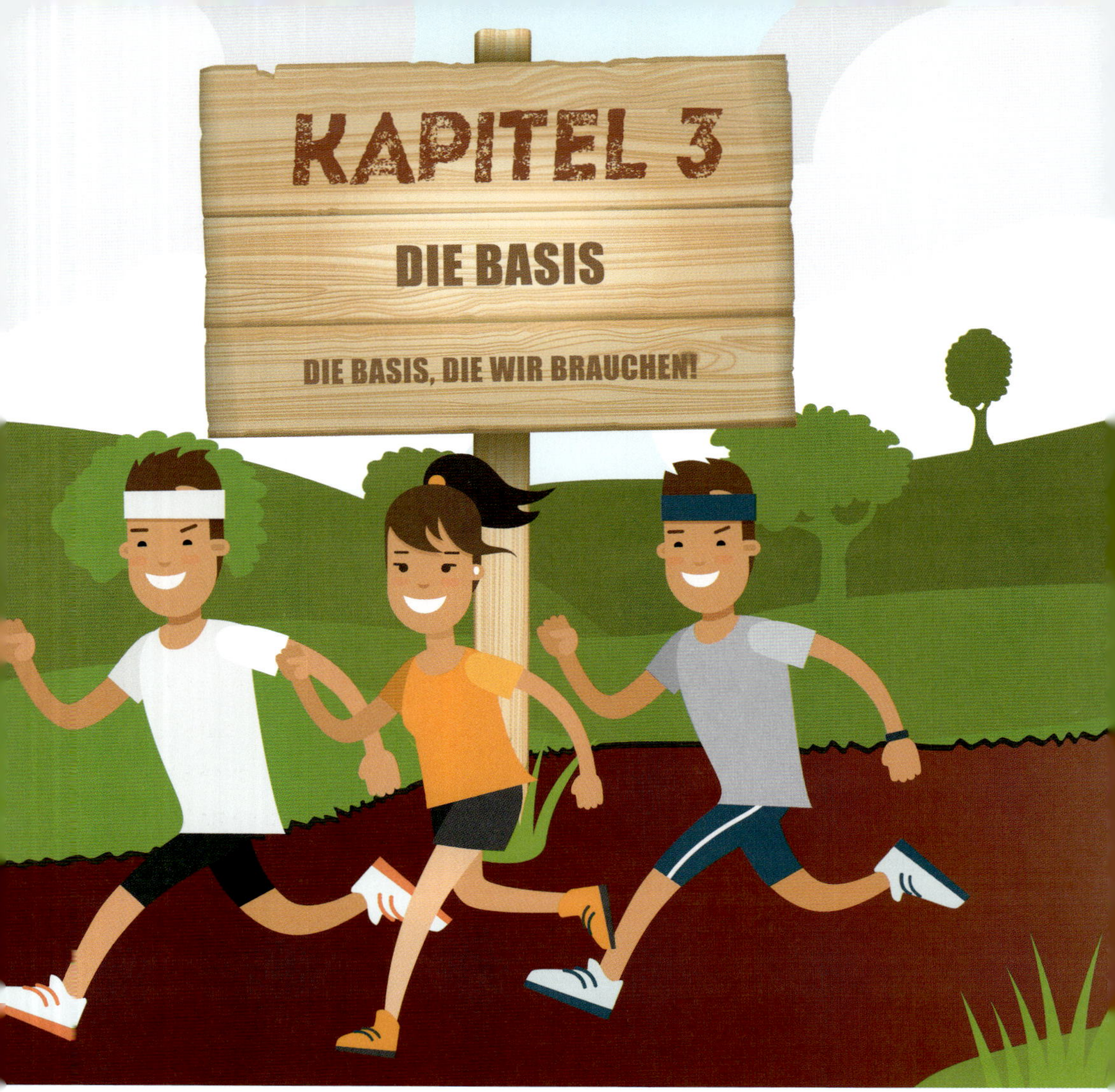

KAPITEL 3

Die Basisübungen sowie der Basistrainingsplan sollen tatsächlich die Basis für Ihr zukünftiges Fitnesstraining bilden.

Diese Basis bildet bereits ein wertvolles Training und lässt sich fast überall problemlos durchführen.

Dennoch werden wir diese Basis auf die jeweiligen Umgebungsbeispiele in diesem Buch anpassen, angereichert mit zusätzlichen Ideen, Übungen und Plänen. Diese Erweiterungen bauen auf dieser Basis auf. Dies sorgt dafür, dass Sie Ihren Trainingsalltag abwechslungsreich gestalten können und dadurch noch effektiver und abwechslungsreicher trainieren können! – Lassen Sie sich überraschen!

Ich habe diese Basis bewusst so konzipiert, dass auch Sie, anhand des beschriebenen Wissens der Trainingslehre, Ihr eigenes Training in Bezug auf Ihre Vorlieben modifizieren können. Sie möchten zum Beispiel Muskulatur stärker aufbauen? Dann richten Sie doch einfach Ihr Training auf das Trainingsprinzip Hypertrophie aus. Ich werde im Verlaufe des Buches hierzu, und zu anderen Trainingsprinzipien, Hilfestellung geben.

Die Basis beinhaltet nicht nur den Kernpunkt des Trainings der natürlichen Fitness selbst, sondern darüber hinaus auch weitere Kernpunkte, wie „Aufwärmen und Mobilisation", und den „Cool-down".

Ich empfehle Ihnen dringend, diese beiden weiteren Kernpunkte in keiner Ihrer Trainingseinheiten wegzulassen, sondern diese als festen Bestandteil Ihrer Basis zu installieren.

Zu den Vorteilen des Basistrainings zählen folgende Aspekte:

» An die Anforderungen des Alltags angepasste Übungen.

» Körperfunktionell.

» Alle Gelenke werden bewegt.

» Alle Muskeln werden stimuliert.

» Enorm effektiv.

» Enorm zeitsparend.

- Enorm kostengünstig.
- Enorm abwechslungsreich.
- Spürbare Fitness im Alltag, Beruf, Freizeit.
- Extrem unkompliziert.
- Nachvollziehbar.
- Dadurch, dass alle Übungen (nahezu) ohne Geräte/Hilfsmittel durchführbar sind, ist ein Training überall möglich, ganz gleich, ob indoor oder outdoor.

3.1 BASIS TEIL 1: AUFWÄRMEN UND MOBILISATION

Bevor ich in eine Belastung, ein Training gehe, sollte ich mich vorher unbedingt aufwärmen. Mit der Funktion des Aufwärmens erreiche ich Folgendes:

1) Mein Herz-Kreislauf-System wird angeregt und ist nicht überrascht, wenn das Training (die Belastung) gleich beginnt.

2) Meine Atmungsfunktion wird angeregt.

3) Meine Gelenke bewegen sich und die Gelenkschmiere kann sich verteilen, um das Gelenk zu schützen.

4) Und, auch nicht ganz unwichtig: Ich schaffe einen zeitlichen Übergang für mich selbst. D. h., ich komme nicht aus meinem stressigen Alltag an und es geht gleich los, sondern ich schaffe einen Übergang, mich auf mich selbst zu fokussieren und mir auch bewusst zu machen, dass ich nun gleich etwas für MICH tue!

Das Aufwärmen sollte am besten den Bewegungsabläufen nahekommen, welche ich auch gleich im sportlichen Sinne ausübe. Dabei sollte ich auch immer alle Gelenke, welche sich in der sportlichen Aktion bewegen werden, mit einbeziehen.

Die Gelenkmobilisierung ist das A und O und bildet einen festen Bestandteil der Basis. Die Gelenke mobil und dadurch beweglich zu (er-)halten, ist für unser Gefühl, fit zu sein, extrem wichtig. Denn, wie schon erwähnt, was nützt Ihnen die Fähigkeit, einen Marathon zu laufen, wenn die Beweglichkeit fehlt, sich morgens die Socken anzuziehen?

Man kann das Thema Gelenkmobilisation auch pauschal grundsätzlich vorwegnehmen. Im Anschluss finden Sie eine Bewegungsfolge, welche sich nicht nur hervorragend zur Entspannung eignet, sondern grundsätzlich eine feine Sache ist, um beim Aufwärmen auch alle Gelenke zu mobilisieren.

Ansonsten würde ich mir überlegen, welche Gelenke werden gleich bewegt, und diese ins Aufwärmen integrieren.

Wäre mein Vorhaben zum Beispiel, gleich ein kleines Zirkeltraining der funktionalen Übungen zu genießen, könnte ich mich wie folgt aufwärmen (und darauf vorbereiten):

» Gelenkmobilitätsgymnastik.

» Auf der Stelle gehen, dann auf der Stelle joggen, dann auf der Stelle hüpfen.

» Wieder auf der Stelle gehen.

» Durchatmen!

3.1.1 Gelenkmobilitätsgymnastik

1. Nicken Sie mit dem Kopf nach vorne und nach hinten.

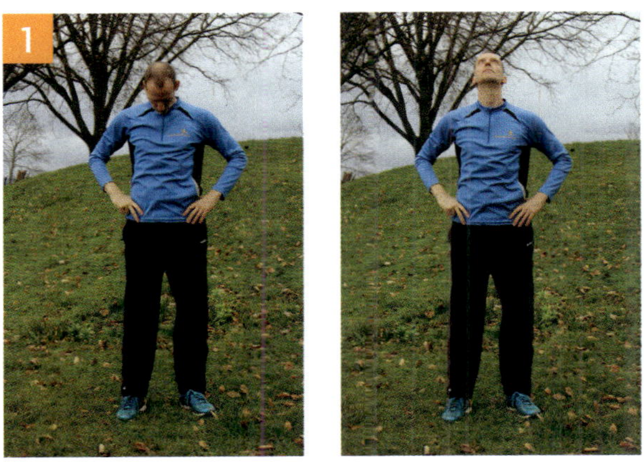

2. Kippen Sie den Kopf auf eine Seite, gehen Sie in die Neutralstellung zurück, und dann den Kopf zur anderen Seite neigen.

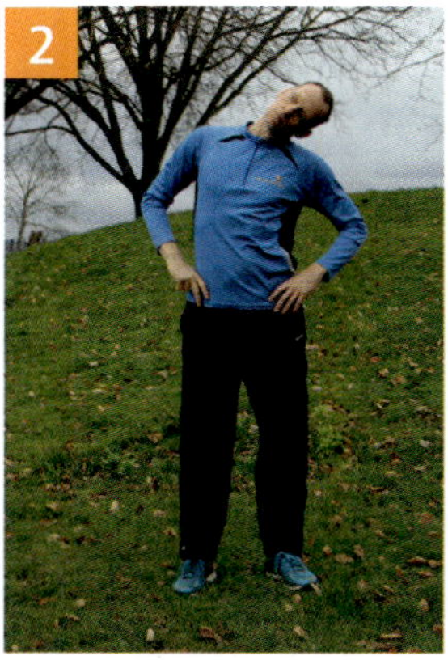

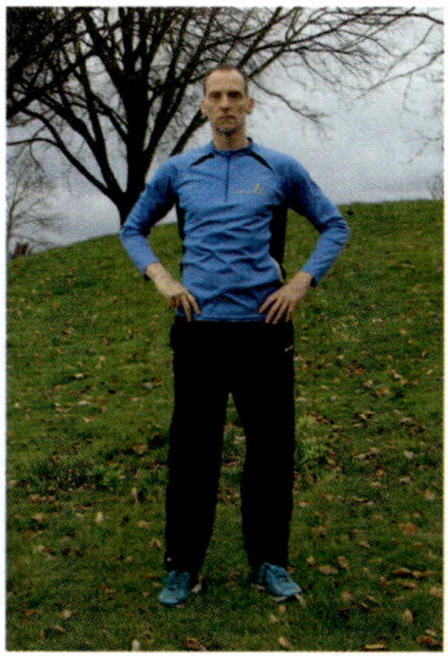

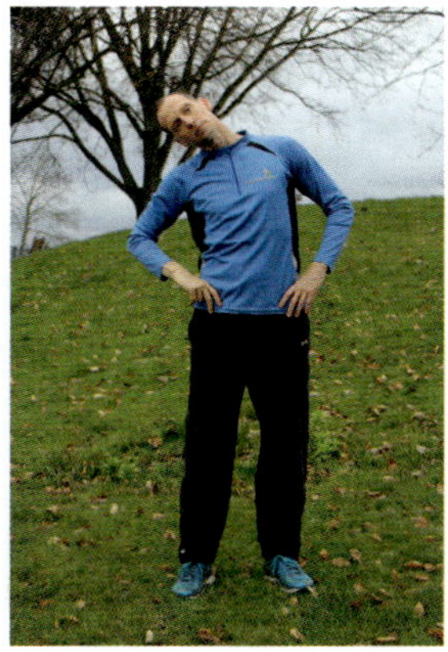

3. Kreisen Sie den rechten Arm angewinkelt nach vorne.

4. Kreisen Sie den rechten Arm ausgestreckt nach vorne.

5. Kreisen Sie den linken Arm angewinkelt nach vorne.

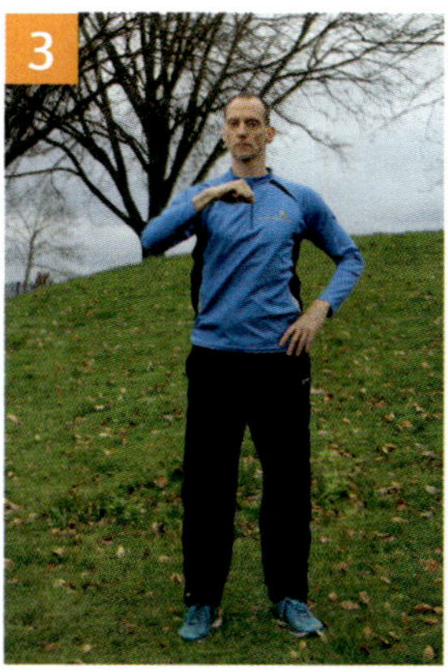

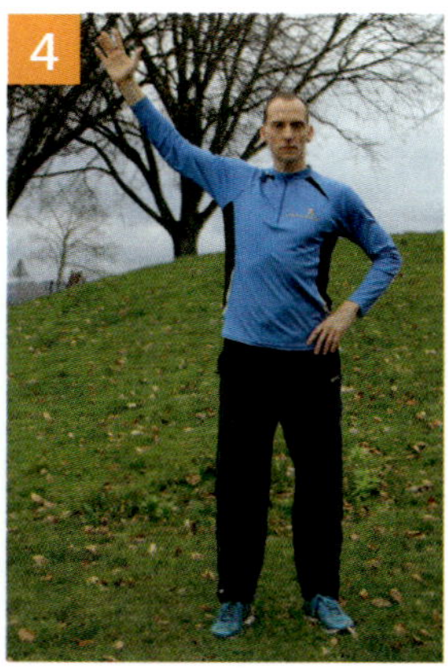

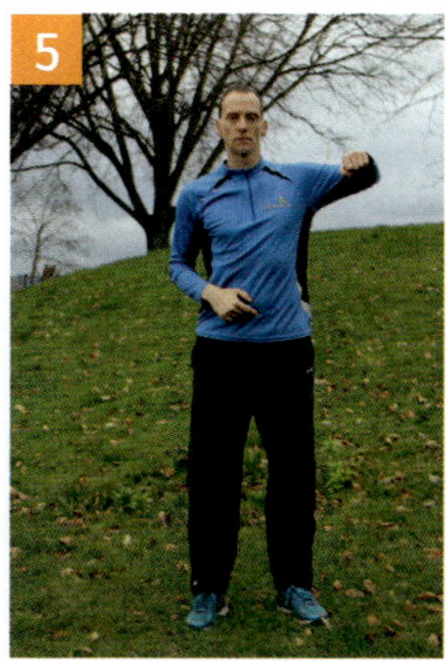

6. Kreisen Sie den linken Arm ausgestreckt nach vorne.

7. Kreisen Sie den rechten Arm angewinkelt nach hinten.

8. Kreisen Sie den rechten Arm ausgestreckt nach hinten.

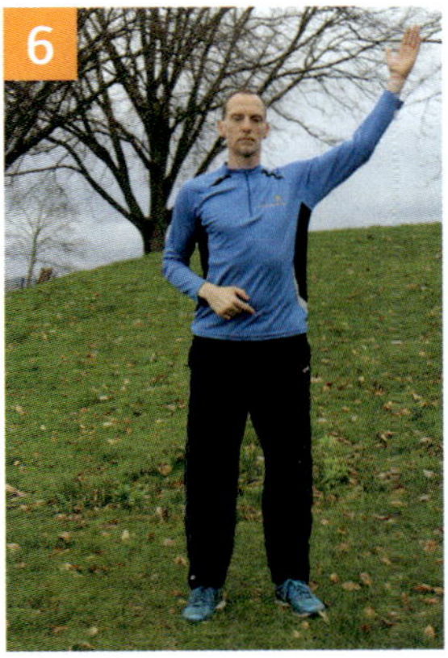

6

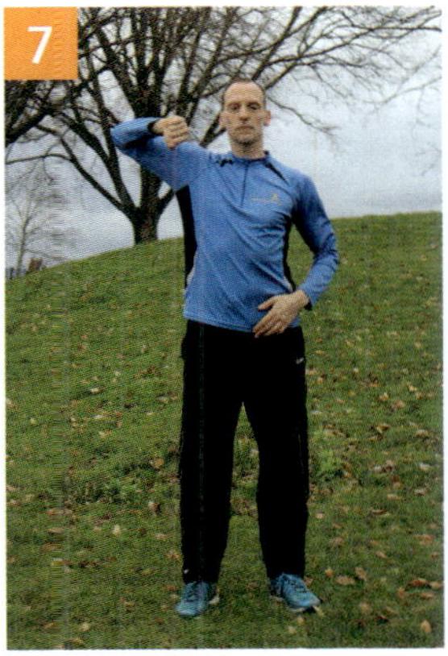

7

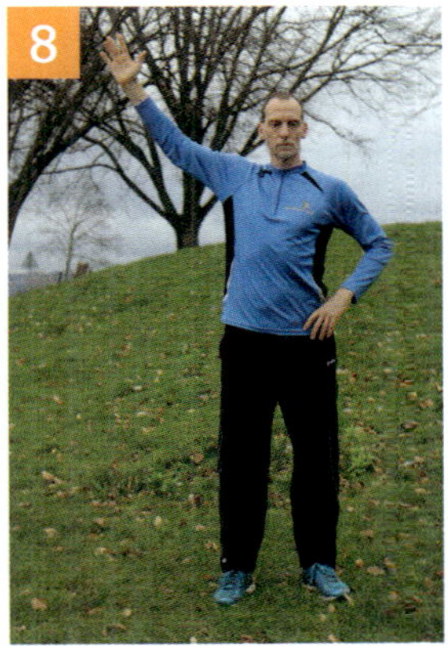

8

9. Kreisen Sie den linken Arm angewinkelt nach hinten.

10. Kreisen Sie den linken Arm ausgestreckt nach hinten.

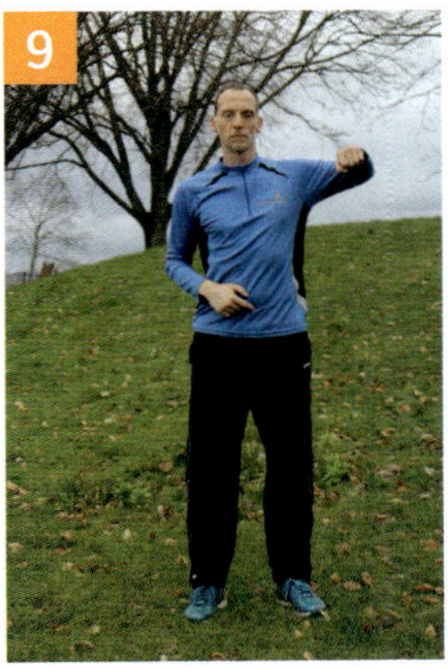

9

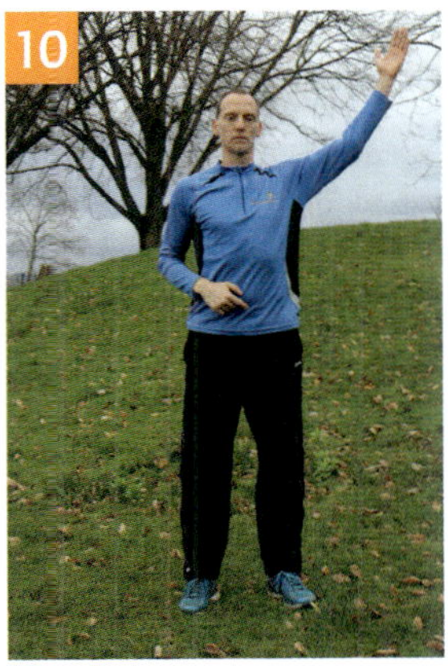

10

11. Strecken Sie beide Arme auf Schulterhöhe von Ihnen seitlich weg und verdrehen Sie diese horizontal. Sie können Ihren Oberkörper jeweils zu der nicht verdrehten Schulter hin drehen.

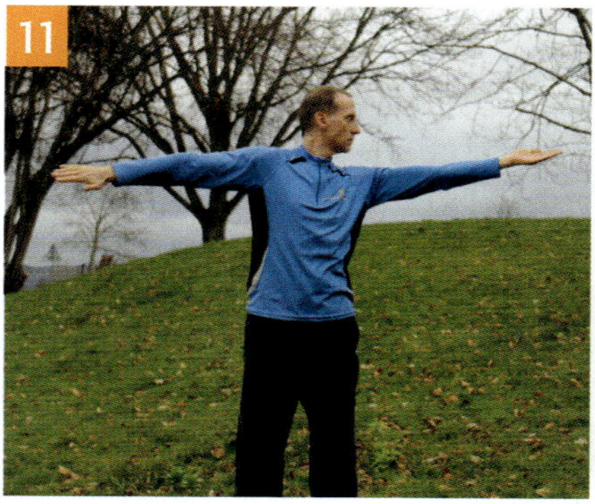

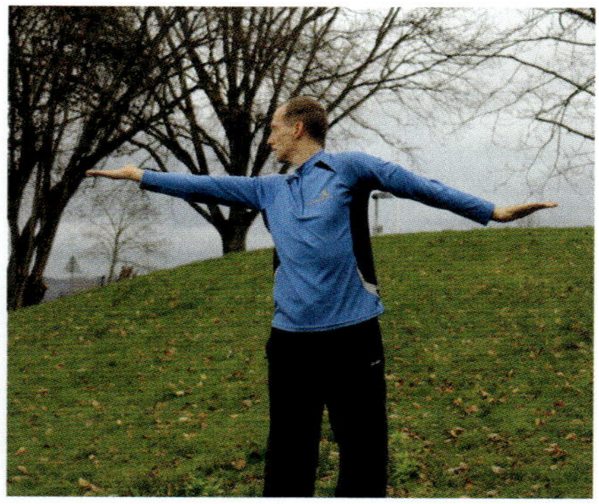

12. Den Rumpf rechtsherum kreisen.

13. Den Rumpf linksherum kreisen.

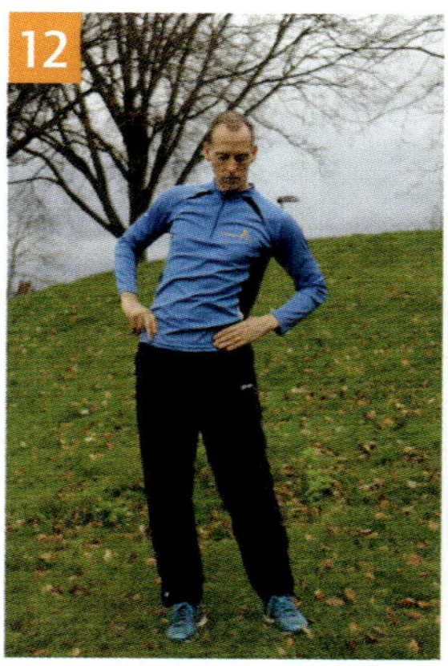

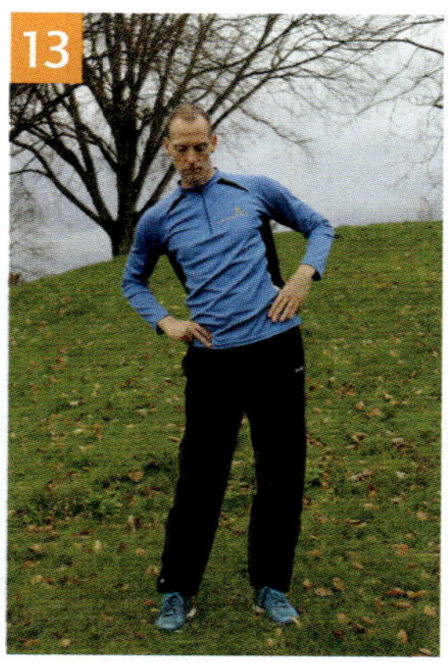

14. Legen Sie Ihre beiden Handflächen auf Ihren unteren Rücken und stützen Sie diesen. Beugen Sie nun Ihren Oberkörper so tief nach vorne, wie Sie können. Bewegen Sie nun Ihren Oberkörper in die Gegenrichtung in die Überstreckung. Dabei stützen Sie Ihre Handflächen in den unteren Rücken.

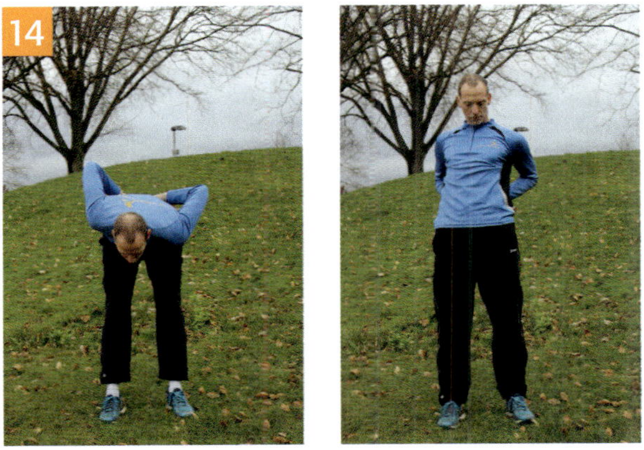
14

15. Strecken Sie beide Arme nach vorne und legen Sie Ihre Handflächen aufeinander. Ihr Stand ist hüftbreit. Rotieren Sie nun auf eine Seite und drehen Sie sich so weit um, wie Sie können. Der andere Arm bleibt nach vorne ausgestreckt. Drehen Sie sich nun in die Ausgangsposition zurück, bis sich beide Handflächen erneut berühren. Drehen Sie sich, wie gerade beschrieben, in die andere Richtung.

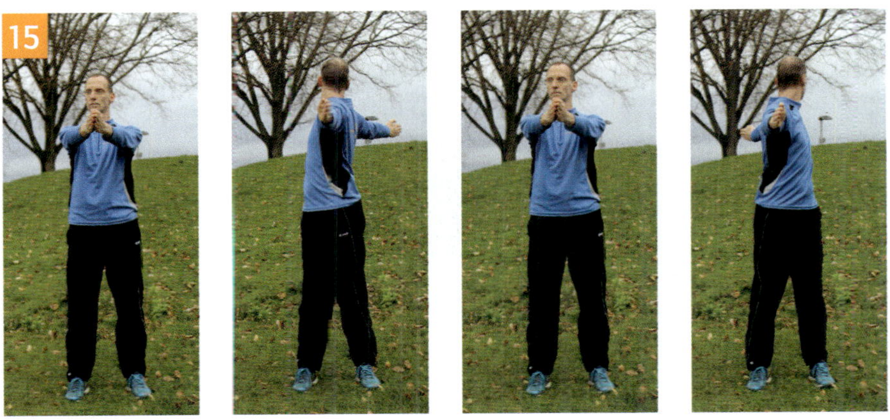
15

16. Stellen Sie Ihre Beine zusammen und beugen Sie Ihre Knie. Kreisen Sie die Knie rechtsherum.

17. Kreisen Sie die Knie linksherum.

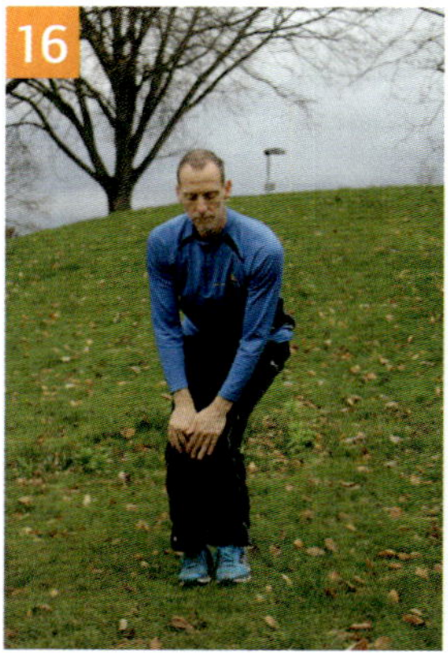

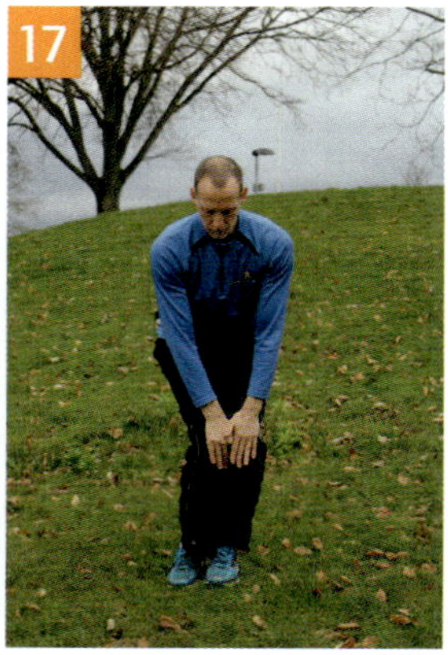

18. Beugen Sie sich nach vorne und berühren Sie bei gebeugten Knien mit den Fingerspitzen den Boden. Bewegen Sie sich auf und ab.

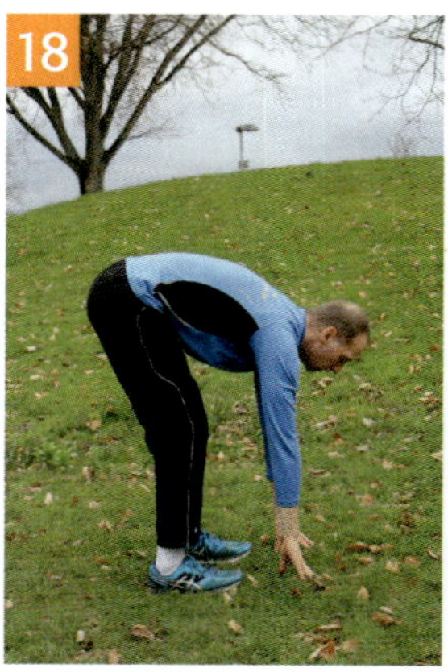

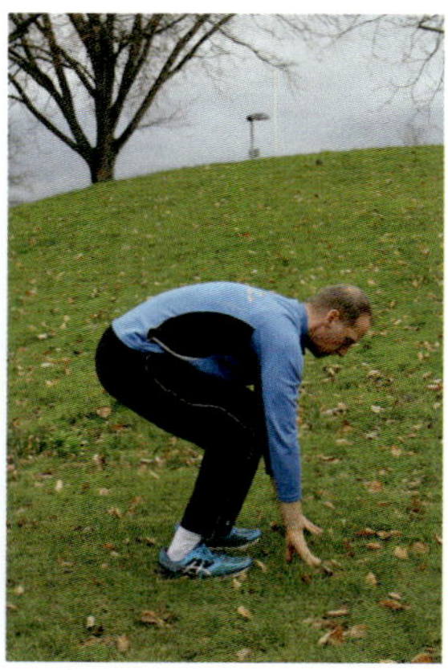

19. Stellen Sie sich auf ein Bein und halten Sie die Balance. Strecken Sie das andere Bein aus. Strecken und beugen Sie beim freien Bein den Fuß.

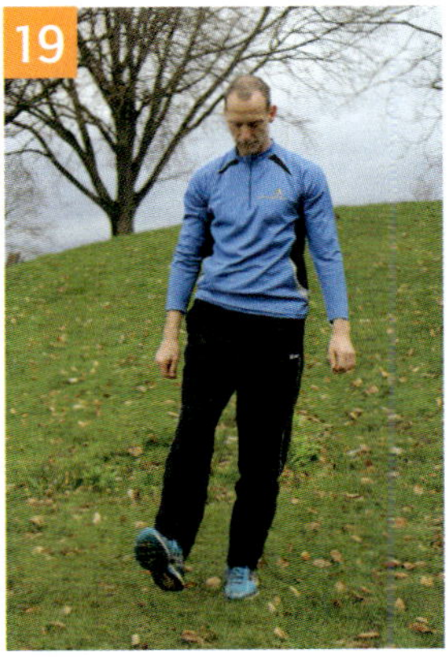
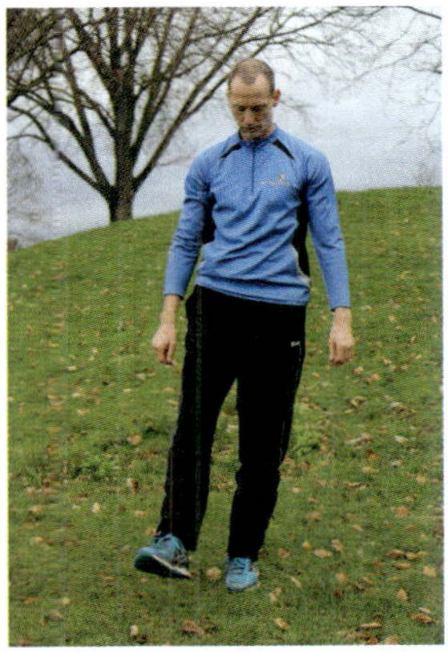

20. Stellen Sie sich nun auf das andere Bein und strecken und beugen den anderen Fuß.

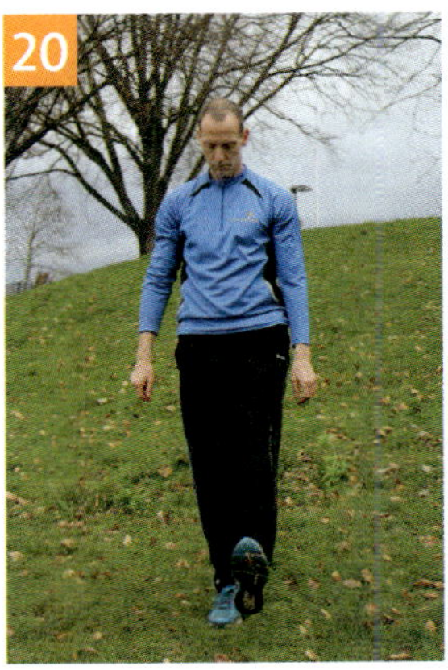
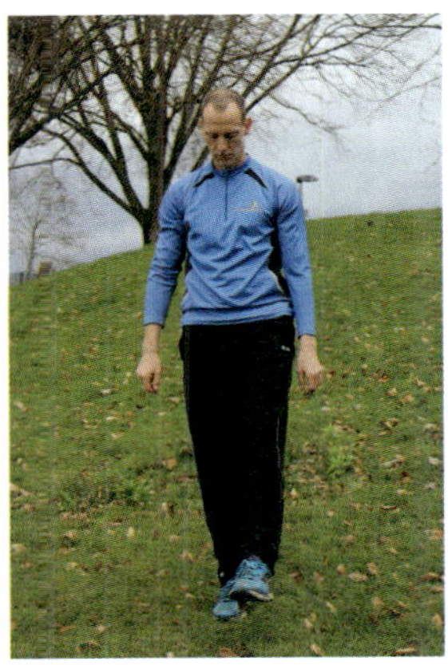

21. Beide Arme an den Körper pressen und die Ellbogen beugen und beide Handgelenke nach innen drehen.

22. Beide Handgelenke nach außen drehen.

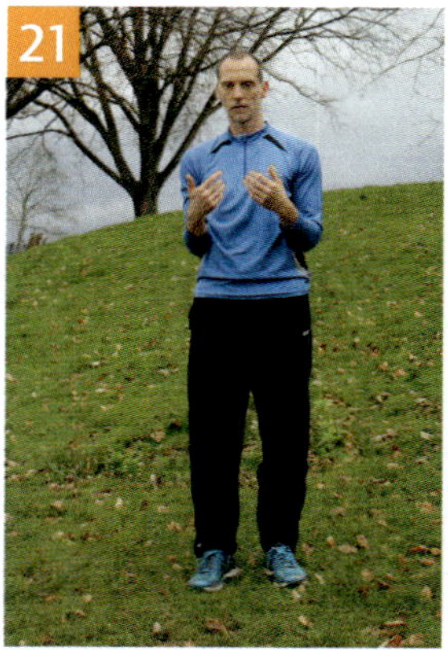
21

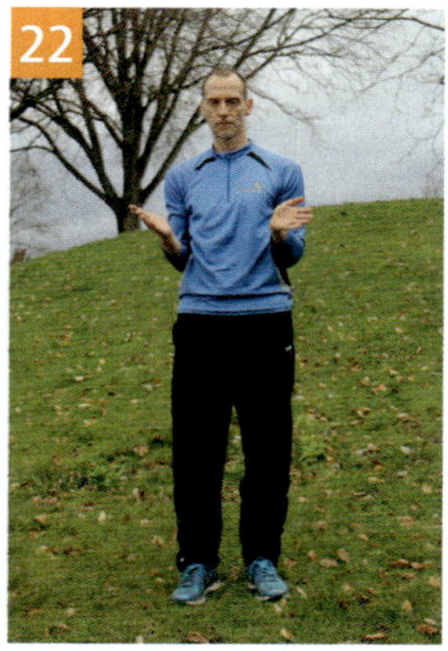
22

23. Beide Handgelenke nach unten und nach oben beugen. Dabei die Hände öffnen und schließen.

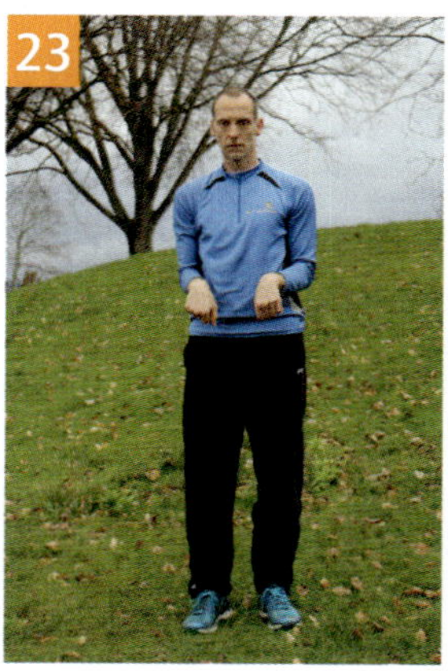
23

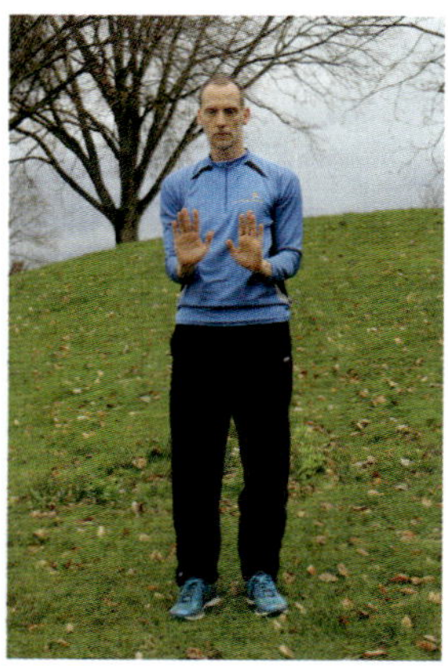

3.2 BASIS TEIL 2: DIE BASISÜBUNGEN DER NATÜRLICHEN FITNESS

Kommen wir nun zu den Basisübungen. Diese Basisübungen sind, wie bereits schon besprochen, besonders wertvoll. Sie vermitteln direkt das Grundprinzip dieses Trainingsbuches. Diese allein trainieren Sie bereits wunderbar. Sie lassen sich überall unkompliziert und effektiv trainieren.

- Zudem beantworten diese Übungen auf Anhieb folgende Fragen:
- Welche Bewegungen sind heute im Alltag an der „Tagesordnung" und in welche heutige funktionale Übung können wir diese integrieren?
- Welche Übungen erhalten unsere natürlichen Bewegungsmöglichkeiten und verbessern diese?
- Welche Übungen sprechen unsere Muskulatur und die jeweils dazugehörigen Gelenke ganz natürlich an?
- Welche Übungen verbinden ganze Muskelketten?

Für ein ausgewogenes, durchdachtes Training ist es daher besonders wichtig, nicht nur auf den Kraftaufbau zu achten. Was nützt mir eine große Kraft, wenn ich mich aufgrund mangelnder Mobilität nicht bewegen kann?

Um sich also wirklich fit zu fühlen, reicht „nur" Kraft nicht aus! Für eine umfassende und natürliche Fitness bedarf es folgender Elemente:

- Kraft,
- Ausdauer,
- Koordination,
- Beweglichkeit und
- Körperwahrnehmung.

HINWEIS:

All diese wichtigen Eigenschaften einer natürlichen Fitness sind Bestandteile der Basisübungen und des Basistrainingsplans.

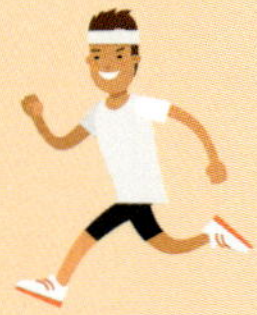

Wir können also von einem enormen Vorteil profitieren, wenn wir unser Training auf Eigenschaften unseres Alltags ausrichten. Erst dann entwickeln wir in unserem Leben das Gefühl einer wahren und natürlicheren Fitness! Alles andere wäre nur einseitig und nicht ausreichend. Gleichgültig, was Sie trainieren, orientieren Sie Ihr Training stets an den Eigenschaften, Belastungsarten des Alltags.

Dies alles beinhaltet das Basisprogramm bereits und kommt völlig ohne Hilfsmittel aus.

Tab. 3: Bewegung/muskulärer Bereich

Natürliche Bewegungen	Integriert in Übungsrubrik	Muskulärer Bereich
Drücken: Alles, was ich in der alltäglichen Bewegung drücken muss.	Druckübungen oder auch sogenannte *Pushübungen*	Brust, Trizeps, Schultern
Ziehen: Alles, was ich in der alltäglichen Bewegung ziehen oder anheben muss	Zugübungen oder auch sogenannte *Pullübungen*	Rücken, Bizeps, Unterarme
Bücken, Hocken, Schritte nach vorne, Beinkraft allgemein: Alle alltäglichen Bewegungen, bei denen ich in die Hocke oder Beugung gehen muss. Aber auch die Schrittbewegung und Kraft in den Beinen allgemein.	Kniebeuge, Ausfallschritte	Beine
Liegen, sich aufrichten: Sich aus einer liegenden Position aufrichten, aber auch sich aus einer gebeugten Körperhaltung wieder aufrichten. Bauchkraft und Rumpfkraft allgemein.	Bauchübungen	Bauch/Rumpf
Drehen, sich umdrehen	Rotation	Bauch/Rumpf
Körperwahrnehmung	Balanceübungen	
Bewegungskondition	Walken, Laufen	

HINWEIS:

Den Gruppen der Bewegungen und Übungen habe ich Farben zugeordnet. Diese Farben werden Ihnen im Fortlauf dieses Buches immer wieder begegnen, damit Sie stets beurteilen können, welche Übungen welcher Gruppe zugehörig sind.

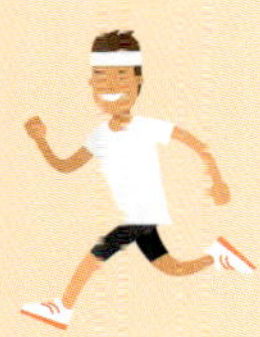

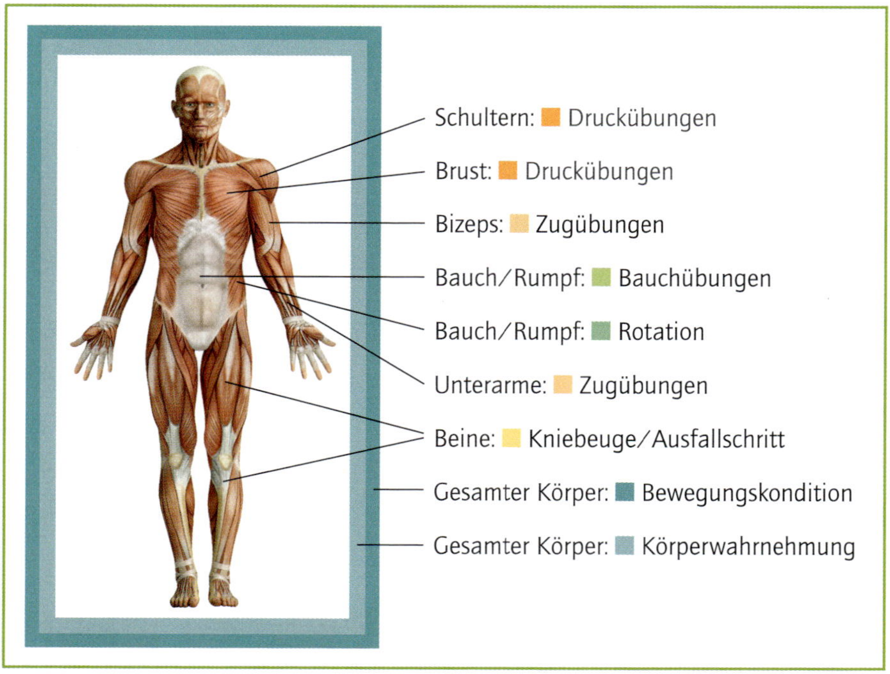
Schultern: Druckübungen
Brust: Druckübungen
Bizeps: Zugübungen
Bauch/Rumpf: Bauchübungen
Bauch/Rumpf: Rotation
Unterarme: Zugübungen
Beine: Kniebeuge/Ausfallschritt
Gesamter Körper: Bewegungskondition
Gesamter Körper: Körperwahrnehmung

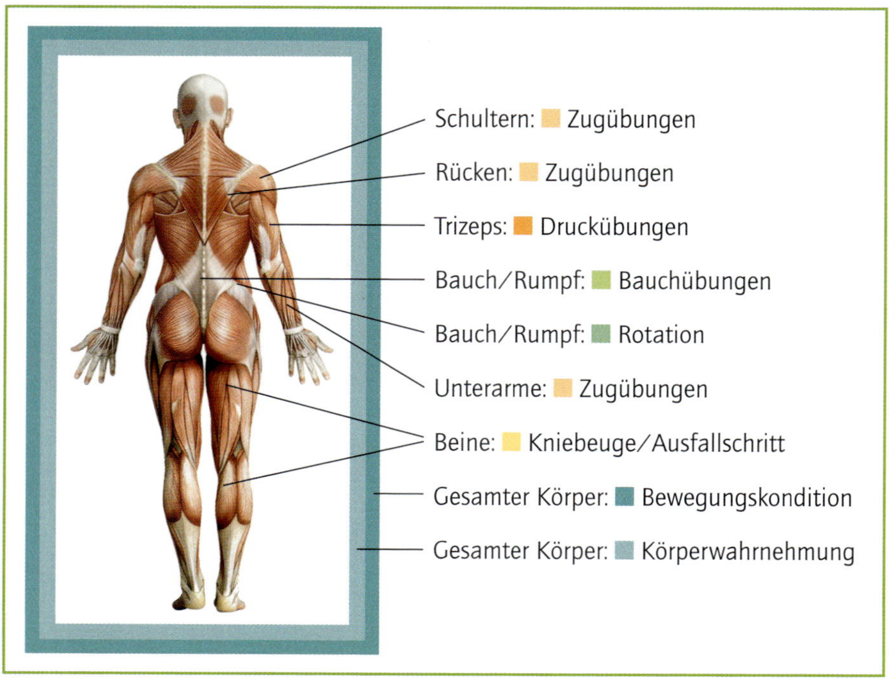
Schultern: Zugübungen
Rücken: Zugübungen
Trizeps: Druckübungen
Bauch/Rumpf: Bauchübungen
Bauch/Rumpf: Rotation
Unterarme: Zugübungen
Beine: Kniebeuge/Ausfallschritt
Gesamter Körper: Bewegungskondition
Gesamter Körper: Körperwahrnehmung

Wie man an den Wirkungsgebieten der jeweiligen Übungsrubriken deutlich erkennen kann, werden tatsächlich alle Muskeln des Körpers trainiert, inklusive aller Gelenke. Dies ist wirklich ein großer Vorteil dieses Trainings. Zweckmäßig und im Alltag und Beruf, sprich im Leben, als eine wirkliche Fitness spürbar und das ist die Grundlage vom „Das Trimm-dich-Buch"!

RUBRIK: DRUCKÜBUNG

BASISÜBUNG

3.2.1 Liegestütze

Diese Übung trainiert vor allem die Brustmuskulatur, Trizeps und Schulter.

Gehen Sie in die obere Liegestützposition. Ihre Hände sind direkt unter Ihren Schultern.

Stellen Sie Ihre Füße und Beine zusammen. Spannen Sie Ihren Bauch an. Beugen Sie nun Ihre Ellbogen, um Ihren Brustkorb dem Boden anzunähern.

Die Ellbogen laufen nahe am Körper entlang. Halten Sie dabei Ihren Rücken gerade. Gehen Sie so tief, wie Sie können. Halten Sie Ihren tiefsten Punkt und drücken Sie sich in die Ausgangsposition zurück. Atmen Sie dabei aus.

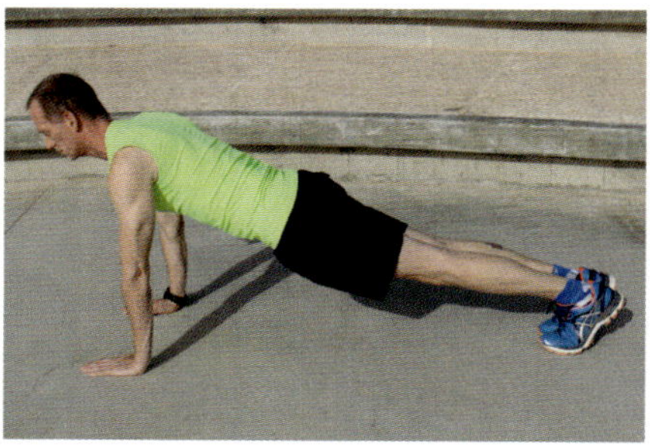

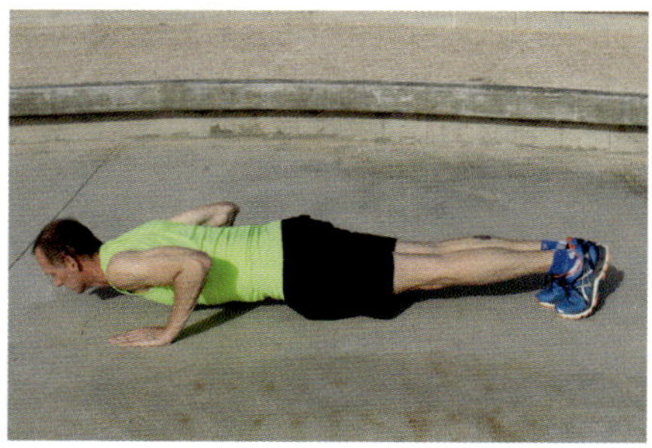

TIPP:

Sollten Sie noch nicht so sehr tief kommen, verzweifeln Sie nicht. Arbeiten Sie sich Stück für Stück in die Tiefe vor. Nehmen Sie doch einen Stapel Bücher und legen Sie diese Bücher unter Ihre Brust. Die Höhe des Stapels sollte Ihrem tiefsten Liegestütz entsprechen. Versuchen Sie, immer mit Ihrer Brust das Buch zu berühren. Wenn dies gut gelingt, entfernen Sie einfach ein Buch aus dem Stapel und trainieren Sie so lange, bis Sie dieses auch sicher erreichen. Arbeiten Sie so über die nächsten Wochen diesen Stapel ab. Viel Spaß!

Belastungsveränderung

Leichter: Liegestütz gegen die Wand

Stellen Sie sich vor eine Wand, Ihre Beine sind hüftbreit auseinandergestellt. Gerade Körperhaltung und spannen Sie den Bauch an. Strecken Sie Ihre Arme aus und berühren Sie nun ungefähr auf Ihrer Schulterhöhe mit den Händen die Wand. Beugen Sie nun Ihre Ellbogen und nähern Sie sich mit Ihrem Brustkorb der Wand an. Halten Sie nun Ihre tiefstmögliche Position und drücken Sie sich in die Ausgangsposition zurück. Atmen Sie dabei aus.

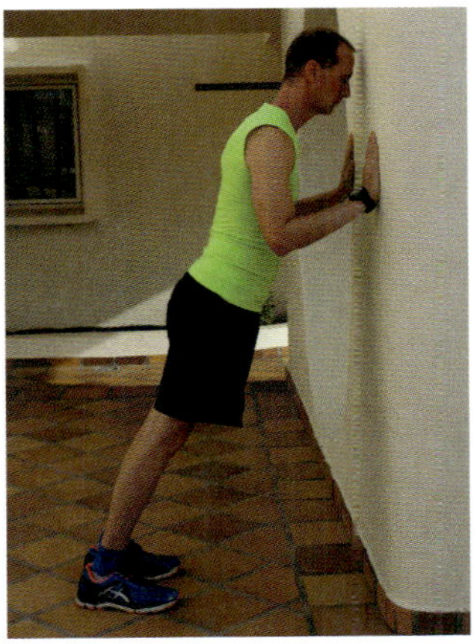

Schwerer: Military Press

Military Press ist so ähnlich wie ein Liegestütz. Allerdings sind Sie bei der Ausgangsposition mit den Händen näher zu Ihren Füßen und Ihr Gesäß ist höher in der Luft. Nehmen Sie diese Ausgangsposition ein und senken Sie Ihren Kopf zwischen den Händen in Richtung Boden. Halten Sie diesen tiefsten Punkt einen Moment und gehen Sie durch Strecken der Arme in die Ausgangsposition zurück.

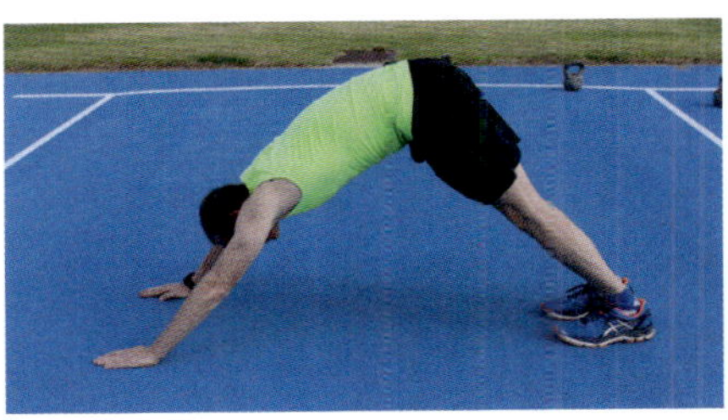

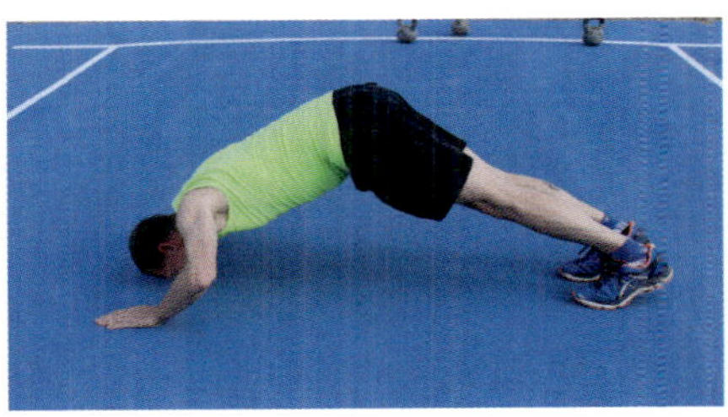

RUBRIK: ZUGÜBUNG

BASISÜBUNG

3.2.2 Rudern

Diese Übung trainiert vor allem die Rückenmuskulatur und den Bizeps.

Stellen Sie sich an eine Tür oder an ein Treppengeländer. Überzeugen Sie sich von der Sicherheit des „Sportgeräts".

Greifen Sie nun die Türklinke oder das Geländer. Beugen Sie die Beine und lehnen Sie sich zu einer leichten Rücklage zurück. Ihre Arme sind ausgestreckt. Dies ist Ihre Ausgangsposition.

Spannen Sie nun den Bauch an und beugen Sie Ihre Arme. Nähern Sie sich so dem Haltepunkt an.

Gehen Sie langsam in die Startposition zurück.

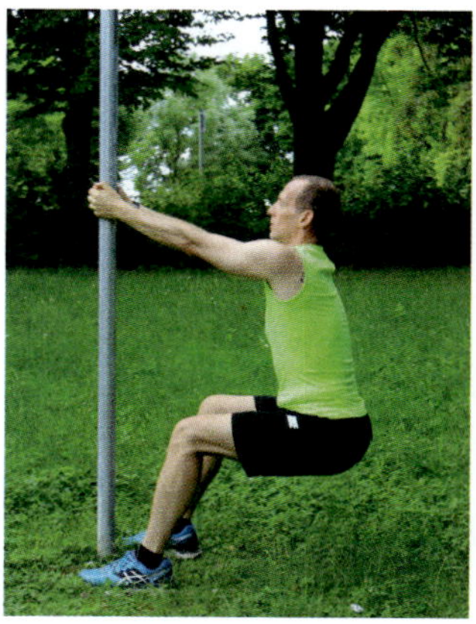

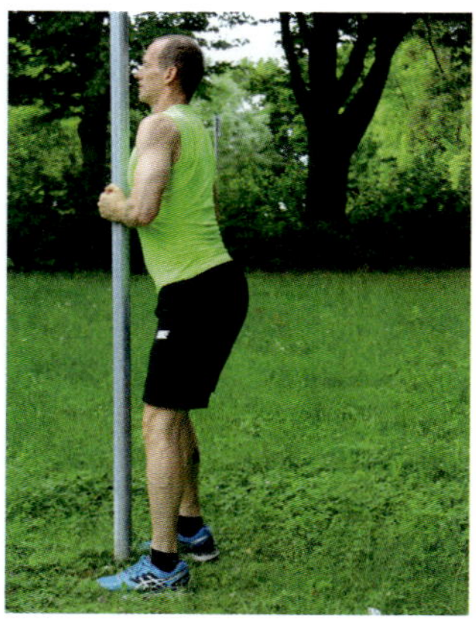

TIPP:

Je schräger Ihre Körperposition ist, umso größer ist der Widerstand bei dieser Übung. Im Laufe dieses Buches werden Sie sehr viele Varianten dieser Übung kennenlernen. Viel Spaß!

Belastungsveränderung

Leichter: Vorgebeugtes Rudern

Stellen Sie sich gerade hin, Ihre Beine sind hüftbreit auseinandergestellt. Spannen Sie Ihren Bauch an. Beugen Sie nun Ihren Oberkörper nach vorne. Halten Sie diese Position. Beugen Sie nun Ihre Arme und ziehen Sie Ihre Schulterblätter zurück. Atmen Sie dabei aus. Gehen Sie in die Ausgangsposition zurück.

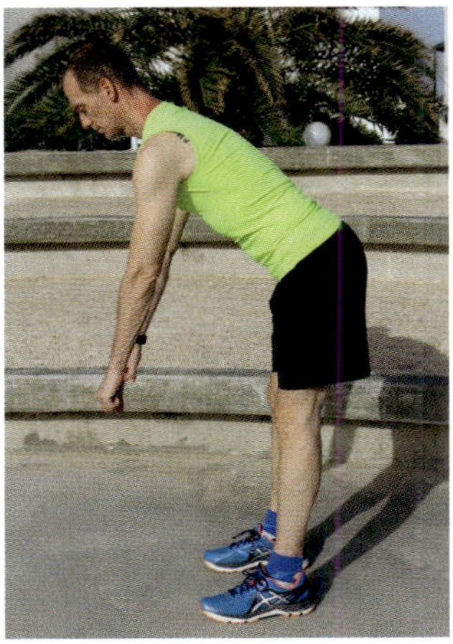

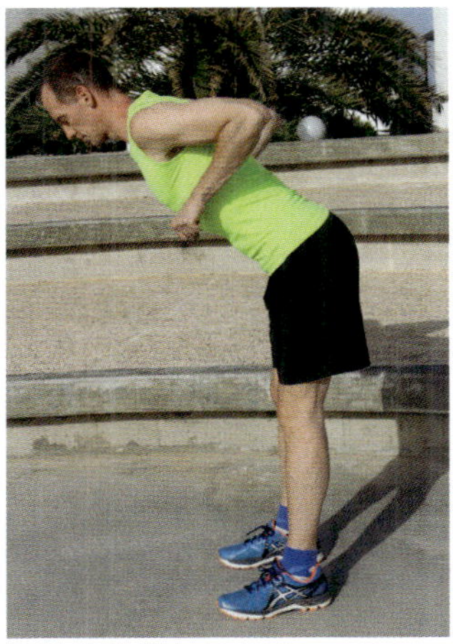

Schwerer: Andere Variationen des Ruderns

Schwerere Varianten dieser Übung werden Ihnen im Laufe dieses Buches noch begegnen.

Diese zeichnen sich dadurch aus, sich an verschiedenen Gegenständen in verschiedenen Winkeln festzuhalten. Ob Stangen oder gar Bäume. Ob feste oder bewegliche Gegenstände. All diese haben Einfluss auf den Schwierigkeitsgrad dieser Übung.

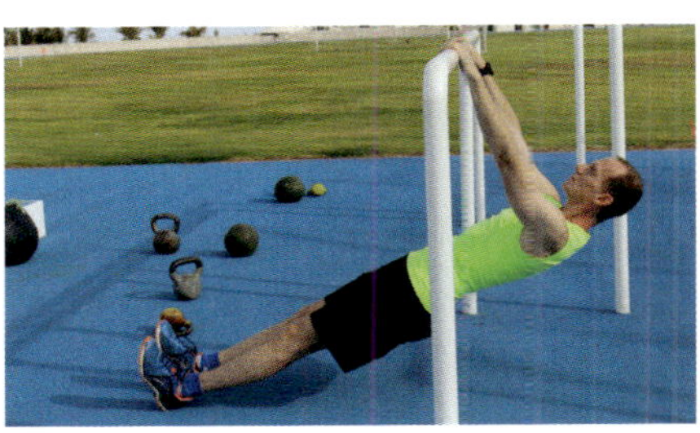

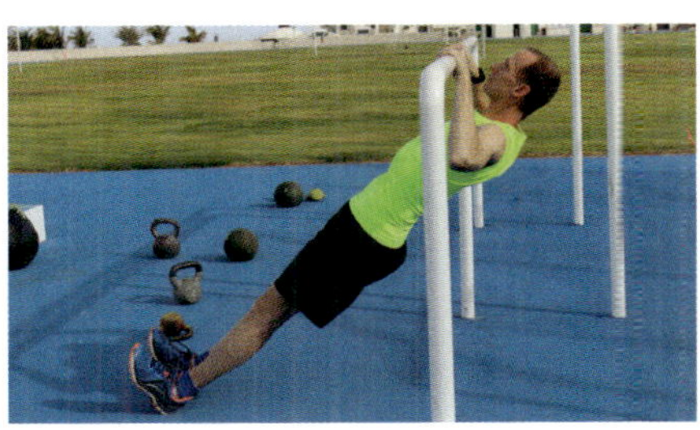

RUBRIK: KNIEBEUGE, AUSFALLSCHRITTE

BASISÜBUNG

3.2.3 Kniebeuge

Diese Übung trainiert vor allem die gesamte Beinmuskulatur.

Stellen Sie sich aufrecht hin. Die Beine sind hüftbreit auseinandergestellt. Der Bauch ist angespannt. Strecken Sie Ihre Arme aus. Beugen Sie nun Ihre Beine so, als wollten Sie sich auf einen Stuhl setzen. Achten Sie dabei darauf, dass Ihre Knie nicht über Ihre Fußspitzen ragen. Gehen Sie in diese Bewegung so tief Sie können. Halten Sie den tiefsten Punkt für einen Moment und gehen Sie dann langsam in die aufrechte Ausgangsposition zurück.

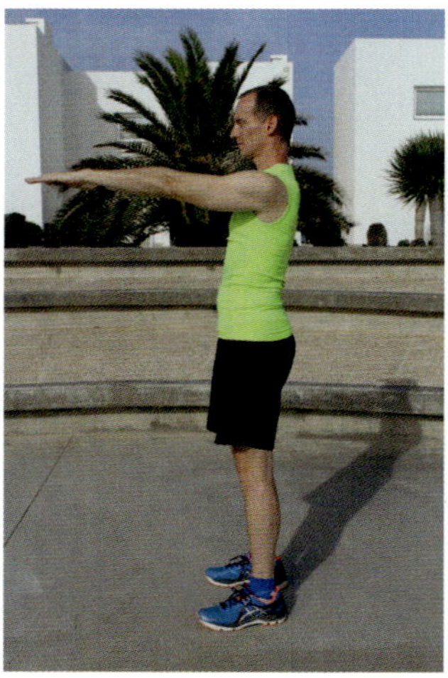

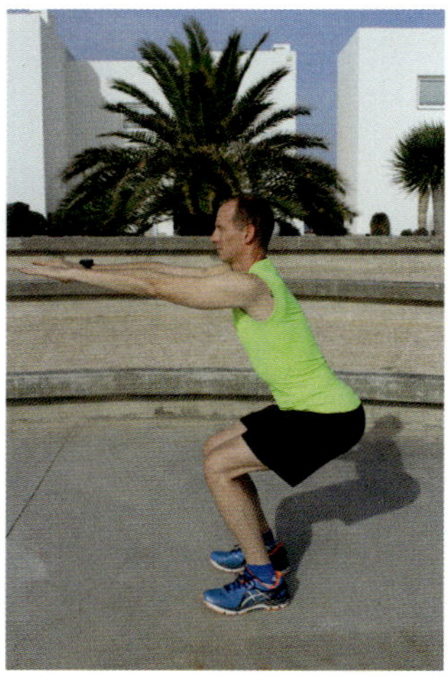

Belastungsveränderung

Leichter: Kniebeuge mit Sitzen

Stellen Sie sich vor einen Stuhl gerade hin, Ihre Beine sind hüftbreit auseinandergestellt, spannen Sie leicht den Bauch ein und setzen Sie sich hin und stehen unmittelbar wieder auf. Ziel sollte es mit der Zeit sein, dass Sie sich nicht mehr komplett hinsetzen, sondern vorher, kurz vor dem Hinsetzen, in der Luft stoppen, kurz diese Position halten, um dann in die Ausgangsstellung zurückzukehren. Atmen Sie dabei aus.

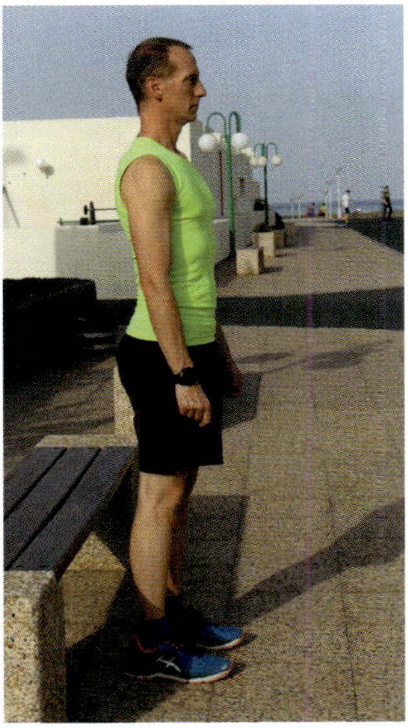

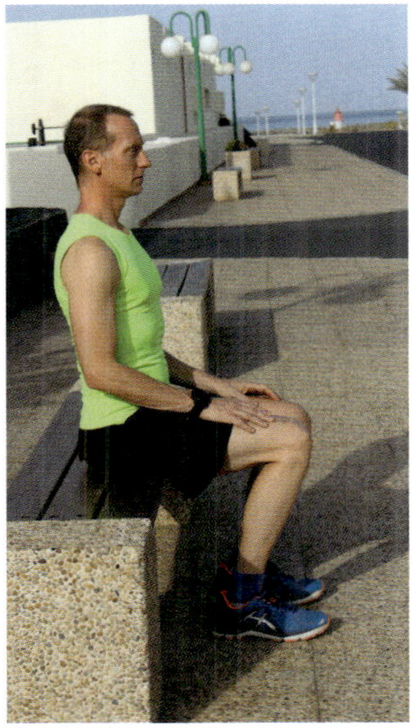

Schwerer: Pistols

Stellen Sie sich in eine aufrechte Ausgangsposition, als ob Sie eine zweibeinige Kniebeuge vollziehen wollten. Spannen Sie Ihren Bauch an. Strecken Sie nun Ihr rechtes Bein aus und vollführen Sie mit Ihrem linken Bein eine tiefe Kniebeuge. Halten Sie den tiefsten Punkt für einen Moment und drücken Sie sich nach oben in die Ausgangsposition zurück. Wechseln Sie nun das Bein zur Wiederholung.

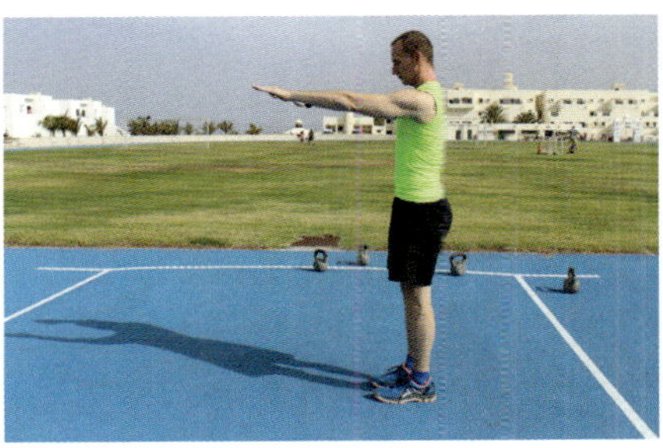

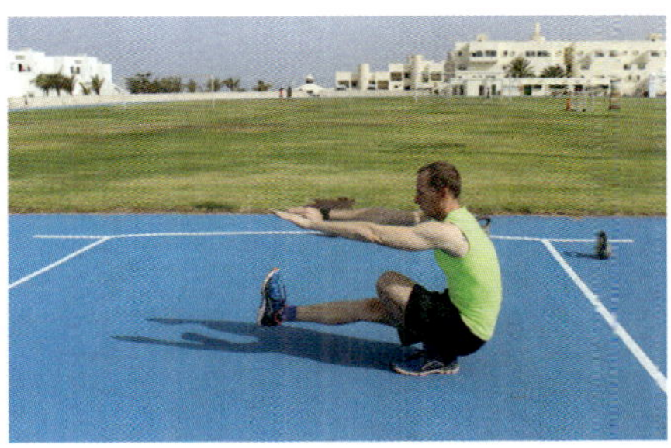

3.2.4 Ausfallschritte

Diese Übung trainiert vor allem die gesamte Beinmuskulatur und das Gesäß.

Stellen Sie sich aufrecht hin. Ihre Beine sind hüftbreit auseinandergestellt. Spannen Sie den Bauch leicht an und machen Sie mit einem Bein einen großen Schritt nach vorne. Achten Sie beim vorderen Bein darauf, dass Ihr Knie nicht Ihre Fußspitze überragt. Senken Sie nun das hintere Knie bis knapp über den Boden. Halten Sie diese Position für einen kurzen Moment. Gehen Sie nun in die Ausgangsposition zurück. Atmen Sie dabei aus.

Wechseln Sie nun das Bein und wiederholen Sie diese Ausführung.

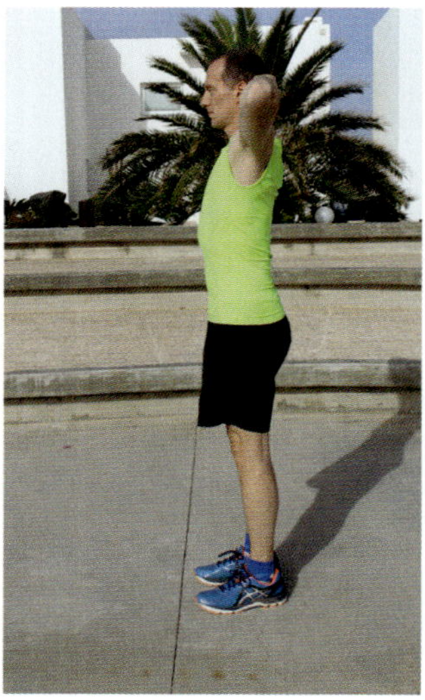

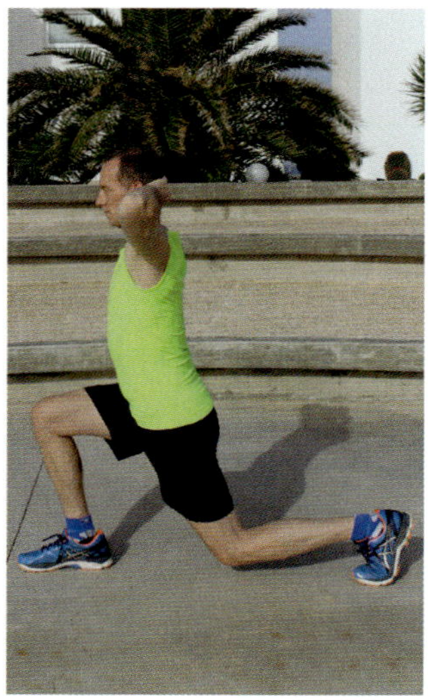

Belastungsveränderung

Leichter: Ausfallschritt mit Festhalten

Stellen Sie sich aufrecht neben einen Stuhl. Ihre Beine sind hüftbreit auseinander. Spannen Sie den Bauch leicht an und machen Sie mit einem Bein einen großen Schritt nach vorne. Achten Sie beim vorderen Bein darauf, dass Ihr Knie nicht Ihre Fußspitze überragt. Senken Sie nun das hintere Knie bis knapp über dem Boden. Halten Sie diese Position für einen kurzen Moment und halten Sie sich am Stuhl fest. Gehen Sie nun in die Ausgangsposition zurück. Atmen Sie dabei aus. Wechseln Sie nun das Bein und wiederholen Sie diese Ausführung.

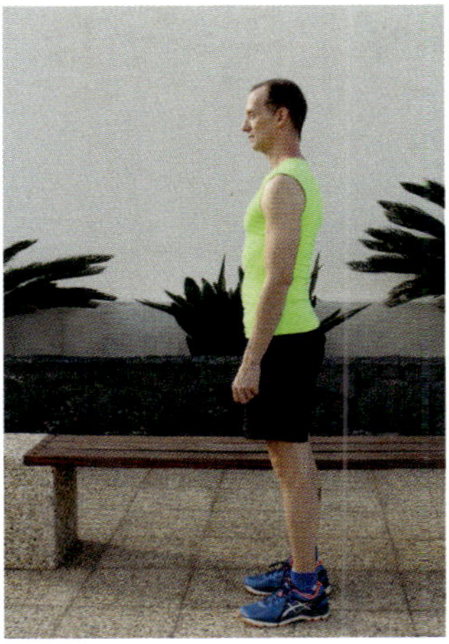

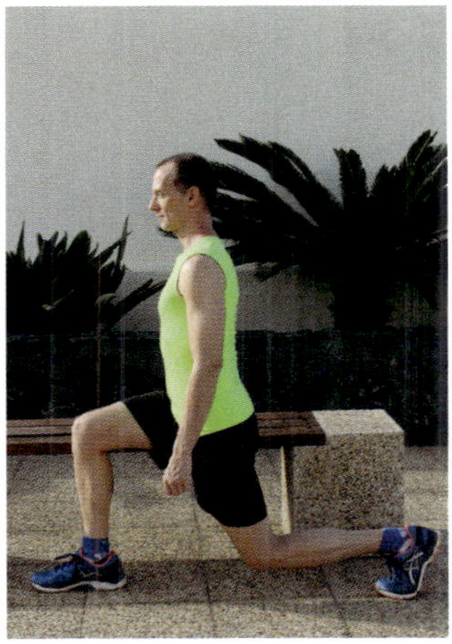

Schwerer: Ausfallschritt mit Rotation

Stellen Sie sich gerade in die Ausgangsposition. Der Bauch ist angespannt. Nun machen Sie mit dem linken Bein einen Ausfallschritt nach hinten und drehen Sie den Rumpf nach links. Halten Sie diese Position kurz und drehen dann den Oberkörper in die neutrale Ausrichtung nach vorne zurück. Gehen Sie nun mit dem linken Bein nach vorne in die Ausgangsstellung zurück. Wechseln Sie nun bei der Wiederholung auf das rechte Bein und rotieren Sie den Oberkörper nach rechts.

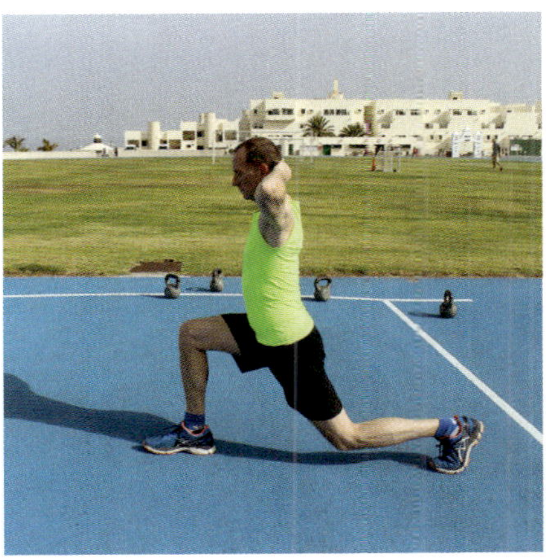

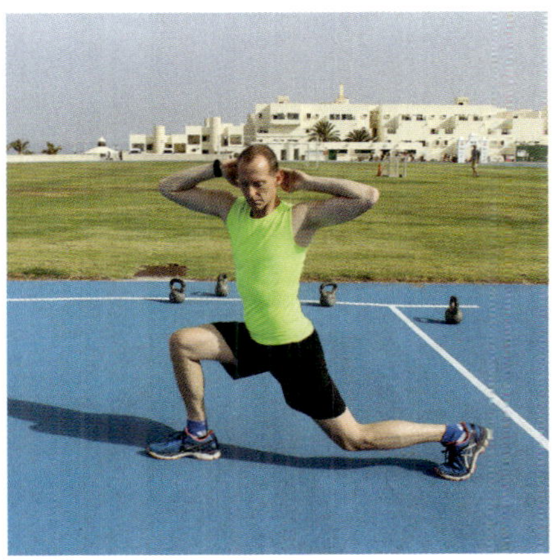

RUBRIK: BAUCHÜBUNGEN

BASISÜBUNG

3.2.5 Käfer

Diese Übung trainiert vor allem die geraden Bauchmuskeln.

Legen Sie sich rücklings auf eine Matte und spannen Sie den Bauch an. Strecken Sie nun beide Arme und beide Beine (möglichst gerade) in die Höhe. Senken Sie nun den rechten Arm und Ihr linkes Bein in Richtung Boden. Halten Sie kurz diese Position. Heben Sie nun das Bein und den Arm in die Ausgangsposition zurück. Wechseln Sie bei der Wiederholung die Seite.

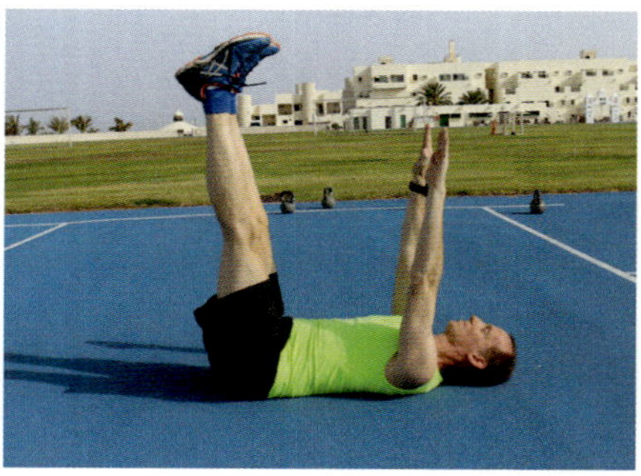

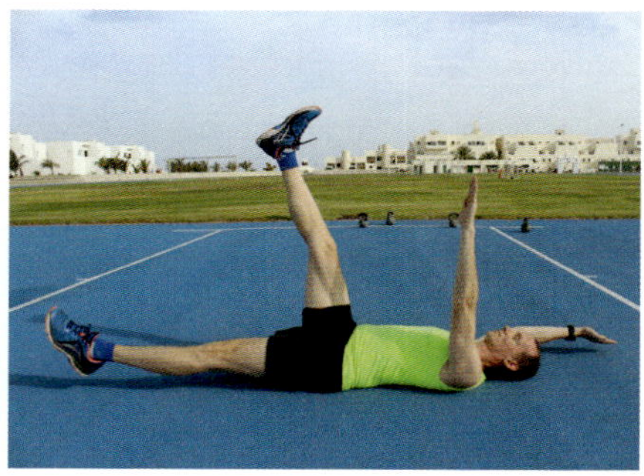

Belastungsveränderung

Leichter: Im Liegen den Bauch anspannen

Legen Sie sich rücklings auf eine Matte. Ziehen Sie Ihren Bauch fest ein und drücken Sie Ihren unteren Rücken in den Boden. Halten Sie diesen kurz in dieser Position. Entspannen Sie nun wieder Ihren Bauch und atmen Sie aus.

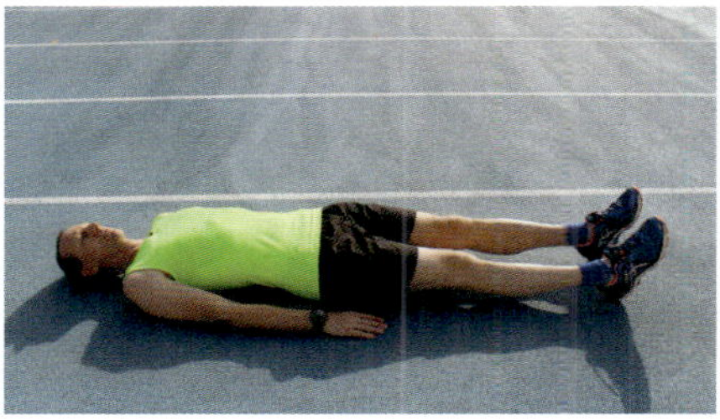

Schwerer: Die Schuhe berühren

Legen Sie sich auf den Rücken und spannen Sie Ihren Bauch an. Strecken Sie Ihre Beine möglichst gerade in die Luft. Legen Sie Ihre Hände auf Ihre Brust. Das ist Ihre Ausgangsposition. Strecken Sie nun Ihre Arme aus. Heben Sie Ihren Oberkörper an und versuchen Sie, mit Ihren Fingerspitzen Ihre Füße zu berühren. Halten Sie Ihre höchste Position kurz. Senken Sie Ihren Oberkörper wieder ab und legen Sie Ihre Hände wieder auf Ihre Brust.

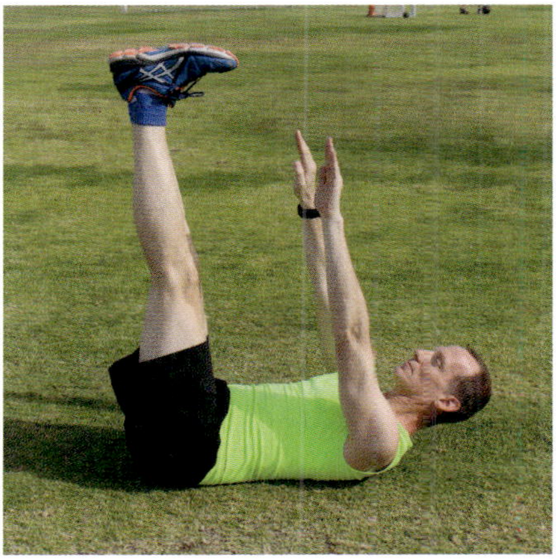

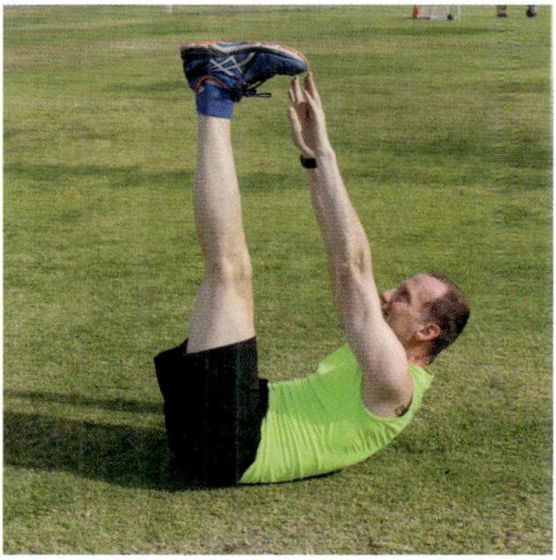

RUBRIK: ROTATION

BASISÜBUNG

3.2.6 Russian Twist

Diese Übung trainiert vor allem die seitlichen Bauchmuskeln.

Setzen Sie sich auf den Boden. Die Beine sind angewinkelt. Beugen Sie nun Ihre Arme und pressen Sie diese an Ihren Körper. Spannen Sie nun Ihren Bauch an und neigen Sie Ihren Oberkörper so weit nach hinten, wie Sie Ihre Bauchspannung noch problemlos halten können. Drehen Sie nun den Oberkörper so weit zur Seite, wie Sie können. Halten Sie diese Position kurz und drehen Sie sich in die Ausgangsposition zurück. Stoppen Sie dort. Wechseln Sie zur Wiederholung die Seite.

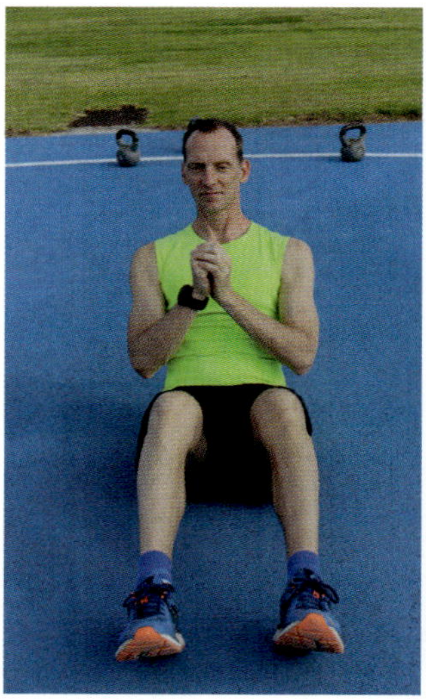

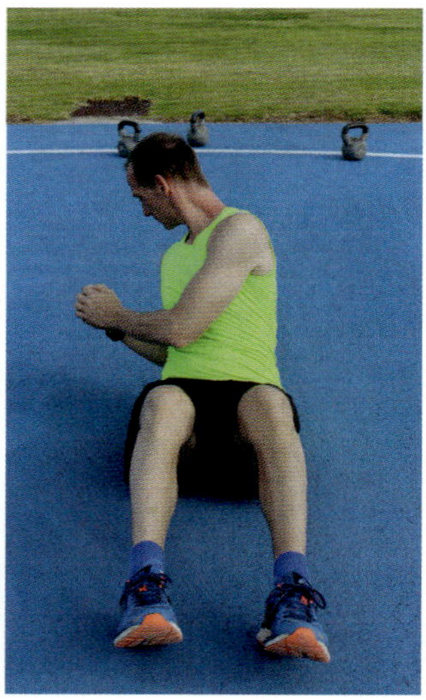

Belastungsveränderung

Leichter: Hüftdrehen im Stehen

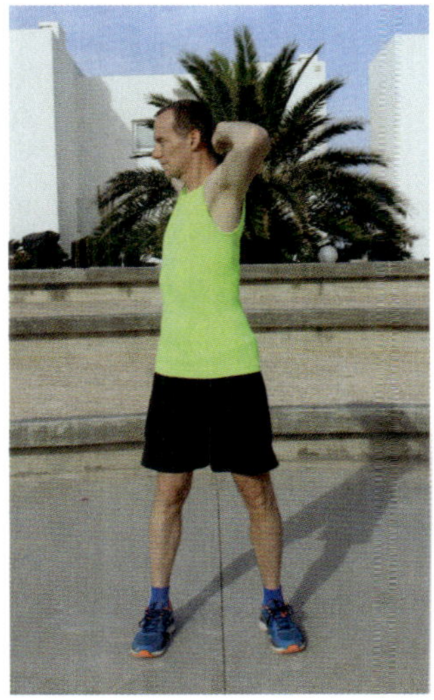

Stellen Sie sich gerade hin, die Beine sind hüftbreit auseinandergestellt. Spannen Sie den Bauch an. Winkeln Sie nun Ihre Arme an und pressen Sie die Arme an Ihren Körper. Drehen Sie nun den Oberkörper in eine Richtung so weit auf, dass Ihr Ellbogen quasi hinter Ihnen ist. Drehen Sie nun in die Ausgangsposition zurück und stoppen Sie dort kurz die Bewegung. Überprüfen Sie nun Ihre Bauchspannung und drehen Sie dann den Rumpf in die andere Richtung und kehren Sie dann in die Ausgangsposition zurück.

Schwerer: Rotation mit Gegenstand

Setzen Sie sich auf den Boden. Spannen Sie den Bauch an und heben Sie Ihre Füße so weit an, dass diese keinen Bodenkontakt mehr haben. Halten Sie einen Gegenstand vor sich. Drehen Sie den Oberkörper in eine Richtung. Halten Sie diese Position kurz und drehen Sie dann in die Ausgangsposition zurück. Stoppen Sie da kurz, um Schwung zu vermeiden. Drehen Sie sich nun in die andere Richtung. Halten Sie kurz diese Position, um dann in die Ausgangsposition zurückzudrehen.

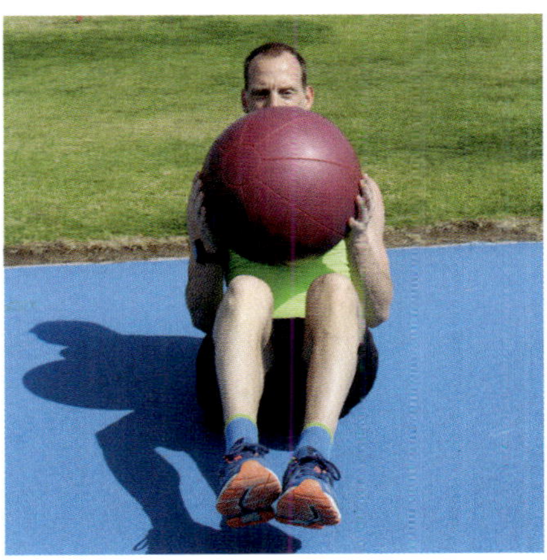

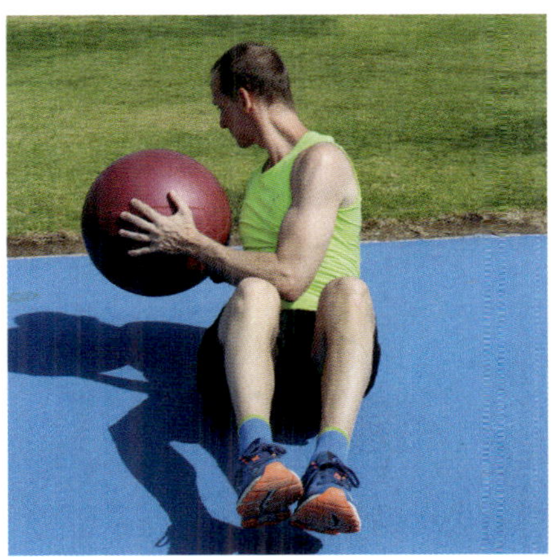

RUBRIK: BALANCE

BASISÜBUNG

3.2.7 Balancieren

Finden Sie Ihre (innere) Balance wieder. Ohne fleißiges Training geht das nicht, dabei ist die Balance für unser Leben so wichtig!

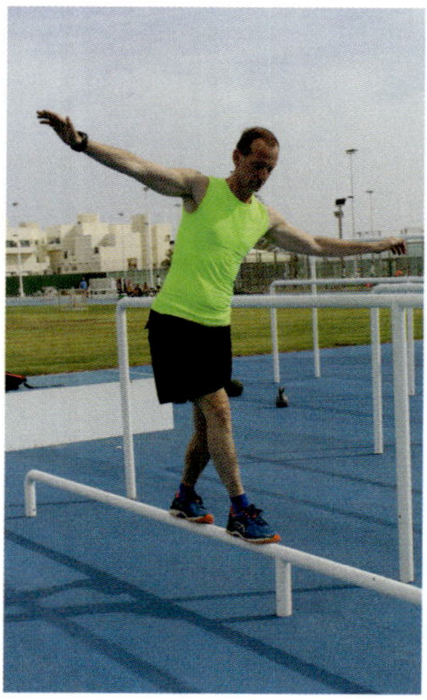

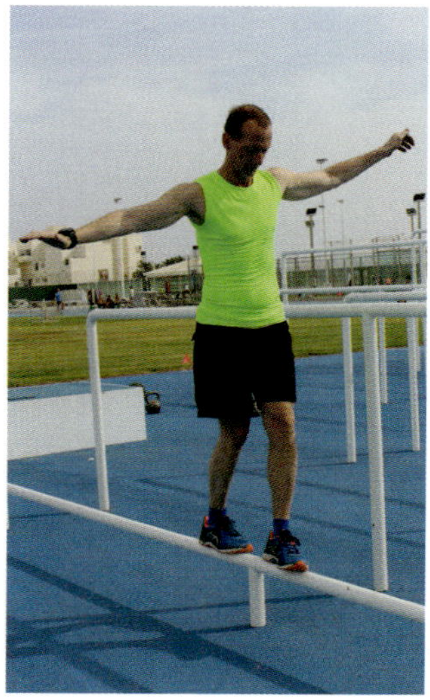

Belastungsveränderung

Leichter: Auf einem Bein stehen

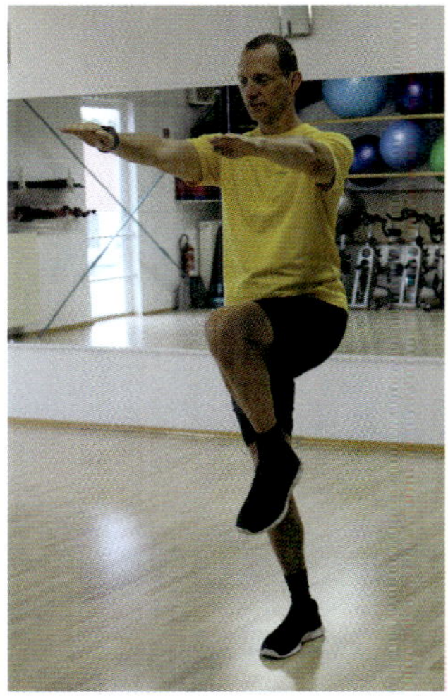

Stellen Sie sich gerade hin, die Beine sind hüftbreit auseinandergestellt. Spannen Sie den Bauch an. Beugen Sie nun ein Bein, damit Sie nur auf einem Bein stehen. Balancieren Sie sich gegebenenfalls mit den Armen aus.

Wenn dies gut klappt, können Sie auch gerne die Augen dabei schließen.

Schwerer: Auf einem Bein in der Vorbeuge stehen

Stellen Sie sich gerade hin, Ihre Beine sind hüftbreit auseinandergestellt. Spannen Sie den Bauch an. Breiten Sie nun Ihre Arme seitlich zum Flieger aus. Beugen Sie Ihren Oberkörper nach vorne und strecken Sie ein Bein nach hinten. Der Rücken sollte dabei gerade bleiben.

Wechseln Sie bei der Wiederholung das Bein.

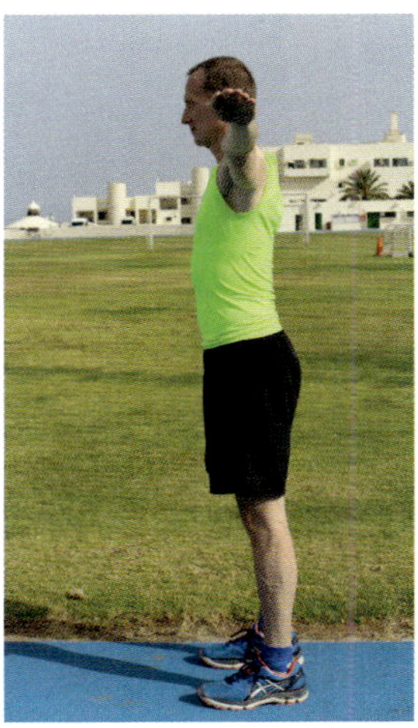

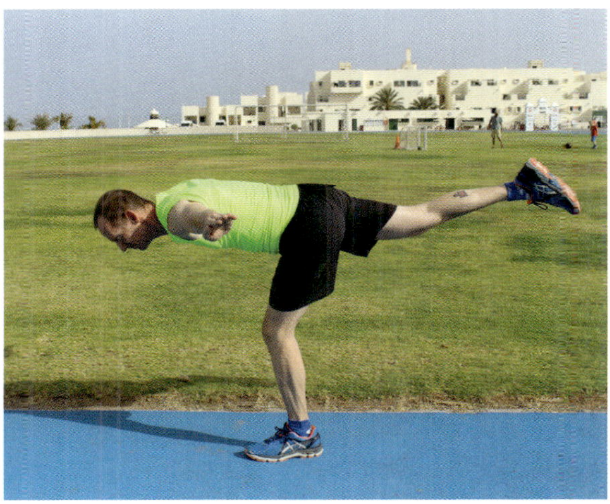

RUBRIK: WALKING/JOGGING

BASISÜBUNG

3.2.8 Jogging

Joggen im entspannten, moderaten Tempo. Genießen Sie hierbei die reine Fortbewegung. Achten Sie auf die Umgebung und die Natur. Atmen Sie tief und ruhig. Laufen/Jogging soll ein Genuss sein. Es soll Sie entspannen. Laufen Sie locker und ruhig, federnd. Und bedenken Sie: Beim Laufen/Jogging kann man nicht zu langsam sein, aber sehr häufig ist man zu schnell!

Wenn Sie nicht mehr joggen können, dann walken Sie in den Pausen. So machen Sie aus dem „Jogging" ein „Wogging"!

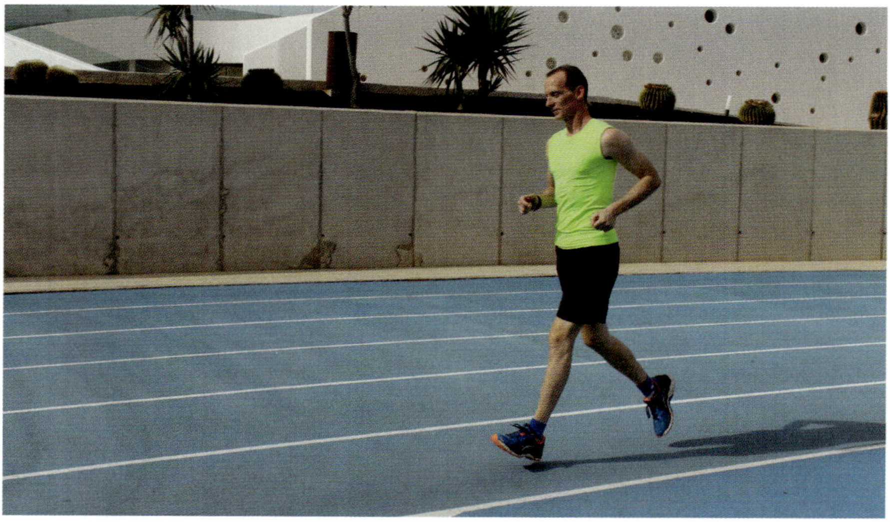

HINWEIS:

Sie können noch nicht laufen, sind (Nordic) Walker und wollen das Jogging gerne erlernen? Dann schauen Sie sich doch einmal in Kap. 4.5.9.1 „Trainingsplan: Vom Walker zum Läufer".

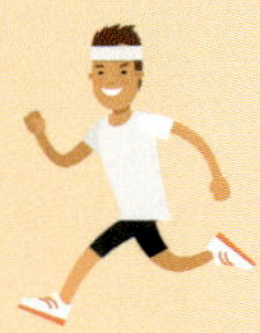

Belastungsveränderung

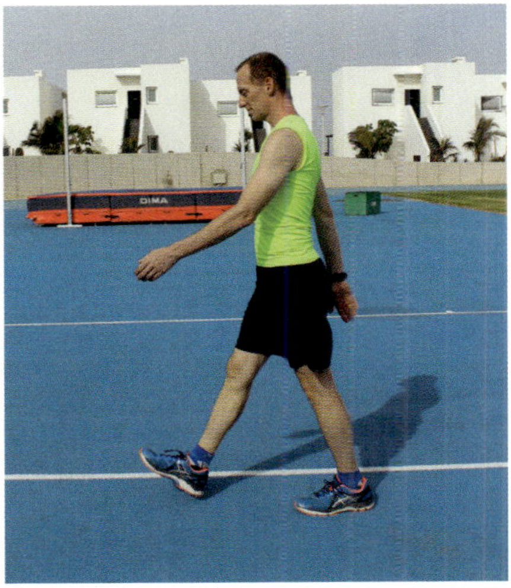

Leichter: Walking

(Flottes) Spazierengehen

Schwerer: Sprinten

Sprinten Sie ruhig hin und wieder ein paar Meter. ABER: Nur kurze Abschnitte und vorher gut warmmachen beziehungsweise gut einlaufen. Fordern Sie sich, aber übertreiben Sie es nicht!

Achten Sie dabei intensiv auf Ihren Körper, damit Sie sich nicht überlasten.

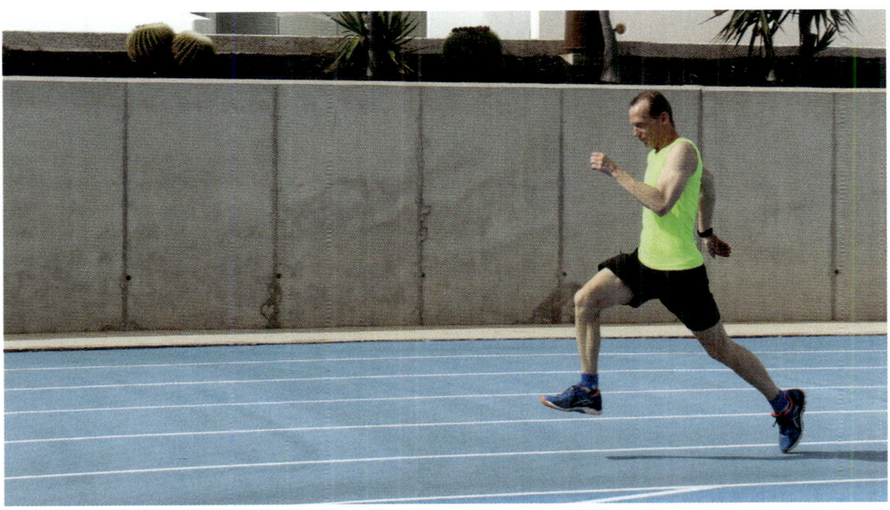

HINWEIS:

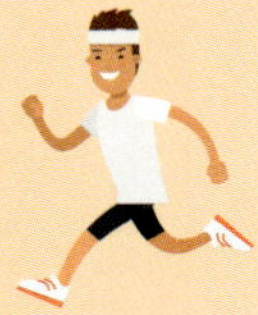

Bitte beachten Sie, dass es im Laufe des Buches immer wieder Ergänzungen oder Abänderungen der Basisübungen geben wird. Diese sind zu finden unter den jeweils vorgestellten Trainingsorten. Natürlich lassen sich fast alle Übungen in den unterschiedlichsten Umgebungen trainieren. Probieren Sie doch alle Übungen aus, um Ihr Repertoire zu erweitern und um Ihren Blick für Trainings- und Übungsmöglichkeiten in der Umgebung zu schärfen!

Alleine aus diesem Grund lohnt es sich sehr, sich die später vorgestellten Trainingsorte genauer anzuschauen. Idealerweise werden Sie vielleicht auch durch dieses Buch inspiriert, an den verschiedenen Orten sportlich aktiv zu werden und die vorgestellten Übungen und Trainingspläne auszuprobieren! – Es lohnt sich!

Dabei wünsche ich Ihnen natürlich viel Spaß!

3.3 DIE BASISÜBUNGEN „PLUS+“

Unter dem Begriff *Plus+* möchte ich Sie gerne immer wieder mal im Laufe dieses Buches mit meinen persönlichen Vorlieben vertraut machen. Damit meine ich Übungen, welche ich selbst schätzen und lieben gelernt habe (obwohl diese Liebe eher eine Hassliebe ist), und welche ich Ihnen nicht vorenthalten möchte.

Es sind Übungen, welche größtenteils sehr anspruchsvoll sind, sehr viel „bewegen“ und einen hervorragenden „Zeit-Nutzen-Faktor“ haben.

HINWEIS:

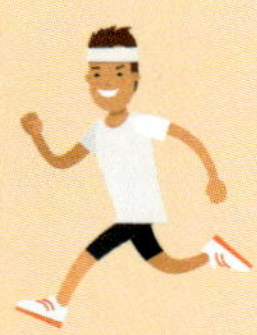

Gerade weil diese Übungen extrem zeitsparend, aber auch sehr effektiv und anstrengend sind, sollte man sie einsetzen, wenn man zum Training eigentlich keine Zeit hat. Versäumen Sie es bitte nicht, sich vorher gut zu mobilisieren und sehr gut warm zu machen!

RUBRIK: PLUS+

BASISÜBUNG

3.3.1 Basisübung „Plus+“: Burpees

Dies ist eine absolute Eliteübung. Diese Übung fordert Ihre Kondition wie keine andere. Es ist eine perfekte Ganzkörperübung.

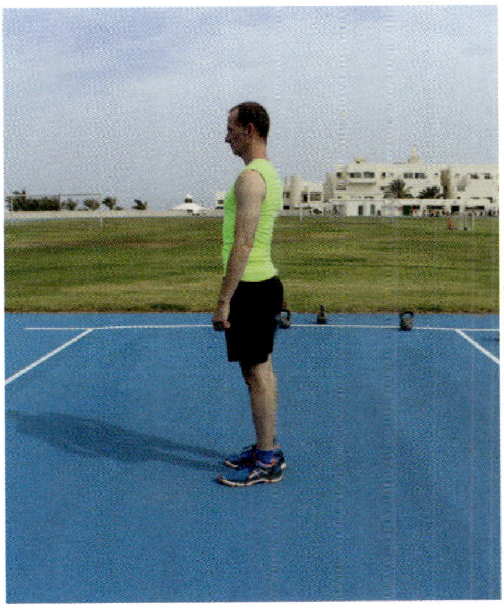

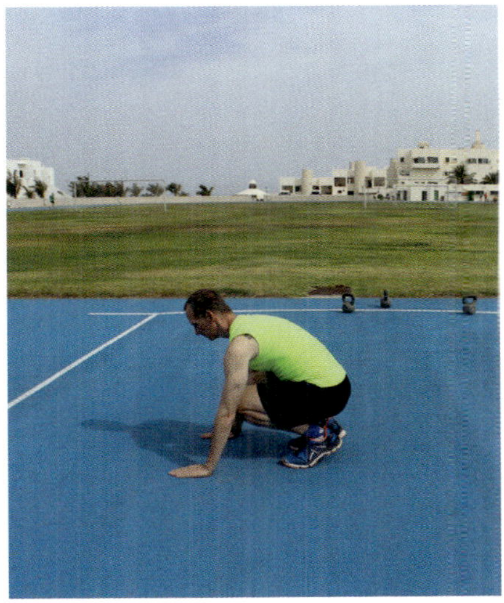

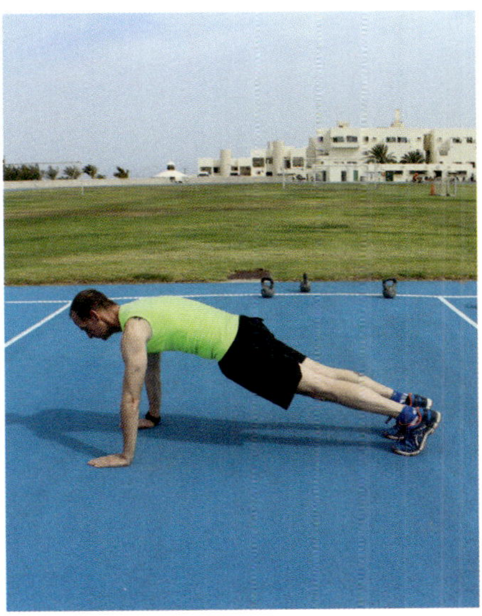

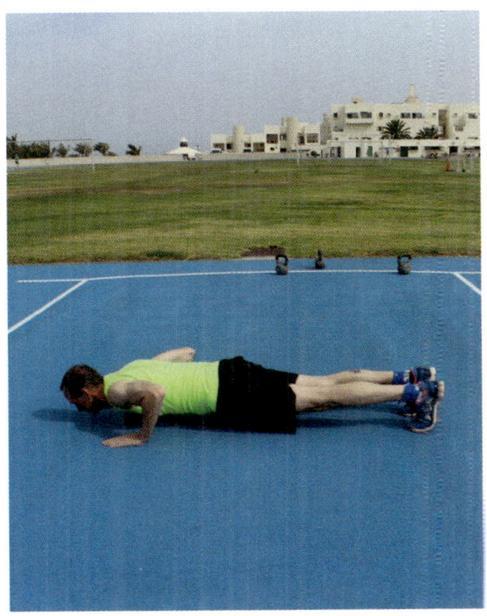

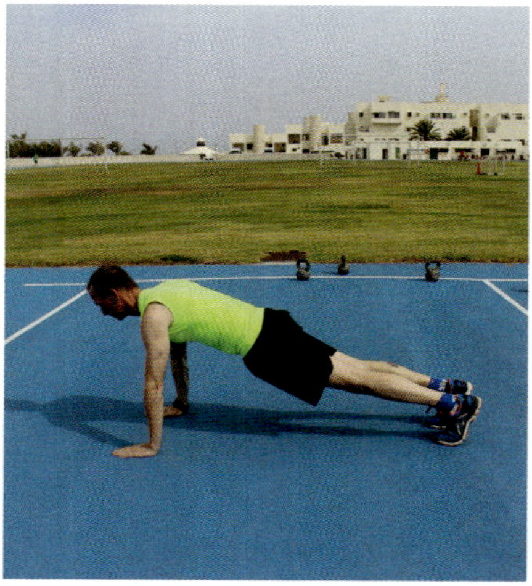

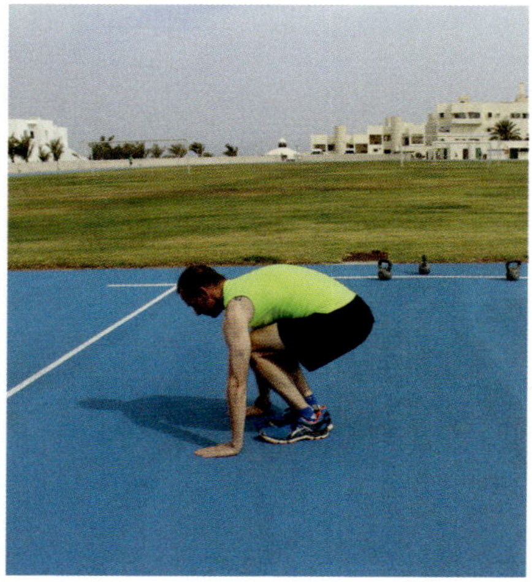

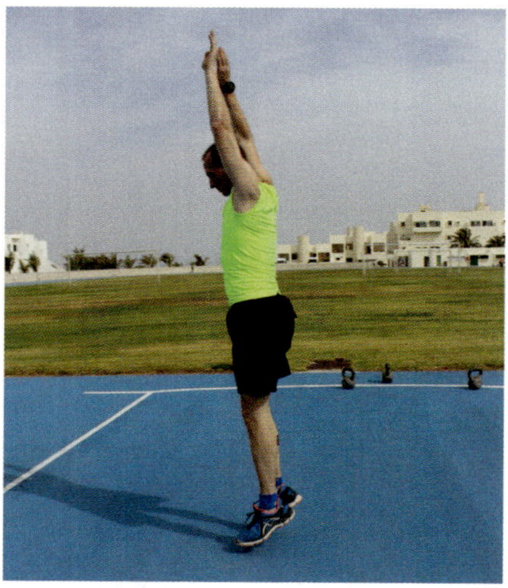

Stellen Sie sich in die gerade Ausgangsposition. Die Beine sind hüftbreit auseinandergestellt, der Bauch ist angespannt. Gehen Sie nun in eine tiefe Kniebeuge und berühren Sie mit den Handflächen den Boden. Springen Sie nun mit den Beinen zurück in die obere Liegestützposition. Führen Sie einen Liegestütz aus und kehren Sie in die obere Liegestützposition zurück. Springen Sie nun mit beiden Beinen nach vorne wieder in die tiefe Kniebeuge zurück. Schnellen Sie nun explosionsartig nach oben und springen Sie in die Höhe.

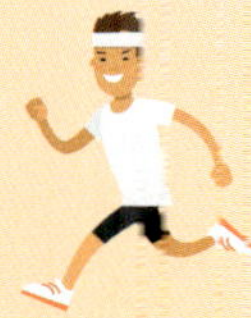

HINWEIS:

Der Burpee ist eine Ganzkörperübung und dadurch etwas wunderbar Vielseitiges. Er verbindet nicht nur einige unserer natürlichen Bewegungen und bewegt dadurch die Gelenke und stimuliert die Muskulatur, sondern ist auch eine ideale Kardioübung. Sie ist wirklich sehr anstrengend und benötigt und verbraucht dadurch sehr viel Energie. Im späteren Verlauf dieses Buches gibt es sogar eine Burpeevariante, welche diesen mit einem Klimmzug verbindet. Lassen Sie sich überraschen!

Achtung!
Diese Übung ist nicht für Untrainierte geeignet!

RUBRIK: PLUS+

3.3.2 Basisübung „Plus+“: Burpee mit Ablegen

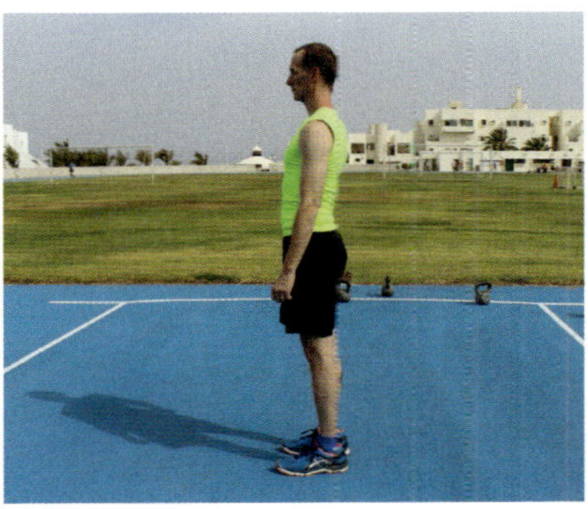

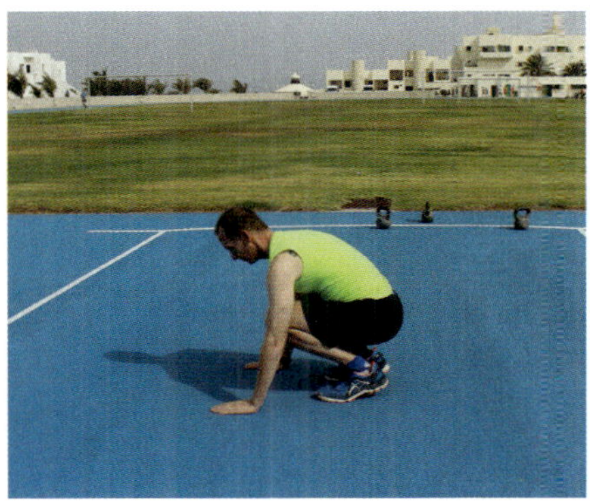

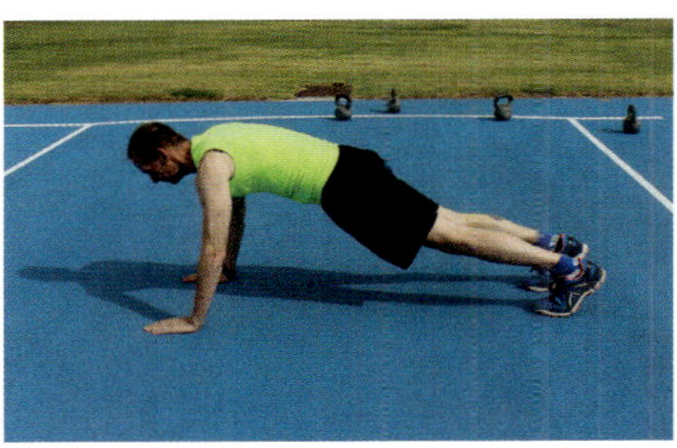

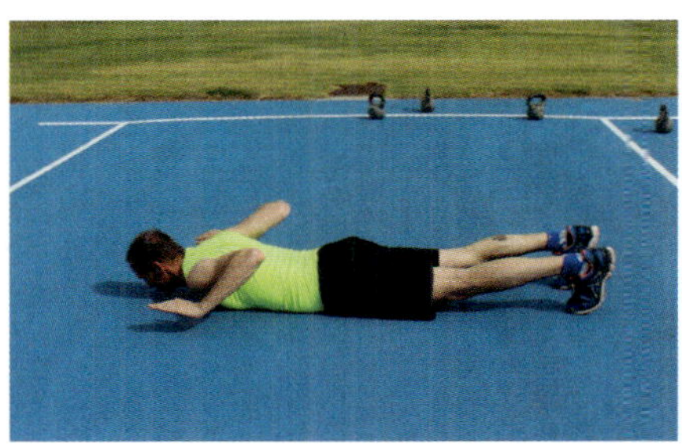

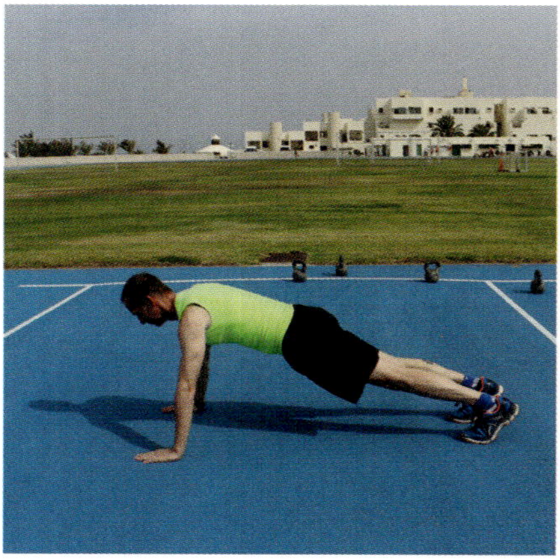

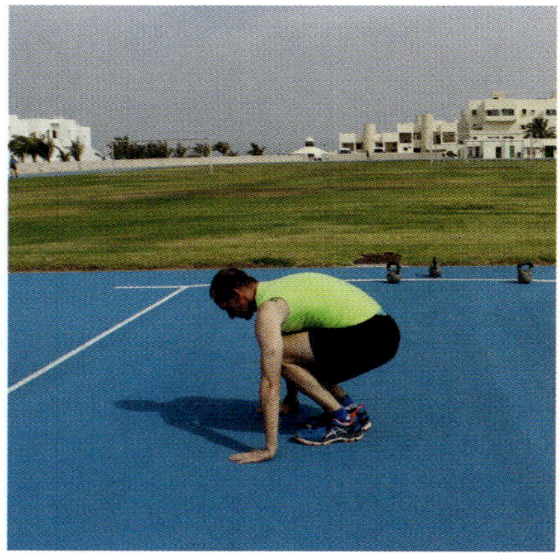

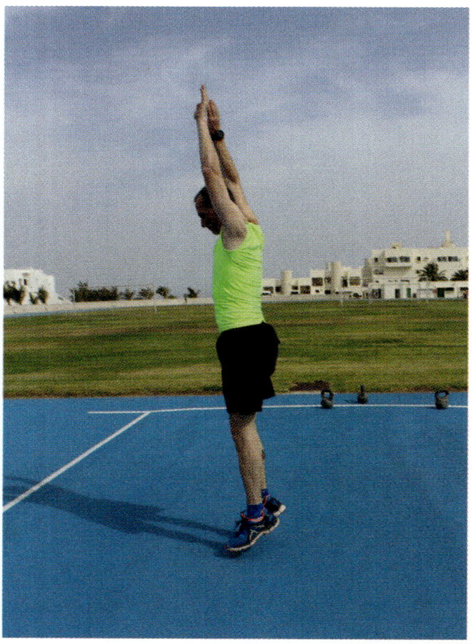

Dies ist die Burpeevariante der Crossfitsportler und Armeeeinheiten. Sie ist mit der „normalen" Burpeevariante nahezu identisch. Außer, dass diese anstelle eines Liegestützes ein Ablegen des ganzen Körpers auf dem Boden erfordert.

Dadurch wird diese Ausführung wesentlich funktioneller. Das heißt, es wird hier mehr die Situation trainiert, aus der Position bäuchlings auf dem Boden sehr schnell wieder hochzukommen (zum Beispiel nach einem Sturz oder nachdem man sich in Deckung geworfen hat).

Diese funktionale Änderung macht diese Übung nicht leichter. Probieren Sie es doch einmal aus. Welche Variante des Burpees gefällt Ihnen besser?

ACHTUNG!

Diese Übung ist nicht für Untrainierte geeignet!

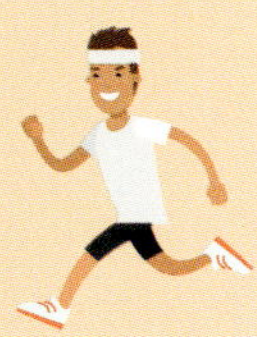

RUBRIK: PLUS+

3.3.3 Basisübung „Plus+“: Mountain Climber

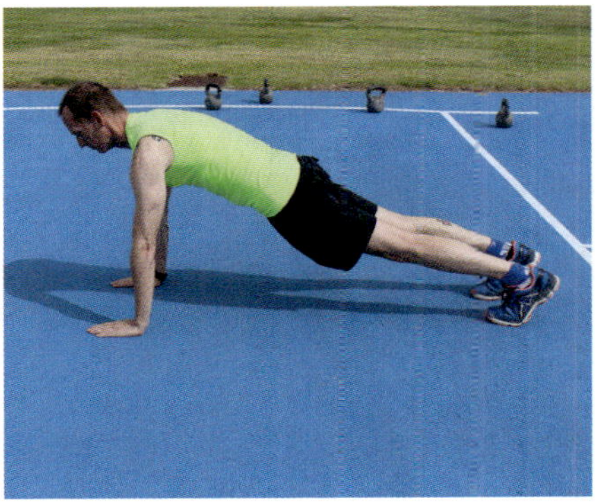
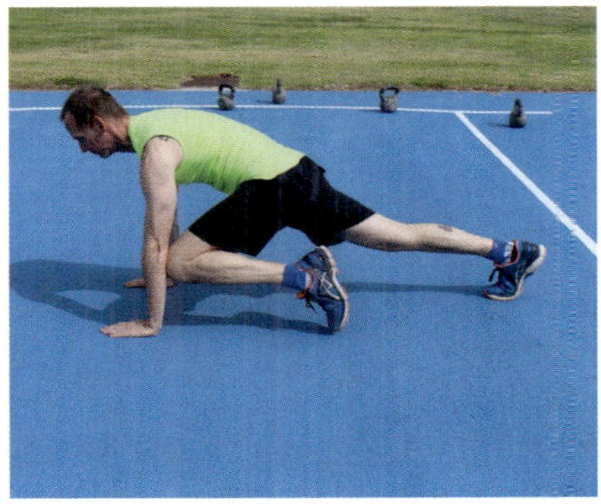
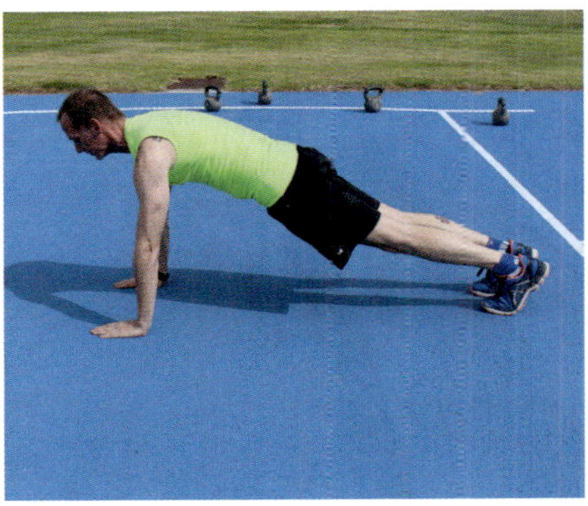
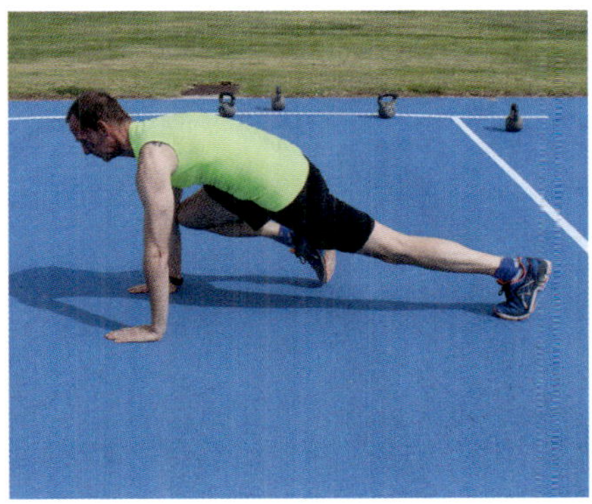

Begeben Sie sich in die obere Liegestützposition. Spanen Sie den Bauch an. Führen Sie das linke Knie langsam zu Ihrem linken Ellbogen. Halten Sie kurz diese Position und gehen Sie in die Ausgangsposition des oberen Liegestützes zurück. Nun führen Sie das rechte Knie zum rechten Ellbogen.

RUBRIK: PLUS+

3.3.4 Basisübung „Plus+“: Mountain Climber – laufend

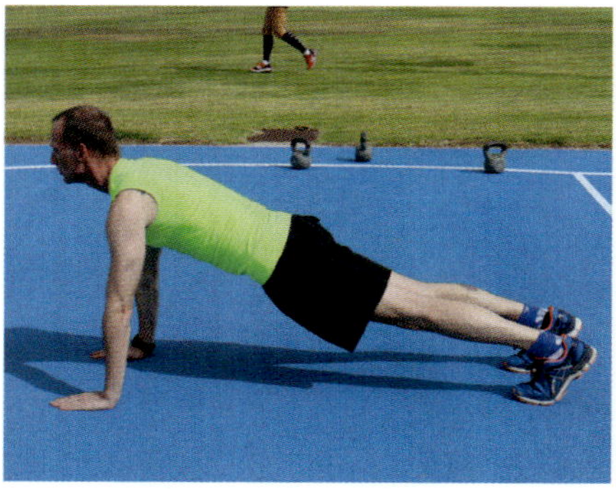

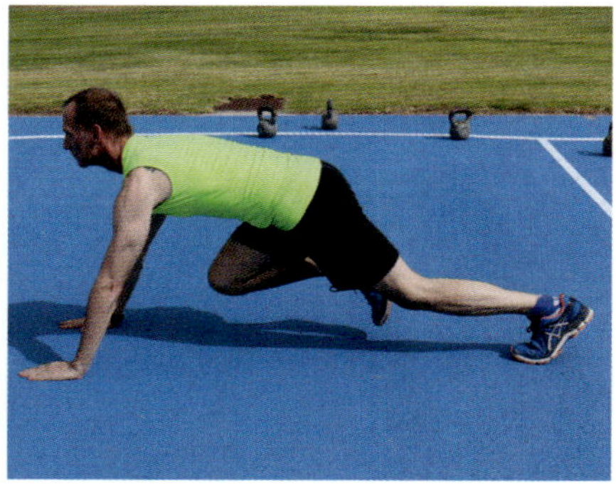

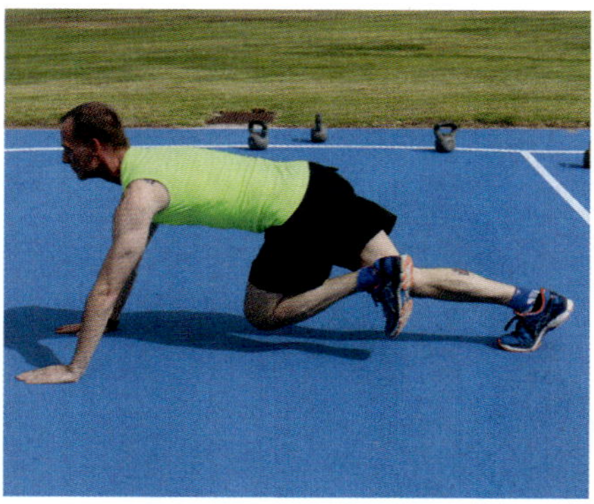

Begeben Sie sich in die obere Liegestützposition. Spanen Sie den Bauch an. Führen Sie abwechselnd das linke und rechte Knie nahe an die Brust heran. Führen Sie eine laufende Bewegung aus. Ihr Rücken bleibt gerade.

ACHTUNG!

Diese Übung ist nicht für Untrainierte geeignet!

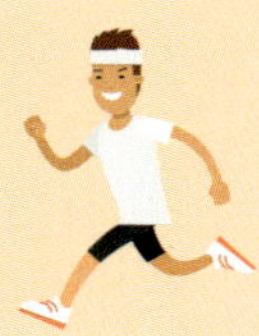

3.4 DIE BASISÜBUNGEN – TRAININGSSTEUERUNG

Nachdem wir nun die Basisübungen kennengelernt haben, kommen wir nun zum nächsten Basis-Kernpunkt: Wie steuern wir die Übungen?

Nun, hier gibt es tatsächlich eine Vielzahl an Möglichkeiten – für Abwechslung ist also gesorgt – je nach Vorlieben und (zeitlichen) Möglichkeiten.

3.4.1 Die Zeitsteuerung

Wenn Sie „nur" einfach trainieren wollen, dann gestalten Sie einfach Ihr Training nach Zeit. Dabei können Sie auch Ihr tatsächlich zur Verfügung stehendes Zeitbudget berücksichtigen. Es macht doch schließlich keinen Sinn, wenn Sie einem Trainingsprogramm folgen wollen, das circa 45 Minuten dauert, wenn Sie nur 30 Minuten zur Verfügung haben.

Also, einfach den Timer stellen und los geht es! Programmierfähige Timer finden Sie für Smartphones und Computer in Hülle und Fülle!

Sie können sich die Zeiten selbst programmieren oder fest vorgegebenen Programmen (Tabata und Co.) folgen. Gleich im Anschluss finden Sie Beispiele.

Wenn Sie selbst programmieren, also sich Ihre Zeitintervalle vorgeben, können Sie natürlich vielerlei berücksichtigen und zum Beispiel Ihren eigenen Fitnesszustand, den Schwierigkeitsgrad der Übung oder Ihre Tagesform beachten.

ACHTUNG!

Bevor es losgeht, versäumen Sie es bitte nicht, sich vorher zu mobilisieren und aufzuwärmen!

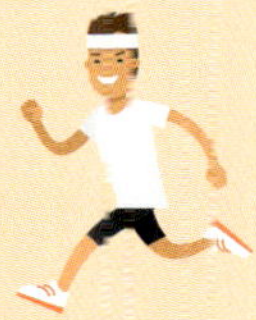

Siehe Kap. 3.1.1 „Gelenkmobilitätsgymnastik" und anschließend eine Minute auf der Stelle walken und eine Minute auf der Stelle joggen und eine Minute auf der Stelle walken.

3.4.1.1 Beispiel Zeitsteuerung Zirkel Nr. 1

Parameter: 30 Sekunden Belastung; 30 Sekunden Pause

Schwierigkeitsgrad: je nach Fitnesszustand

Rubrik:	Druckübung

30 Sekunden eine Druckübung Ihrer Wahl, dann 30 Sekunden Pause, dann:

Rubrik:	Zugübung

30 Sekunden eine Zugübung Ihrer Wahl, dann 30 Sekunden Pause, dann:

Rubrik:	Kniebeuge. Ausfallschritt

30 Sekunden eine Beinübung Ihrer Wahl, dann 30 Sekunden Pause, dann:

Rubrik:	Bauchübungen

30 Sekunden eine Bauchübung Ihrer Wahl, dann 30 Sekunden Pause, dann:

Rubrik:	Rotation

30 Sekunden eine Rotationsübung Ihrer Wahl, dann 30 Sekunden Pause, dann:

Rubrik:	Balance

30 Sekunden eine Balanceübung Ihrer Wahl, dann 30 Sekunden Pause, dann:

Rubrik:	Walking/Jogging

30 Sekunden auf der Stelle laufen oder walken.

Prima! Somit haben Sie eine Runde abgeschlossen! Eine Runde dauerte nach diesem Beispiel sieben Minuten. Dies heißt, haben Sie noch Zeit und Energie übrig, dann schließen Sie einfach eine weitere Runde des Zirkels an!

3.4.1.2 Beispiel Zeitsteuerung Zirkel Nr. 2

Parameter: 30 Sekunden Belastung; 30 Sekunden Pause

Runden: 3

Schwierigkeitsgrad: variierend

Pause zwischen den Runden: 2 Minuten

Runde 1		Runde 2		Runde 3	
Druckübung – leicht	30	Druckübung – schwer	30	Druckübung – normal	30
PAUSE	30	PAUSE	30	PAUSE	30
Zugübung – leicht	30	Zugübung – schwer	30	Zugübung – normal	30
PAUSE	30	PAUSE	30	PAUSE	30
Beinübung – leicht	30	Beinübung – schwer	30	Beinübung – normal	30
PAUSE	30	PAUSE	30	PAUSE	30
Bauchübungen – leicht	30	Bauchübungen – schwer	30	Bauchübungen – normal	30
PAUSE	30	PAUSE	30	PAUSE	30
Rotation – leicht	30	Rotation – schwer	30	Rotation – normal	30
PAUSE	30	PAUSE	30	PAUSE	30
Balance – leicht	30	Balance – schwer	30	Balance – normal	30
PAUSE	30	PAUSE	30	PAUSE	30
Walking/Jogging – leicht	30	Walking/Jogging – schwer	30	Walking/Jogging – normal	30
PAUSE	120	PAUSE	120	PAUSE	120

Gesamtzeit des Zirkels: ca. 25 Minuten

Prima, somit hätten Sie eine sehr gute, variierende Trainingseinheit mit einer Dauer von 25 Minuten absolviert.

3.4.1.3 Beispiel Zeitsteuerung Zirkel Nr. 3: Tabata

Parameter: 20 Sekunden Belastung; 10 Sekunden Pause

Runden: 1

Schwierigkeitsgrad: je nach Fitnesszustand

Tabata	
Druckübung – nach Wahl	20 Sekunden
PAUSE	10 Sekunden
Zugübung – nach Wahl	20 Sekunden
PAUSE	10 Sekunden
Beinübung 1 – nach Wahl	20 Sekunden
PAUSE	10 Sekunden
Bauchübungen – nach Wahl	20 Sekunden
PAUSE	10 Sekunden
Rotation – nach Wahl	20 Sekunden
PAUSE	10 Sekunden
Beinübung 2 – nach Wahl	20 Sekunden
PAUSE	10 Sekunden
Balance – nach Wahl	20 Sekunden
PAUSE	10 Sekunden
Walking/Jogging – nach Wahl	20 Sekunden

Gesamtzeit des Zirkels: ca. 4 Minuten

Ein Tabata entspricht hier einer Gesamtheit von vier Minuten! Es würde sich natürlich unter Umständen anbieten, mehrere Runden zu absolvieren. Es hängt allerdings sehr stark davon ab, wie intensiv die Auswahl der Übungen ist, wie viel Tempo ich in die jeweilige Übung lege usw.

HINWEIS:

Würden Sie zum Beispiel jede Übungsrubrik mit einem Tabata belegen, dann kämmen Sie auf ein äußerst intensives Training von insgesamt acht Tabatas und einer Gesamtzeit von ca. 32 Minuten.

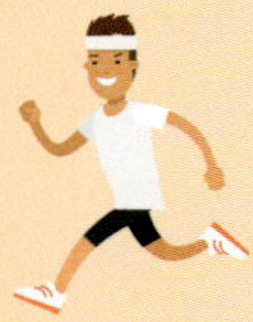

3.4.1.4 Beispiel Zeitsteuerung Zirkel Nr. 4: HIIT

Parameter: 30 Sekunden Belastung; 60 Sekunden Pause

Runden: 1

Schwierigkeitsgrad: je nach Fitnesszustand

HIIT	
Druckübung – nach Wahl	30 Sekunden
PAUSE	60 Sekunden
Zugübung – nach Wahl	30 Sekunden
PAUSE	60 Sekunden
Beinübung 1 – nach Wahl	30 Sekunden
PAUSE	60 Sekunden
Bauchübungen – nach Wahl	30 Sekunden
PAUSE	60 Sekunden
Rotation – nach Wahl	30 Sekunden
PAUSE	60 Sekunden
Beinübung 2 – nach Wahl	30 Sekunden
PAUSE	60 Sekunden
Balance – nach Wahl	30 Sekunden
PAUSE	60 Sekunden
Walking/Jogging – nach Wahl	30 Sekunden

Dies ist das absolute Vollgasprogramm! Denn HIIT bedeutet hochintensives Intervalltraining. Damit ist gemeint, Sie geben bei jeder Übung Vollgas und absolvieren die Wiederholungszahl, die (bei absolut korrekter Ausführung der Übung) möglich ist. Somit brauchen Sie auch mindestens 60 Sekunden Pause zwischen den Übungen!

Bei Bedarf können Sie aber auch die Pause zwischen den Übungen auf bis zu 120 Sekunden erweitern.

Gesamtzeit des Zirkels: ca. 11 Minuten

HINWEIS:

HIIT ist ursprünglich für Ausdauerübungen konzipiert worden. D. h., dieses Programm lässt sich also auch hervorragend beim Lauftraining einsetzen.

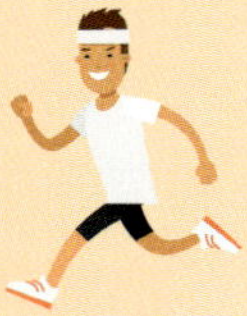

3.4.1.5 Beispiel Zeitsteuerung Zirkel Nr. 5: Express

Parameter: 60 Sekunden Belastung; 60 Sekunden Pause

Runden: 1

Schwierigkeitsgrad je nach Fitnesszustand

Express	
Druckübung – nach Wahl	60 Sekunden
PAUSE	60 Sekunden
Zugübung – nach Wahl	60 Sekunden
PAUSE	60 Sekunden
Beinübung 1 – nach Wahl	60 Sekunden
PAUSE	60 Sekunden
Bauchübungen – nach Wahl	60 Sekunden
PAUSE	60 Sekunden
Rotation – nach Wahl	60 Sekunden
PAUSE	60 Sekunden
Beinübung 2 – nach Wahl	60 Sekunden
PAUSE	60 Sekunden
Balance – nach Wahl	60 Sekunden
PAUSE	60 Sekunden
Walking/Jogging – nach Wahl	60 Sekunden

Gesamtzeit des Zirkels: ca. 15 Minuten

HINWEIS:

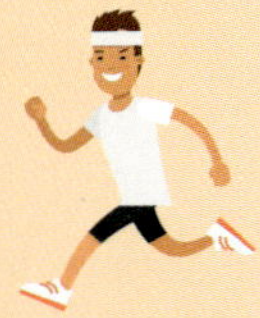

Diese ist ein hervorragendes funktionelles Ganzkörperprogramm! Es berücksichtigt nicht nur die Mobilität und alle Muskeln, welche wir für das Gefühl „fit“ benötigen, sondern sorgt auch für die richtige Kondition. Schließlich wird diese bei unserem Gefühl „fit“ mitbewertet und entscheidet oft darüber, ob wir uns fit fühlen oder nicht. Je eine Minute Kraftausdauer ist sicherlich ein Wert, den wir im alltäglichen Leben als Durchschnittswert häufig wiederfinden. Also bietet „Express“ eine sehr zeitsparende Möglichkeit, alles Wesentliche zu trainieren, und dies in lediglich ca. 15 Minuten!

3.4.1.6 Beispiel Zeitsteuerung für die Übungen „Plus+“

Wie schon beschrieben, werden Ihnen im Laufe dieses Buches immer wieder einmal Übungen mit der Bezeichnung oder dem Zusatz *Plus+* begegnen. Diese Übungen gehören zu meinen persönlichen „Lieblingen“ und haben gemeinsam, dass sie nicht nur erheblichen Spaß machen (mir!), sondern sehr effektiv sind und meist Ganzkörperübungen beinhalten und auch sehr anstrengend sind. Deshalb sind diese Übungen fast ausschließlich für Fortgeschrittene geeignet. Soll heißen, für alle, welche mit unserer Basis schon fleißig gearbeitet und dadurch entsprechend trainiert, beweglich und fit sind!

Wie kann man diese Übungen nun zeitlich steuern?

Nun, mit den *Plus+*-Übungen geht dies wirklich leicht. Diese sind wirklich ideal für den Fall, Sie wollen (oder müssen) trainieren und haben kaum Zeit.

Nach dem Sie sich ausgiebig mobilisiert und warm gemacht haben, könnte die erste Variante sein, Sie stellen einen Timer auf die Zeit ein, welche Sie noch zur Verfügung haben. Nehmen wir einmal an, nach dem ordentlichen Mobilisieren und Aufwärmen verbleiben Ihnen noch 10 Minuten für Ihre Übungseinheit. Stellen Sie einen Countdown auf 10 Minuten ein und starten Sie mit einer *Plus+*-Übung Ihrer Wahl. Machen Sie dabei immer Pause, wann immer diese nötig ist und vergessen Sie das Trinken nicht. Sobald die 10 Minuten abgelaufen sind, schreiben Sie sich auf, wie viele Wiederholungen Sie in korrekter Ausführung von dieser Übung innerhalb der 10 Minuten absolvieren konnten.

Wenn Sie das nächste Mal diese Übung mit dem 10-Minuten-Countdown trainieren, dann versuchen Sie, eine Wiederholung besser zu werden!

Eine zweite (schnellere) Möglichkeit wäre natürlich, eine einzelne „Plus+"-Übung mit dem Tabatasystem zu steuern. Sehen Sie dazu in Kap. 3.4.1.3 „Beispiel Zeitsteuerung Zirkel Nr. 3: Tabata".

3.4.2 Die Steuerung nach Wiederholungszahlen

Wie schon besprochen, ist die Zeitsteuerung einer Trainingseinheit eine sehr effektive Methode. Man stellt den Timer nach seinen Bedürfnissen, Aufgaben oder Möglichkeiten ein, und los geht es!

Sehr interessant finde ich bei dieser Variante, dass ich meine aktuell zur Verfügung stehende Zeit wirklich voll beachten und nutzen kann. Also für viele die einzig realistische Methode, trainieren zu können. Selbst kleinste Zeiteinheiten sind möglich und dennoch sehr förderlich! Denken Sie doch einmal an das Tabataprogramm oder an die Einheit „Express".

Wer von Ihnen aber in diesem Buch die Terminologie „Basis – Grundlagen" gelesen hat, dem reicht dies vielleicht noch nicht, der will vielleicht mehr!

Wer also in die faszinierenden Tiefen der Trainingssteuerung eintauchen und dabei von den Modifikationsmodulen profitieren möchte, der benötigt eine andere Methode. Es ist die Methode der Wiederholungszahlen.

Diese Steuerung ist ähnlich frei wie die Steuerung nach Zeit, hat aber eventuell eine andere Zielführung. Dies Zielführung nach den Wiederholungszahlen kann vielmehr die Modifikationsmodule der Kraftarten zum Ziel haben. Die folgenden Modifikationsmodelle können wir berücksichtigen:

Modifikationsmodul:	Kraftausdauer

Modifikationsmodul:	Hypertrophie

Modifikationsmodul:	Schnell- und Maximalkraft

HINWEIS:

Erläuterungen zu den Modifikationsmodulen und Kraftarten finden Sie in der Terminologie „Basis – Grundlagen“ in Kap. 2.2 „Die Bewegungs- und Kraftarten“.

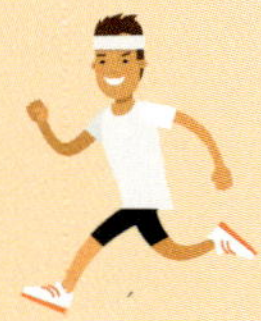

3.4.2.1 Steuerung nach Modifikationsmodul: Kraftausdauer

Parameter:

Modifikationsmodul	Kraftausdauer
Dosierung/Intensität	40-70 %
Anzahl der Wiederholungen	15-30 Wiederholungen
Dauer der Entlastung (Pause)	10-60 Sekunden

Satz 1		Satz 2		Satz 3	
Druckübung	20 Wh.	Druckübung	20 Wh.	Druckübung	20 Wh.
P A U S E	60	P A U S E	60	P A U S E	60

P A U S E zur nächsten Übung	60 Sekunden

Satz 1		Satz 2		Satz 3	
Zugübung	20 Wh.	Druckübung	20 Wh.	Druckübung	20 Wh.
PAUSE	60	PAUSE	60	PAUSE	60

PAUSE zur nächsten Übung	60 Sekunden

Satz 1		Satz 2		Satz 3	
Beinübung	20 Wh.	Druckübung	20 Wh.	Druckübung	20 Wh.
PAUSE	60	PAUSE	60	PAUSE	60

PAUSE zur nächsten Übung	60 Sekunden

3.4.2.2 Steuerung nach Modifikationsmodul: Hypertrophie

Parameter:

Modifikationsmodul	Hypertrophie
Dosierung/Intensität	70-85 %
Anzahl der Wiederholungen	8-12 Wiederholungen
Dauer der Entlastung (Pause)	90-180 Sekunden

Satz 1		Satz 2		Satz 3	
Druckübung	8-12 Wh.	Druckübung	8-12 Wh.	Druckübung	8-12 Wh.
PAUSE	120	PAUSE	120	PAUSE	120

PAUSE zur nächsten Übung	180 Sekunden

Satz 1		Satz 2		Satz 3	
Zugübung	8-12 Wh.	Zugübung	8-12 Wh.	Zugübung	8-12 Wh.
PAUSE	120	PAUSE	120	PAUSE	120

PAUSE zur nächsten Übung	180 Sekunden

Satz 1		Satz 2		Satz 3	
Beinübung	8-12 Wh.	Beinübung	8-12 Wh.	Beinübung	8-12 Wh.
PAUSE	120	PAUSE	120	PAUSE	120

PAUSE zur nächsten Übung	180 Sekunden

Satz 1		Satz 2		Satz 3	
Bauchübungen	8-12 Wh.	Bauchübungen	8-12 Wh.	Bauchübungen	8-12 Wh.
PAUSE	120	PAUSE	120	PAUSE	120

PAUSE zur nächsten Übung	180 Sekunden

Satz 1		Satz 2		Satz 3	
Rotation	8-12 Wh.	Rotation	8-12 Wh.	Rotation	8-12 Wh.
PAUSE	120	PAUSE	120	PAUSE	120

PAUSE zur nächsten Übung	180 Sekunden

Satz 1		Satz 2		Satz 3	
Balance	8-12 Wh.	Balance	8-12 Wh.	Balance	8-12 Wh.
PAUSE	120	PAUSE	120	PAUSE	120

PAUSE zur nächsten Übung	180 Sekunden

Walking/Jogging	nach Belieben

HINWEIS:

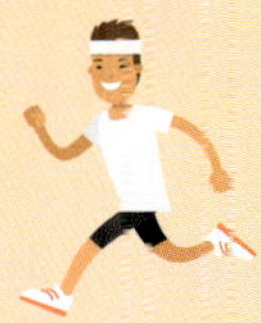

Beim Hypertrophiemodul, nach welchem man trainiert, um den Muskelquerschnitt zu vergrößern, sprich, Muskelmasse aufzubauen, ist zu beachten, dass man die Übung durch Ausführung oder Gewicht wirklich so schwer belastet, dass man im Bereich von 8-12 Wiederholungen tatsächlich zum Muskelversagen gelangt.

Bitte wärmen Sie sich vorher gründlichst auf. Bitte nicht nur die Gelenkmobilitätsgymnastik durchführen und auf der Stelle laufen, sondern sich auch mit der Übung selbst - mit einer leichteren Variante – aufwärmen!

3.4.2.3 Steuerung nach Modifikationsmodul: Schnell- und Maximalkraft

Parameter:

Modifikationsmodul	Schnell- und Maximalkraft
Dosierung/Intensität	85-100 %
Anzahl der Wiederholungen	1-3 Wiederholungen
Dauer der Entlastung (Pause)	180-300 Sekunden

Satz 1		Satz 2		Satz 3	
Druckübung	1-3 Wh.	Druckübung	1-3 Wh.	Druckübung	1-3 Wh.
P A U S E	240	P A U S E	240	P A U S E	240

P A U S E zur nächsten Übung	300 Sekunden

Satz 1		Satz 2		Satz 3	
Zugübung	1-3 Wh.	Zugübung	1-3 Wh.	Zugübung	1-3 Wh.
P A U S E	240	P A U S E	240	P A U S E	240

P A U S E zur nächsten Übung	300 Sekunden

Satz 1		Satz 2		Satz 3	
Beinübung	1-3 Wh.	Beinübung	1-3 Wh.	Beinübung	1-3 Wh.
P A U S E	240	P A U S E	240	P A U S E	240

P A U S E zur nächsten Übung	300 Sekunden

Satz 1		Satz 2		Satz 3	
Bauchübungen	1-3 Wh.	Bauchübungen	1-3 Wh.	Bauchübungen	1-3 Wh.
PAUSE	240	PAUSE	240	PAUSE	240

PAUSE zur nächsten Übung	300 Sekunden

Satz 1		Satz 2		Satz 3	
Rotation	1-3 Wh.	Rotation	1-3 Wh.	Rotation	1-3 Wh.
PAUSE	240	PAUSE	240	PAUSE	240

PAUSE zur nächsten Übung	180 Sekunden

Satz 1		Satz 2		Satz 3	
Balance	10 Wh.	Balance	10 Wh.	Balance	10 Wh.
PAUSE	120	PAUSE	120	PAUSE	120

PAUSE zur nächsten Übung	180 Sekunden

Walking/Jogging	nach Belieben

HINWEIS:

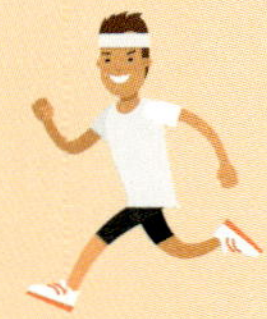

Beim Training nach dem Maximalkraftmodul ist unbedingt zu achten, dass Sie sich wirklich sehr gründlich warm machen! Bitte nicht nur die Gelenkmobilitätsgymnastik durchführen und auf der Stelle laufen, sondern sich auch mit der Übung selbst – mit einer leichteren Variante – aufwärmen!

Bedenken Sie, dass die auszuführende Übung so schwer sein muss (durch Ausführung oder Gewicht), dass Sie nach 1-3 Wiederholungen bereits beim Muskelversagen ankommen. Entsprechend länger sind die Satzpausen und die Wechselpausen zwischen den Übungen.

Bitte beachten Sie, dass bei einem so intensiven Training das Verletzungsrisiko sehr hoch ist!

3.5 BASIS TEIL 3: COOL-DOWN

Nach dem Training sollten Sie Ihren Organismus sanft wieder runterfahren und nicht abrupt innehalten.

Dies kann man auf die unterschiedlichste Art und Weise bewerkstelligen. Suchen Sie sich die Methode raus, welche Ihnen auch guttut und sich gut für Sie anfühlt.

Das Cool-down kann man auf zwei Arten absolvieren: aktiv und passiv

Aktiv:

» Auswalken/Auslaufen,

» Stretching,

» sanftes Yoga mit (leichter) Dehnung.

Passiv:

» ausgiebige Dusche,

» Bäder (kalt oder warm),

» Sauna,

» Auffüllen der Energiespeicher mit gezieltem Essen und Trinken (siehe hierzu auch Kap. 2.4.2 „Die Superkompensation").

HINWEIS:

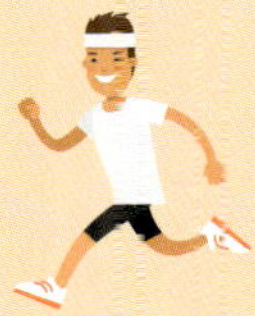

Was mir am Cool-down besonders wichtig ist, und was von vielen leider übersehen wird, ist die Bedeutung des Cool-downs als „Moment". Bereits in Kap. 3.1 „Basis Teil 1: Aufwärmen und Mobilisation" wies ich auf die Bedeutung des Aufwärmens als „Moment" hin. Denn das Aufwärmen ist der Moment/der Zeitpunkt, an dem ich einen Übergang schaffe vom stressigen Alltag zum Training, also einen zeitlichen Bereich, an dem ich etwas für MICH tue! Genauso ist es beim Cool-down. Hier schaffe ich wieder den Übergang aus dem Training (Der Moment für MICH!) in den „realen" Alltag zurück.

Das Cool-down ist auch der absolut richtige Moment, um auf sich stolz zu sein!

Ja! Seien Sie stolz auf sich! Keine Angst, das ist keine Arroganz, denn auf sich stolz zu sein, haben Sie sich durch Ihr Training absolut verdient, denn Sie saßen nicht „faul" auf der Couch wie viele andere!

3.6 BASIS TEIL 4: WOCHENTRAININGSPLAN

Prima, nachdem wir nun den kompletten Aufbau einer Trainingseinheit, bestehend aus

» Mobilisierung und Warm-up,

» den Übungen und deren korrekter Ausführung,

» den Möglichkeiten der Durchführung und Steuerung der Übungen,

» den Möglichkeiten der *Plus+* Übungen,

» Cool-down

besprochen haben, bleibt natürlich noch eine Frage zu klären: Wie binde ich diese in einen Basis-Wochentrainingsplan ein?

Hier hängt es natürlich davon ab, welche Reize Sie in welcher Intensität trainiert haben. Denken Sie zurück an die Regenerationszeiten. Rufen Sie sich dazu Kap. 2.4.1 „Reizart und Regenerationszeiten" in Erinnerung. Das heißt, sollten Sie Ihren Trainingsplan und Übungsinhalte selbst modifizieren, müssen Sie dies unbedingt berücksichtigen.

Ansonsten würde ich Ihnen folgenden Basis-Wochentrainingsplan empfehlen:

Tab. 4: Basis-Wochentrainingsplan

Wochentag	Training	Bewegungsrubrik	Mögliches Reizmodul
Montag	Walking/Laufen		
Dienstag	Training – Zirkel nach Zeit (oder nach Wiederholungen)		
Mittwoch	TRAININGSFREI		
Donnerstag	Training – Wiederholungen (oder nach Zeitzirkel)		
Freitag	Walking/Laufen		
Samstag	Training – Wiederholungen (oder nach Zirkel)		
Sonntag	TRAININGSFREI		

„Spektakulärer", sprich aufwendiger, braucht unser Basis-Wochentrainingsplan tatsächlich nicht zu sein! Viel wichtiger ist es, dass Sie einen einfachen und vor allem für sich nachvollziehbaren Plan zur Hand haben. Völlig unkompliziert, überschaubar und beinhaltet tatsächlich alles, was zu berücksichtigen wäre:

» **3 x (Kraft-)Trainingstage: *Dienstag, Donnerstag, Samstag***
Durch das „Handwerkszeug", das Sie durch Schmökern dieses Buches bereits erworben haben, haben Sie hier vielerlei Möglichkeiten! Diese Tage geben Ihnen genug Raum, um sich trainingstechnisch zu entfalten und zu variieren!

Bei diesen drei Tagen können Sie immer die gleiche Steuerung wählen, ganz gleich, ob nach Zeit oder Wiederholungen, oder Sie können diese auch von Trainingstag zu Trainingstag wechseln. Das heißt zum Beispiel, Sie trainieren am Dienstag die Übungen nach der Zeit-Zirkel-Methode und am Donnerstag nach der Wiederholungsmethode. Dann wieder am Samstag nach der Zeit-Zirkel-Methode. Selbstverständlich können Sie an diesen Tagen auch die *Plus+*-Übungen genießen, eventuell in der Form eines Tabatas.

Gönnen Sie Ihrem Körper Abwechslung! Dieser muss sich dadurch ständig anpassen und beschert Ihnen eine tolle Anpassung und Entwicklung!

» **2 x zusätzliche Ausdauertage (Walking/Laufen): *Montag, Freitag***
Sie steigen am Montag mit einem Tag Walking/Laufen ein. Konstruieren Sie diesen Trainingstag rein nach Ihrem Wohlgefühl, sprich walken/laufen Sie nach Lust und Laune. Ganz gleich, ob Sie nur walken oder auch nur laufen, ob Sie zwischendurch abwechseln, ob Sie mal lange oder mal kurz unterwegs sind, dies spielt keine Rolle. Hauptsache, Sie starten die Woche mit diesem moderaten (und entspannenden) Training! Den Freitag könnten Sie nutzen, um etwas länger unterwegs zu sein, obwohl dies kein „MUSS" ist!

» **Zwei Tage T R A I N I N G S F R E I: *Mittwoch, Sonntag***
Diese zwei Tage sind besonders wichtig! Sie absolvieren in der Woche genug Training, um fit zu werden. Selbst wenn Sie sehr motiviert sind, was schnell passieren kann, wenn Sie merken, wie fit Sie auf einmal werden, bitte halten Sie diese Pausentage ein!

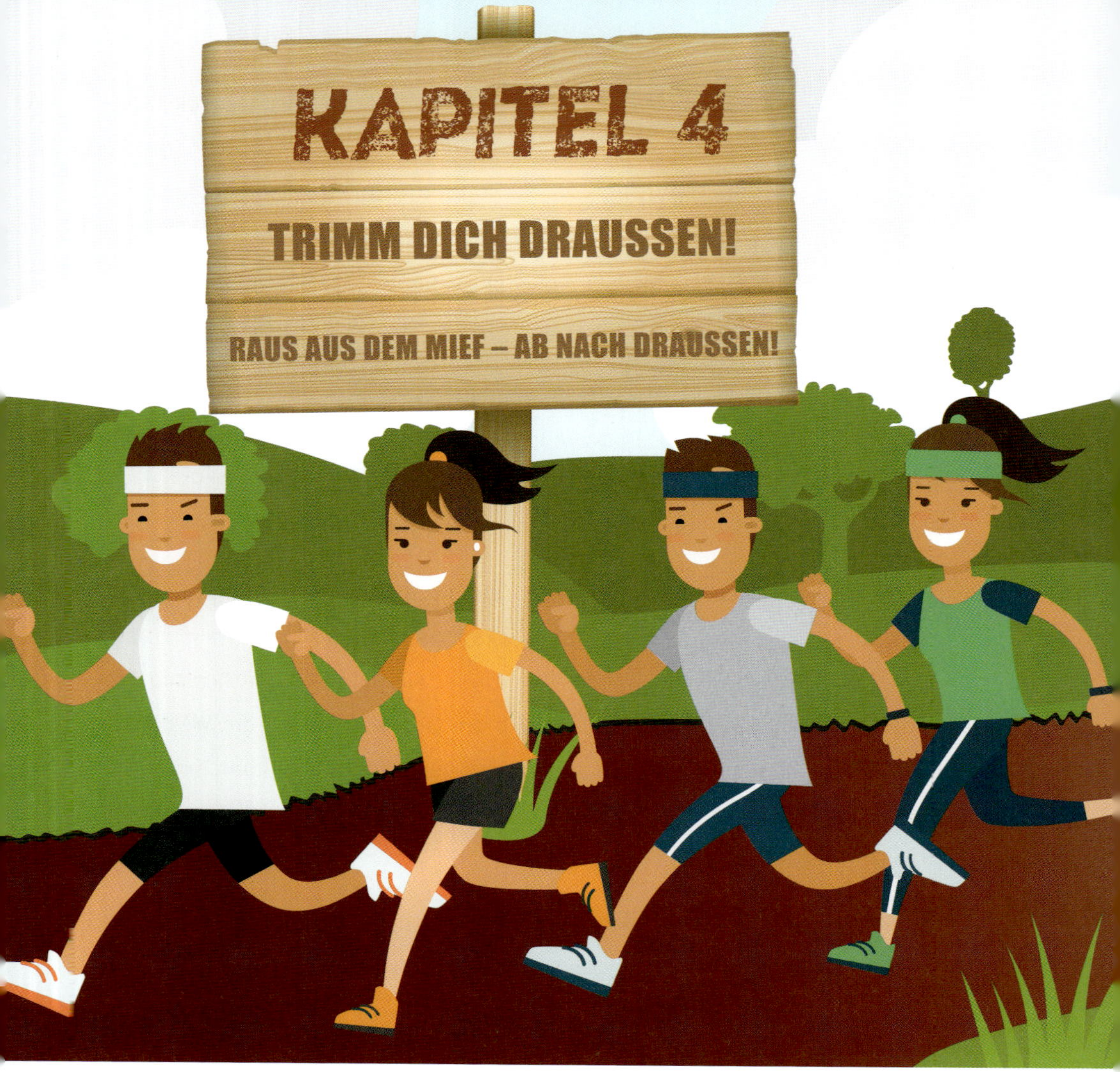
KAPITEL 4
TRIMM DICH DRAUSSEN!
RAUS AUS DEM MIEF – AB NACH DRAUSSEN!

KAPITEL 4

Ab nach draußen!

Mit dem Basisprogramm haben Sie bereits eine supertolle Möglichkeit, um überall zu trainieren (inklusive aller wichtigen Trainingsinhalte), wo immer Sie möchten!

Ob in Ihren eigenen vier Wänden, im Hotelzimmer oder gar in Ihrer Mittagspause in Ihrem Büro. Das Basisprogramm „funktioniert" tatsächlich überall und zu jeder Zeit!

Meine gerade aufgelisteten Beispiele, wie die eigenen vier Wände, Hotelzimmer und Büro, waren ganz bewusst allesamt Beispiele für Indoortraining. Aber was für indoor gilt, gilt natürlich auch für outdoor! Besser noch! Ich habe outdoor tatsächlich noch so viel mehr Möglichkeiten!

Feiern Sie Ihre Freizeit mit funktioneller Bewegung. Gehen Sie raus an die frische Luft. Genießen Sie die Luft, den Sauerstoff, das Wetter (Es gibt kein schlechtes Wetter, sondern nur schlechte Kleidung – ziehen Sie sich also den Witterungsumständen entsprechend an. Vergessen Sie aber bitte nicht, dass Sie sich in Ihrer Kleidung auch bewegen wollen.) und die Natur.

Wie Sie sich draußen in der Natur auch funktionell bewegen können, möchte ich Ihnen gerne an diversen Beispielen aufzeigen und erklären. Training draußen – ganz im Auftrag der ganzheitlichen alltagstauglichen Fitness! Sich beweglich und vital entwickeln unter Einfluss des Wetters, des Sauerstoffs und mit Einblicken in die Natur! Was will man mehr?

In den nun folgenden Kapiteln möchte ich Ihnen gerne helfen, Ihr Training zu vertiefen und auszubauen. Ich möchte Sie inspirieren, an verschiedenen Trainingsorten zu trainieren, wie zum Beispiel:

» auf dem Trimm-dich-Pfad,

» auf dem Sportplatz,

» in Wald und Flur,

» im Stadtpark,

- Calisthenics-Parks,
- in der Stadt.

Ich zeige Ihnen an den verschiedenen Orten unserer Reise zuerst auf, mit welchen Möglichkeiten dort das Basistrainingsprogramm umgesetzt werden kann. Danach gebe ich Ihnen Beispiele, was man dort zudem wunderbar trainieren kann. Das Ganze natürlich wieder angereichert mit den *Plus*+-Übungen!

Beginnen möchte ich gerne unsere Outdoorerfahrung mit einem wunderbaren Fitnessstudio unter freien Himmel – dem Trimm-dich-Pfad.

Der Trimm-dich-Pfad ist etwas absolutes Wunderbares! Raus aus dem Mief des (engen) Büros, raus aus dem stickigen Anzug und ab in die Natur! Frische Luft, Freiheit, die Umgebung und das Wetter. Einfach herrlich!

Genießen Sie die Natur. Nutzen Sie die Möglichkeit, sich frei zu fühlen und sich bewegen zu wollen.

Wo sich in Ihrer Nähe der nächste Trimm-dich-Pfad befindet, können Sie natürlich ganz schnell über das Internet erfahren und diesen besuchen. Es lohnt sich!

4.1 DER TRIMM-DICH-PFAD

Wie unglaublich vielfältig man das Training gestalten kann, zeigt das Beispiel des Trimm-dich-Pfades.

Folgende Gerätschaften stehen in meinem Beispiel zur Verfügung:

1. Hüpf-Balancierbalken

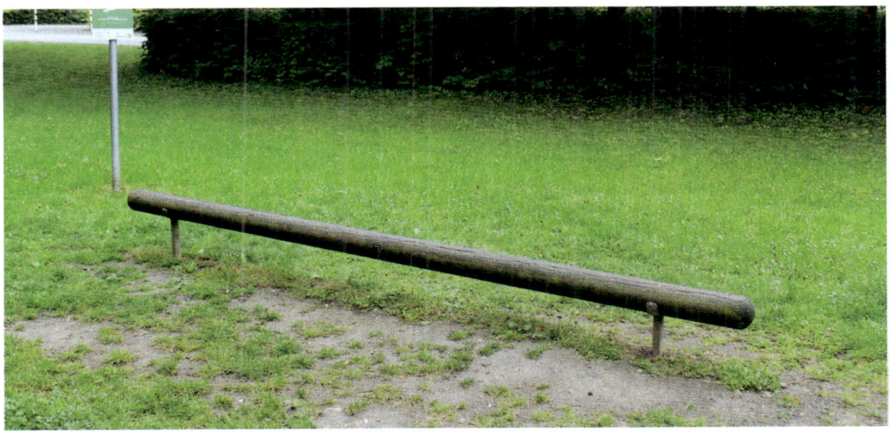

2. Hangelstange

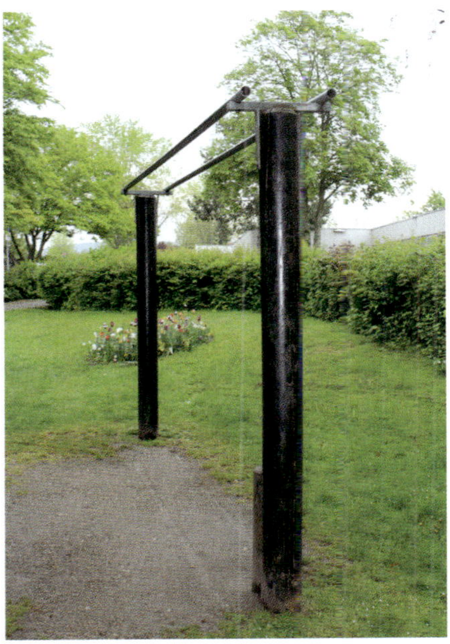

3. Dipstation

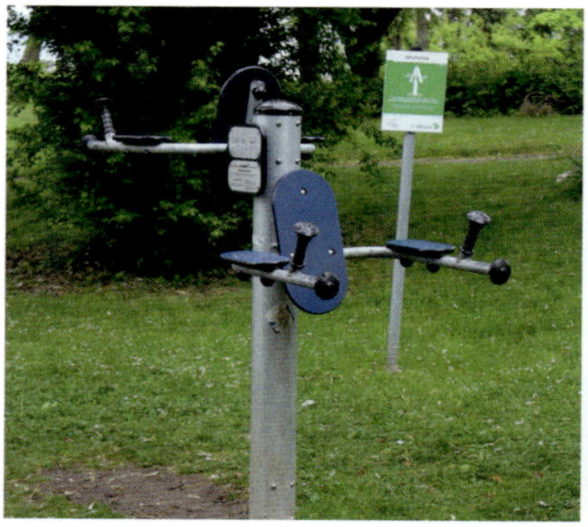

4. Hangelgerüst

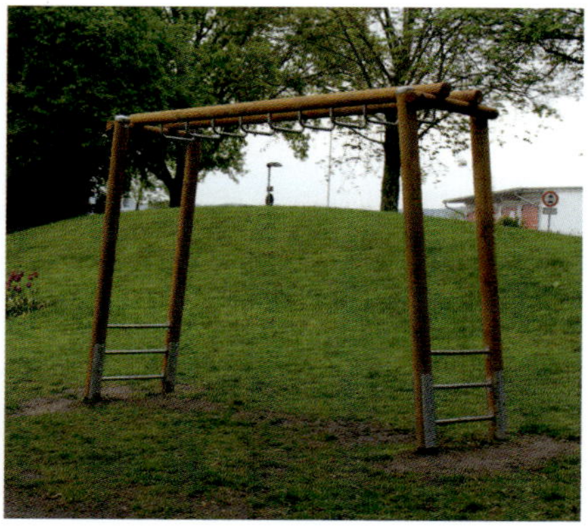

5. Feder-Balancierbalken

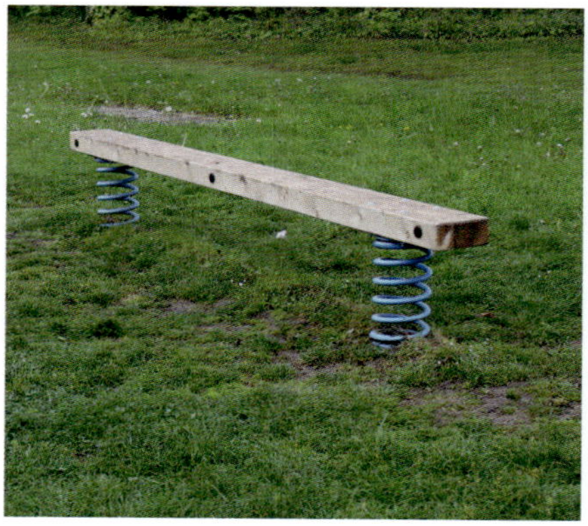

6. Aufschwung-Reckstangen

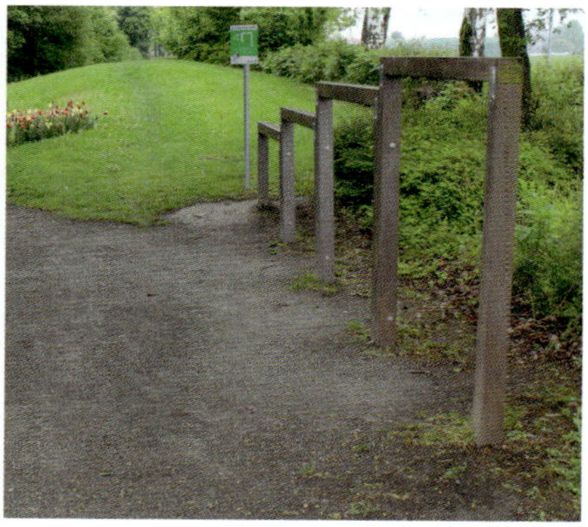

7. Streckbanktrainer

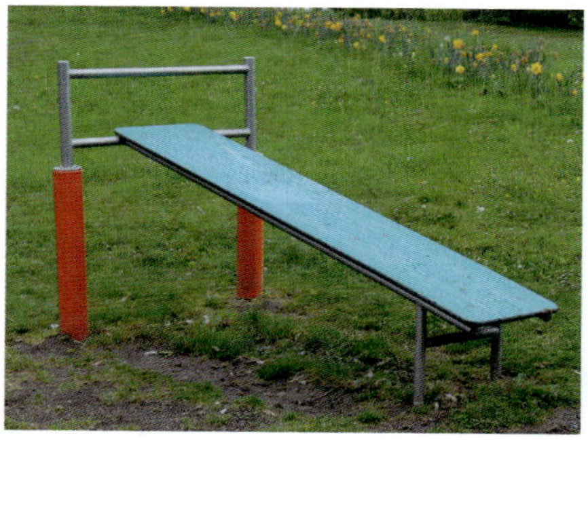

8. Bocksprunganlage

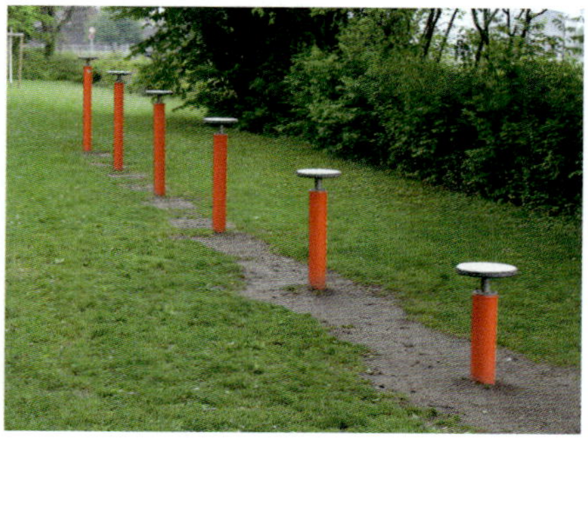

9. Reckstangen

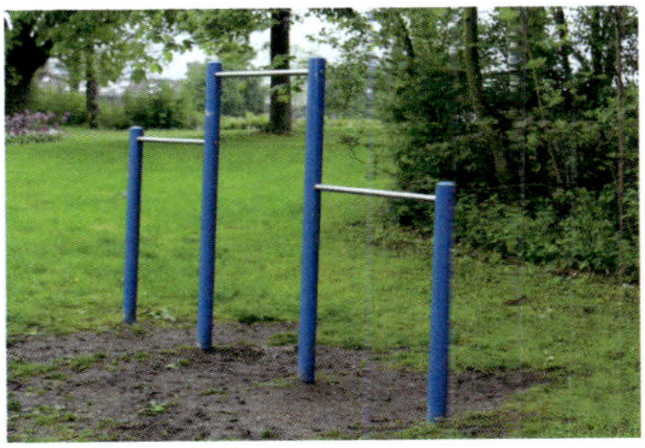

10. Taumelbalken

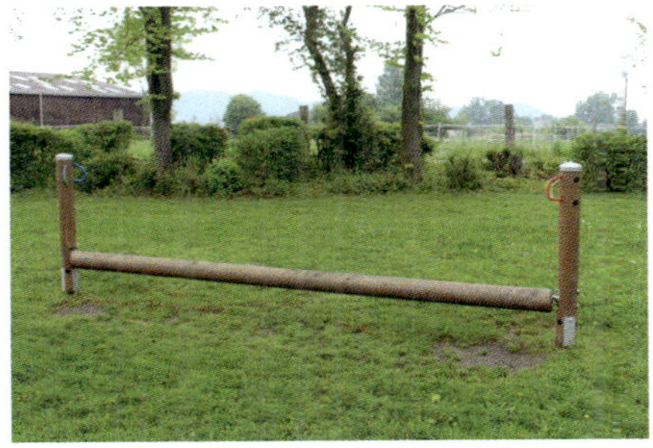

11. Kletterstange und Ringe

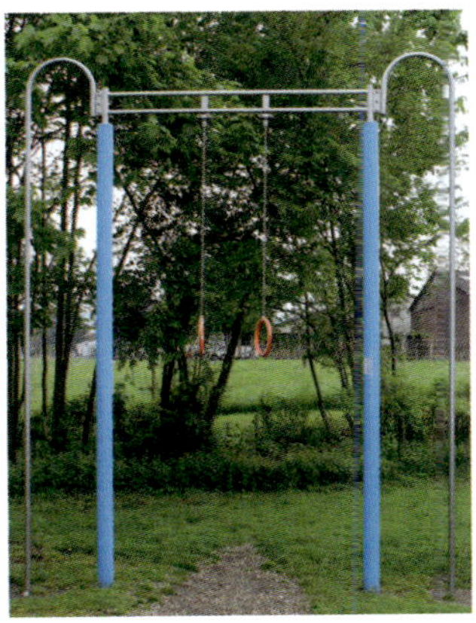

Sonstiges: Bänke

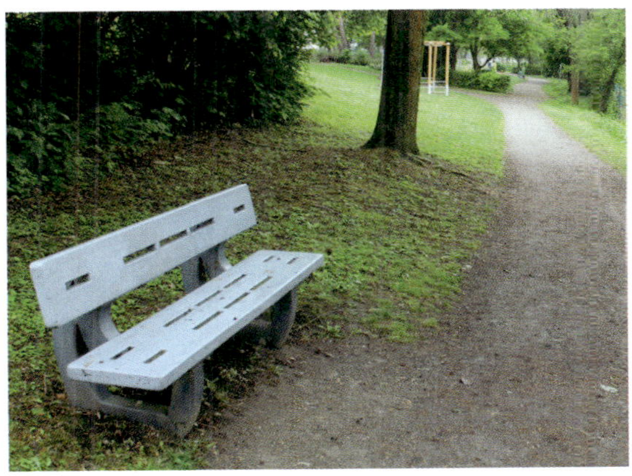

Sonstiges: Hügel

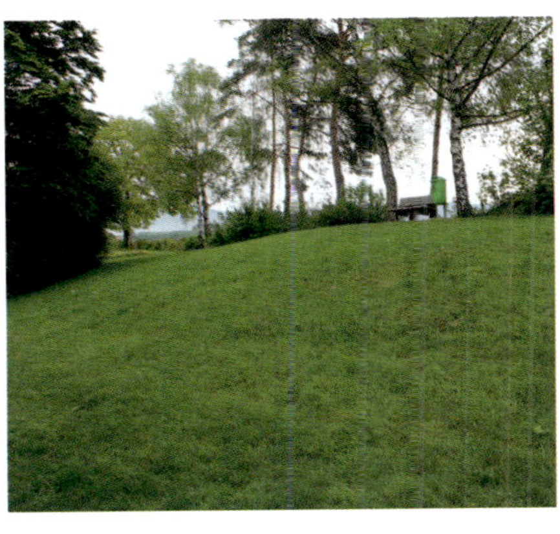

Sonstiges: Wege (Laufstrecken)

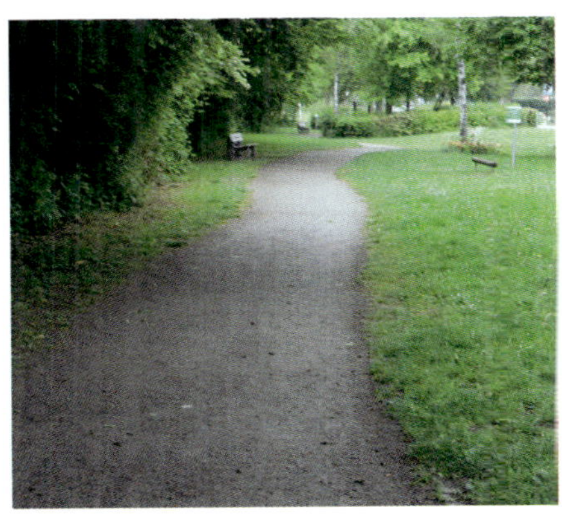

4.2 DIE UMSETZUNG DER BASISÜBUNGEN AUF DEM TRIMM-DICH-PFAD

Eine große Vielzahl an Übungsmöglichkeiten warten auf einem Trimm-dich-Pfad auf Sie.

Folgenden Aufbau werden Sie im nächsten Kapitel vorfinden:

» Die Umsetzung unserer Basisübungen auf dem Trimm-dich-Pfad.

» Sonstige Trainingsmöglichkeiten auf dem Trimm-dich-Pfad.

» *Plus+*-Übungen auf dem Trimm-dich-Pfad.

HINWEIS:

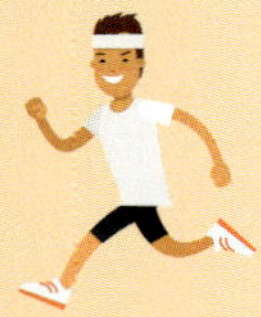

Sollte der Trimm-dich-Pfad in Ihrer Nähe etwas anders ausgestattet sein, so machen Sie sich keine Sorgen. Sie lernen sehr schnell, Bewegungen auf den bei Ihnen vorhandenen Geräten in Ihr Training einzubauen. Und sollte eine Übung/Bewegung aus dem Basisplan tatsächlich nicht auf dem vorhandenen Gerät möglich oder zu schwer sein, dann können Sie immer noch auf die reine Körperübung ohne Gerät aus unseren Basisübungen zurückgreifen!

ACHTUNG:

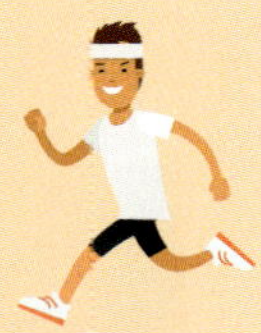

Achten Sie bitte bei allen Geräten, welche Sie vorfinden und die Sie für Ihr Programm benutzen, auf ihre persönliche Sicherheit!

RUBRIK: DRUCKÜBUNG

DER TRIMM-DICH-PFAD

4.2.1 Liegestütze auf dem Federbalancier-Balken

Am Beispiel Trimm-dich-Pfad, Gerät Nr. 5

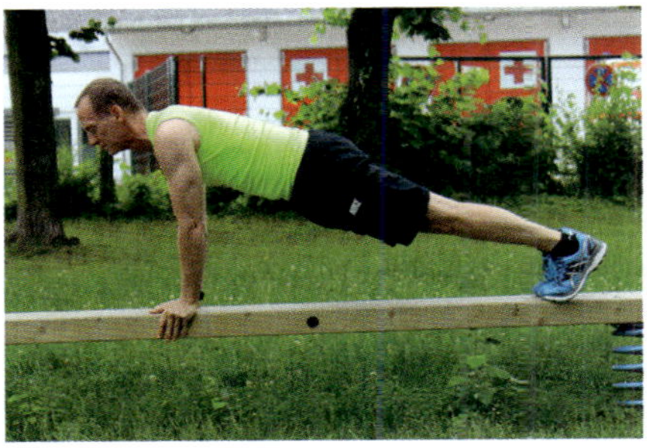

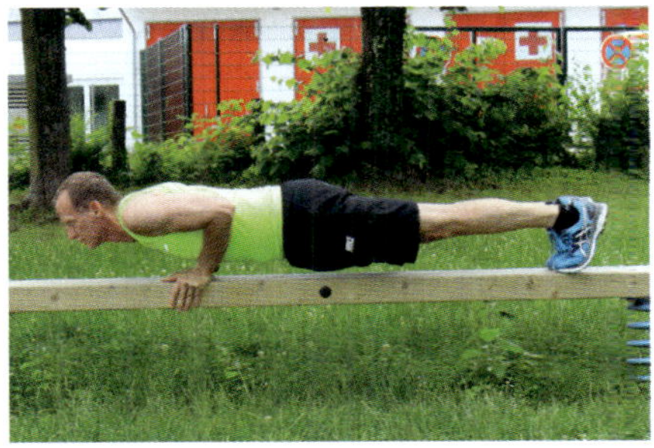

Gehen Sie in die obere Liegestützposition. Ihre Hände halten sich gut am Balken fest.

Stellen Sie Ihre Füße und Beine zusammen auf den Balken. Spannen Sie Ihren Bauch fest an und stabilisieren Sie das Wackeln des Balkens. Beugen Sie nun ruhig Ihre Ellbogen, um Ihren Brustkorb an den Balken anzunähern.

Die Ellbogen laufen nahe am Körper entlang. Halten Sie dabei Ihren Rücken gerade. Gehen Sie so tief, wie Sie können. Halten Sie Ihren tiefsten Punkt und drücken Sie sich in die Ausgangsposition zurück. Atmen Sie dabei aus.

TIPP:

Sollten Sie noch nicht so sehr tief kommen oder Sie können bei der Übung die Balance nicht halten, so verzweifeln Sie nicht. Arbeiten Sie sich Stück für Stück in die Tiefe vor. Üben Sie zunächst die Basis-Liegestütze oder wählen Sie eine leichtere Variante outdoor.

Belastungsveränderung

Leichter: Liegestütz gegen eine Bank
Am Beispiel Trimm-dich-Pfad, „Gerät" Bank
Stellen Sie sich vor eine Bank, Ihre Beine sind hüftbreit auseinandergestellt oder zusammen. Gerade Körperhaltung und spannen Sie den Bauch an. Strecken Sie Ihre Arme aus und berühren und fassen Sie die Bank an der höheren Rückenlehne. Beugen Sie nun Ihre Ellbogen und nähern Sie sich mit Ihrem Brustkorb der Bank an. Halten Sie nun Ihre tiefstmögliche Position und drücken Sie sich in die Ausgangsposition zurück. Atmen Sie dabei aus.

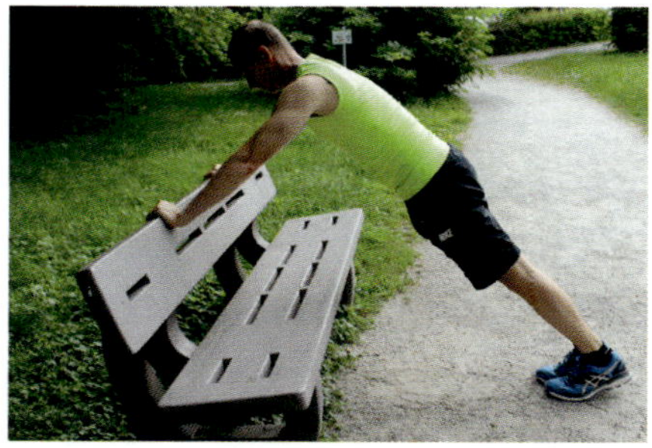

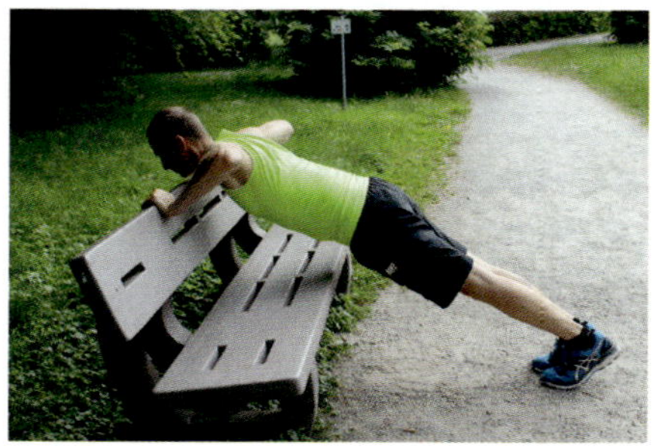

Schwerer: Liegestütz mit erhöhten Beinen
Am Beispiel Trimm-dich-Pfad, Gerät Nr. 8
Stellen Sie Ihre Beine auf eine Erhöhung. Durch diese Erhöhung wird der Liegestütz wesentlich schwieriger. Seien Sie also bitte darauf gefasst. Die Hände stehen schulterbreit auseinander oder sind etwas weiter unter Ihnen. Beugen Sie nun die Ellbogen und senken Sie Ihren Oberkörper ab. Halten Sie diesen tiefsten Punkt einen Moment und gehen Sie durch Strecken der Arme in die Ausgangsposition zurück.

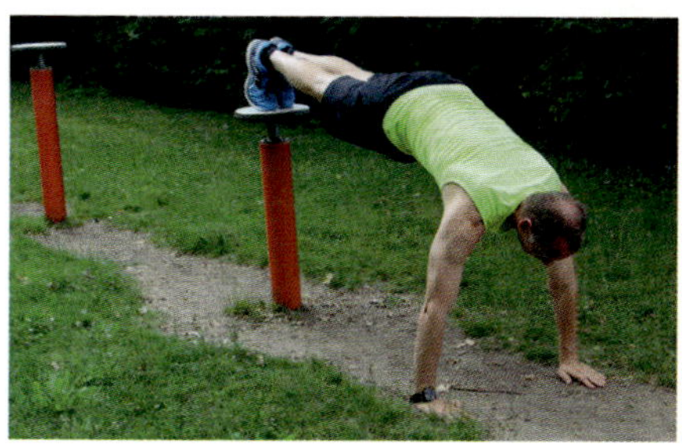

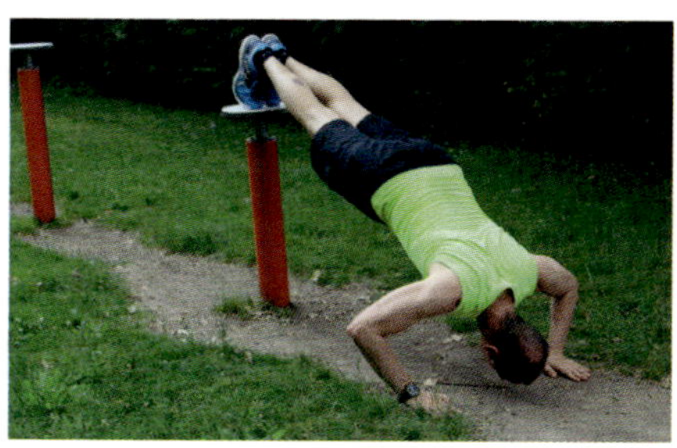

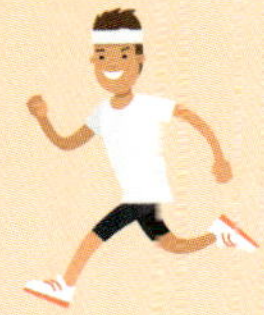

HINWEIS:

Natürlich kann man die vorgeschlagenen Varianten dieser Übungen auch an anderen Geräten absolvieren. Ich werde Ihnen dies im Laufe des Buches noch zeigen. Es soll Sie inspirieren und Ihnen die Fähigkeit vermitteln, einen Blick dafür zu entwickeln, welche Übungen man an einem Gerät tatsächlich ausführen kann!

Beispiel: *Folgende (leichte) Variante könnte man so an einem anderen Gerät, Baum oder Wand durchführen:*

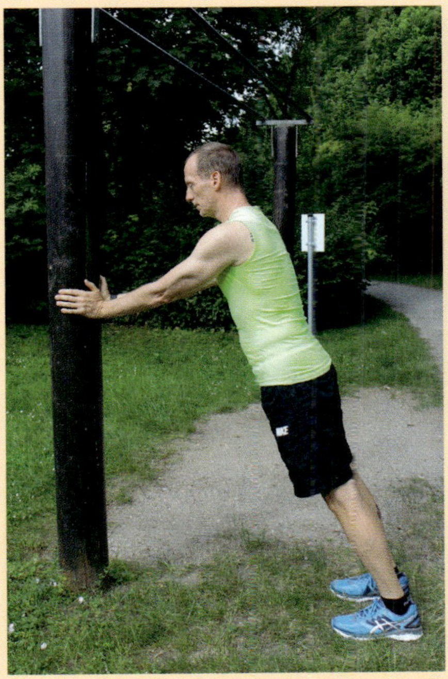

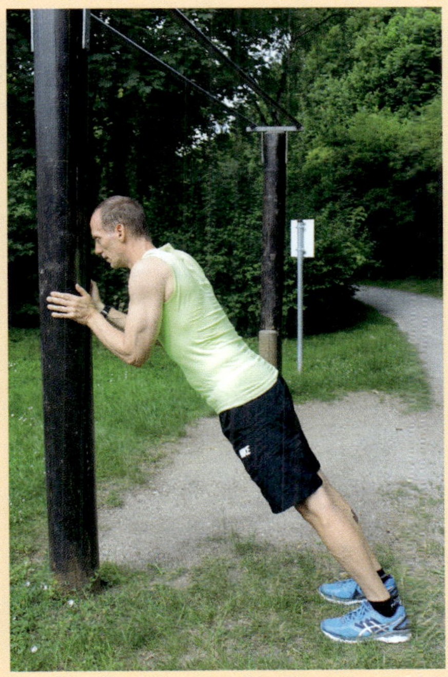

Na, System verstanden und nun inspiriert?

RUBRIK: ZUGÜBUNG

DER TRIMM-DICH-PFAD

4.2.2 Rudern am Reck

Am Beispiel Trimm-dich-Pfad, Gerät Nr. 9

Halten Sie sich an einer Reckstange fest und „legen" Sie sich darunter. Lassen Sie sich nun mit ausgestreckten Armen daran hängen. Das ist Ihre Ausgangsposition.

Spannen Sie nun den Bauch an und beugen Sie Ihre Arme. Ziehen Sie sich hoch und nähern Sie sich der Stange an. Halten Sie kurz die oberste Position und gehen Sie langsam in die Startposition zurück.

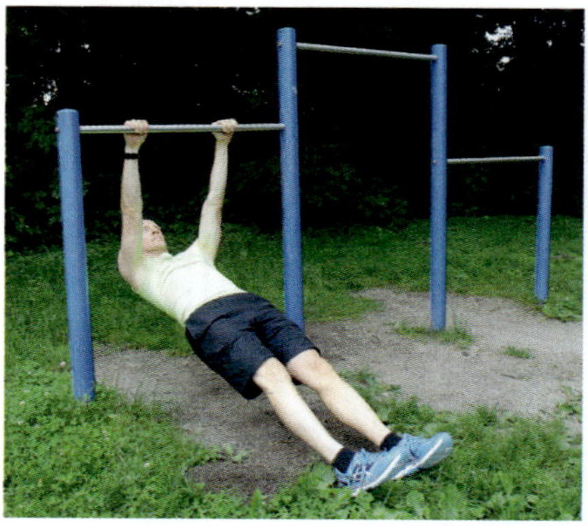

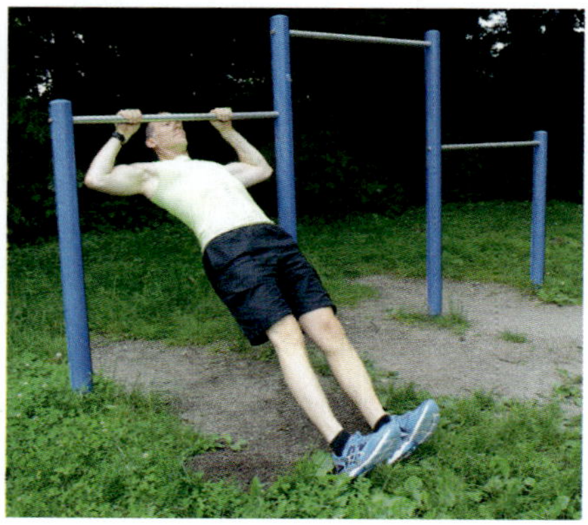

TIPP:

Je schräger die Körperposition beim Rudern ist, umso größer ist der Widerstand bei dieser Übung.

Das heißt, je höher die Reckstange ist, umso leichter fällt die Übung; je tiefer die Reckstange ist, umso schwieriger wird diese Übung.

Also sind bereits aufgrund des Geräts verschiedene Widerstände möglich!

Belastungsveränderung

Leichter: Rudern an einem Gegenstand

Hier gibt es vielerlei Möglichkeiten. Viele Geräte eignen sich dazu, auch ein Baum oder ein Schild. – Bitte überprüfen Sie stets, dass diese Gegenstände auch sicher sind!

Stellen Sie sich gerade hin, Ihre Beine stehen hüftbreit auseinander, greifen Sie den Gegenstand und spannen Sie den Bauch an. Lassen Sie sich nun etwas nach hinten hängen, bis Ihre Arme ausgestreckt sind. Das ist Ihre Ausgangsposition.

Beugen Sie nun Ihre Ellbogen und ziehen Sie sich an den Gegenstand heran. Halten Sie kurz die obere Position. Senken Sie sich wieder in die Ausgangsposition zurück.

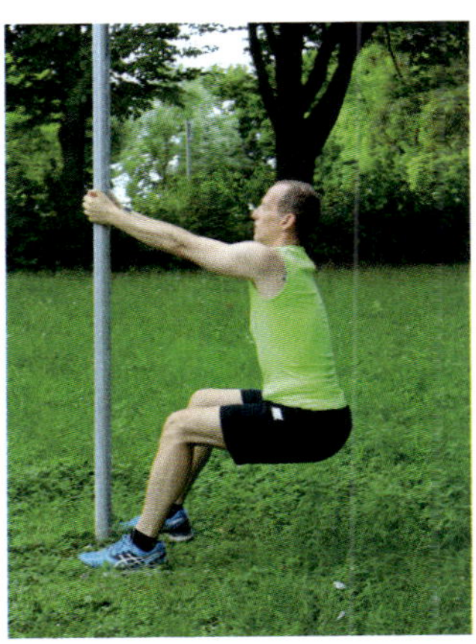

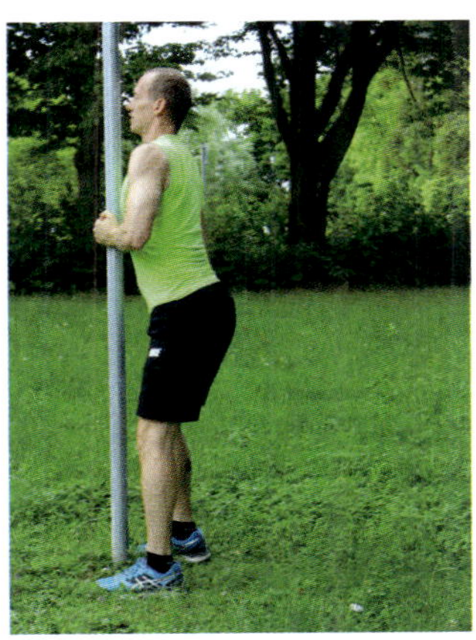

Schwerer: Klimmzug an der Stange

Am Beispiel Trimm-dich-Pfad, Gerät Nr. 2

Hängen Sie sich an eine Stange. Die Hände fassen schulterbreit auseinander. Die Handflächen zeigen vom Körper weg. Das ist Ihre Ausgangsposition.

Spannen Sie nun den Bauch an, beugen die Arme und ziehen Sie sich zur Stange hoch. Versuchen Sie dabei, mit Ihrem Kinn über die Stange zu gelangen. Halten Sie kurz die obere Position. Senken Sie sich wieder in die Ausgangsposition zurück.

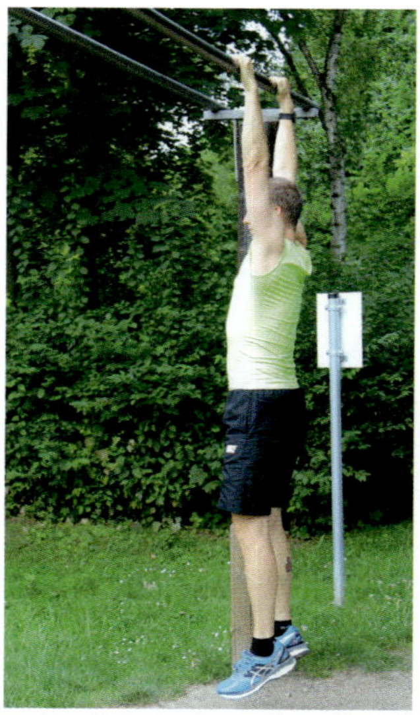

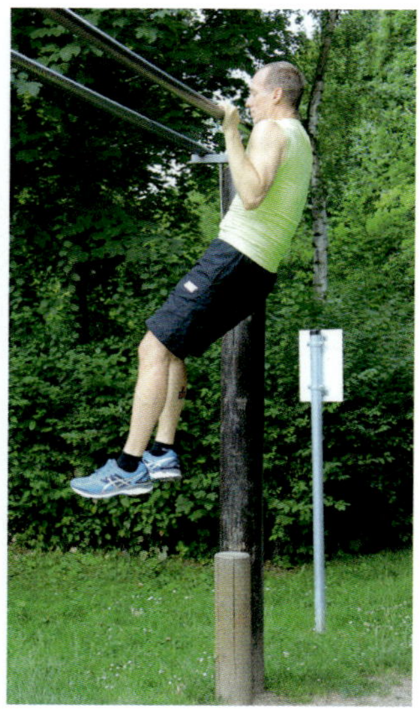

Varianten

Sie können die Klimmzüge in Varianten durchführen, wie die oben beschriebenen (im Obergriff) oder auch über den Bizeps (im Untergriff). Dabei zeigt die Handöffnung zu Ihnen und Sie ziehen sich über die Kraft Ihres Bizeps nach oben.

Übrigens: Klimmzüge kann man auch an niedrigeren Stangen ausführen.

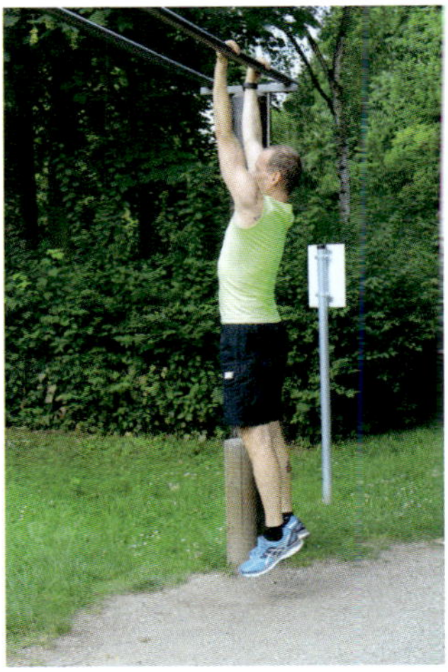

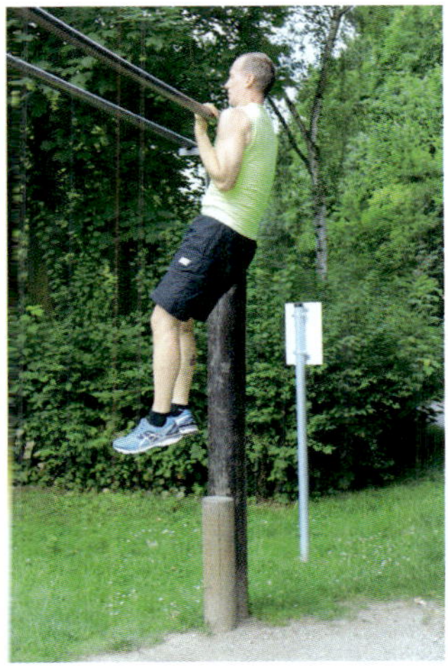

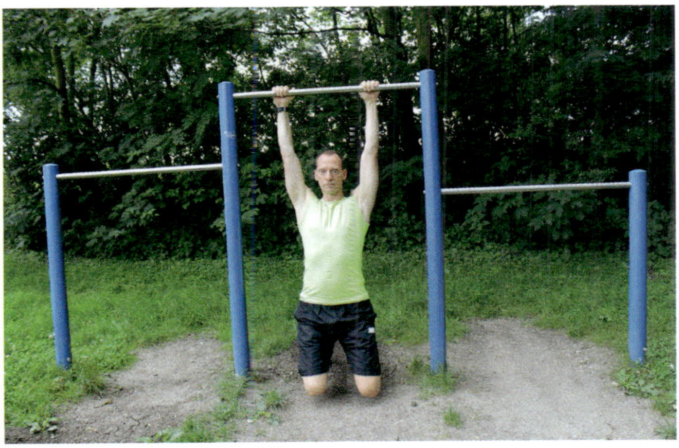

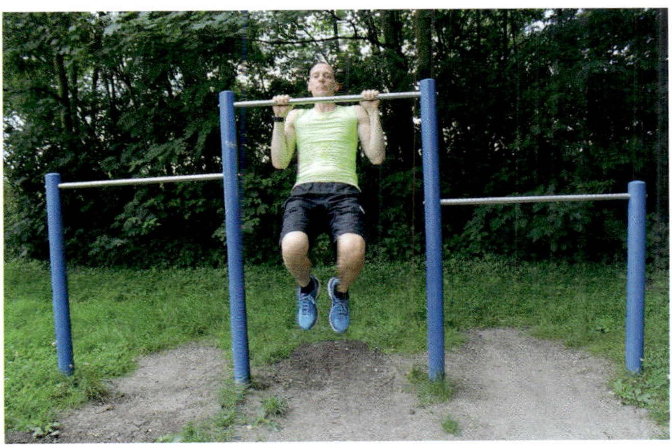

RUBRIK: KNIEBEUGE, AUSFALLSCHRITTE

DER TRIMM-DICH-PFAD

4.2.3 Kniebeuge

Pistols am Gerät

Stellen Sie sich in eine aufrechte Ausgangsposition, als ob Sie eine zweibeinige Kniebeuge ausführen wollen. Spannen Sie Ihren Bauch an. Strecken Sie nun Ihr rechtes Bein aus und vollführen Sie mit Ihrem linken Bein eine (tiefe) Kniebeuge. Halten Sie den tiefsten Punkt für einen Moment und drücken Sie sich nach oben in die Ausgangsposition zurück.

Wechseln Sie nun das Bein zur Wiederholung.

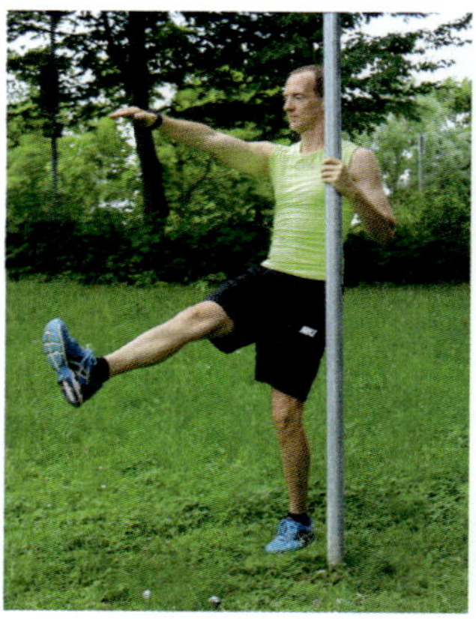

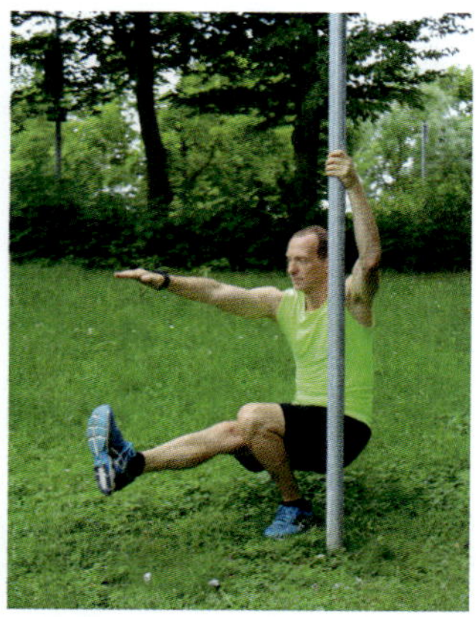

Belastungsveränderung

Leichter: Normale Kniebeuge

Stellen Sie sich aufrecht hin. Die Beine stehen hüftbreit auseinander. Der Bauch ist angespannt. Strecken Sie Ihre Arme aus. Beugen Sie nun Ihre Beine so, als wollten Sie sich auf einen Stuhl setzen. Achten Sie dabei darauf, dass Ihre Knie nicht über Ihre Fußspitzen ragen. Gehen Sie in diese Bewegung so tief Sie können. Halten Sie den tiefsten

Punkt für einen Moment und gehen Sie dann langsam in die aufrechte Ausgangsposition zurück.

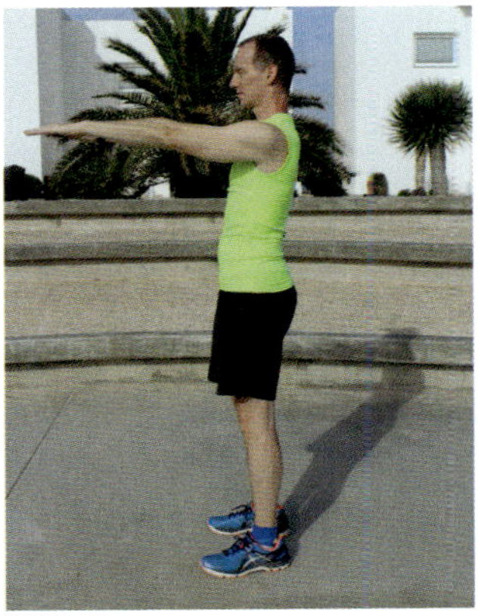

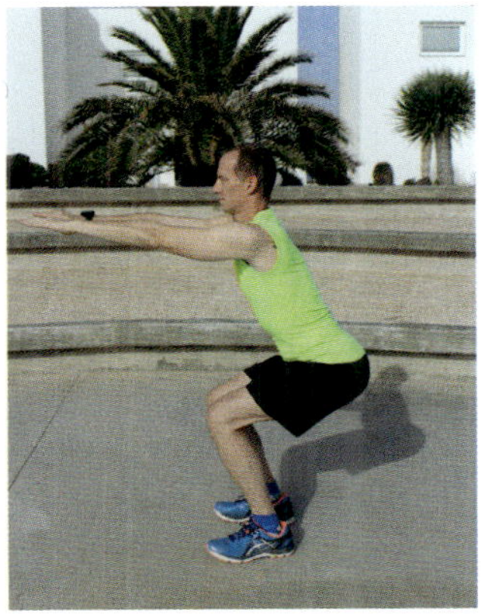

Schwerer: Jumps über Hüpf-Balancierbalken

Am Beispiel Trimm-dich-Pfad, Gerät Nr. 1

Stellen Sie sich direkt neben dem Balancierbalken auf. Gehen Sie nun in eine (tiefe) Kniebeuge, spannen Sie den Bauch an und richten Sie sich explosionsartig auf. Springen Sie dabei über den Balancierbalken auf die andere Seite. Gehen Sie direkt in die (tiefe) Kniebeuge und springen Sie zurück.

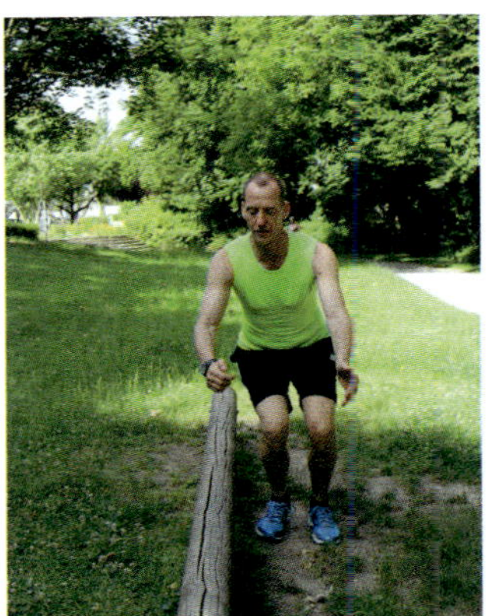

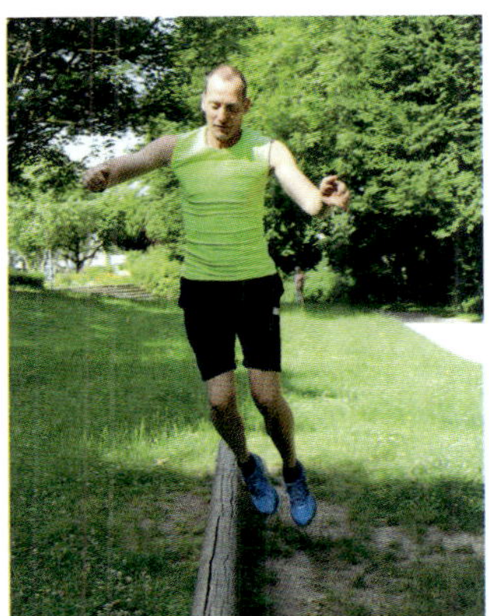

Gesprungene Ausfallschritte, an der Treppe oder am Balken

Stellen Sie das rechte Bein auf eine Erhöhung, z. B. auf eine Treppe, Bank oder einen Balken (Gerät). Gehen Sie in einen mittellangen Ausfallschritt. Spannen Sie den Bauch an. Holen Sie nun mit dem rechten Arm Schwung und wechseln Sie explosionsartig das Bein so, dass nun das linke Bein auf der Erhöhung ist und das rechte Bein hinten. Vollführen Sie nun einen weiteren Sprung, damit wieder das rechte Bein vorne und das linke hinten ist.

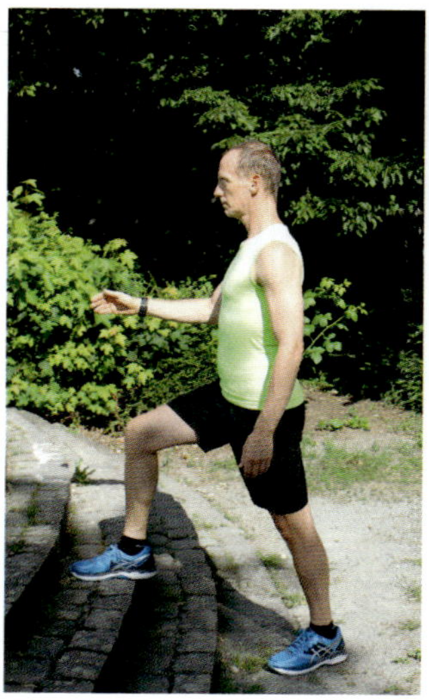

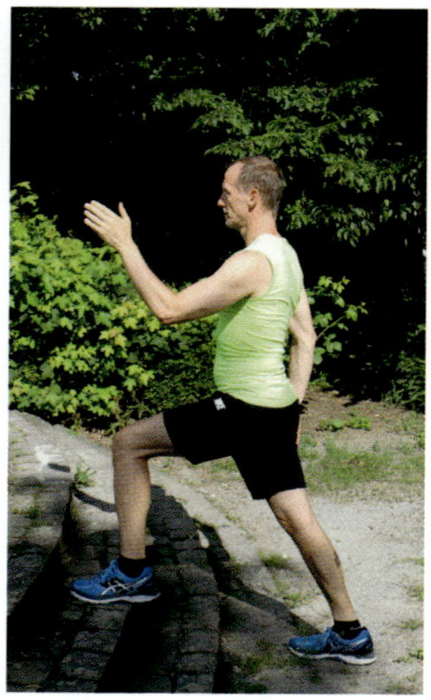

Belastungsveränderung

Leichter: Ausfallschritt

Stellen Sie sich aufrecht hin. Ihre Beine sind hüftbreit auseinander. Spannen Sie den Bauch leicht ein und machen Sie mit einem Bein einen großen Schritt nach vorne. Achten Sie beim vorderen Bein darauf, dass Ihr Knie nicht Ihre Fußspitze überragt. Senken Sie nun das hintere Knie bis knapp über den Boden. Halten Sie diese Position für einen kurzen Moment. Gehen Sie nun in die Ausgangsposition zurück. Atmen Sie dabei aus. Wechseln Sie nun das Bein und wiederholen Sie diese Ausführung.

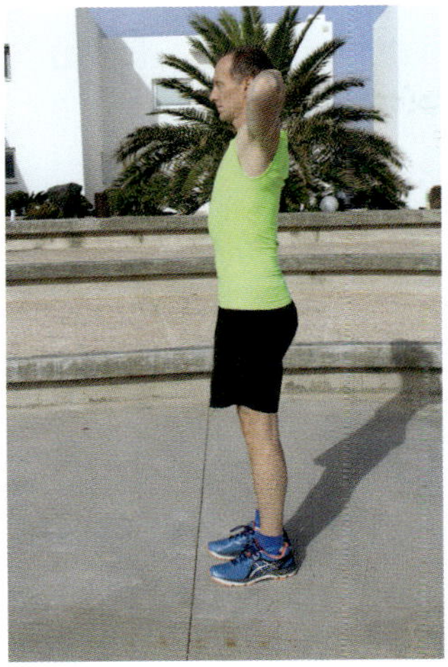

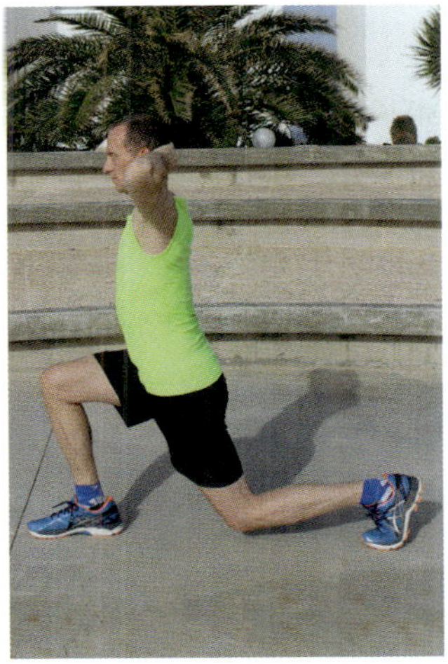

Schwerer: Ausfallschritt mit erhöhtem Bein an der Bank

Stellen Sie sich vor eine Bank. Nehmen Sie wie bei einem gewöhnlichen Ausfallschritt ein Bein zurück. Stellen Sie dieses erhöht auf der Bank ab. Spannen Sie den Bauch an, strecken Sie die Arme aus und balancieren Sie sich aus. Beugen Sie nun das vordere Bein und senken Sie das hintere Knie ab. Beachten Sie, mit dem vorderen Knie nicht über die Fußspitze zu kommen. Halten Sie diese untere Position kurz und drücken Sie sich langsam in die Ausgangsposition zurück. Wechseln Sie nun das Bein und wiederholen Sie diese Ausführung.

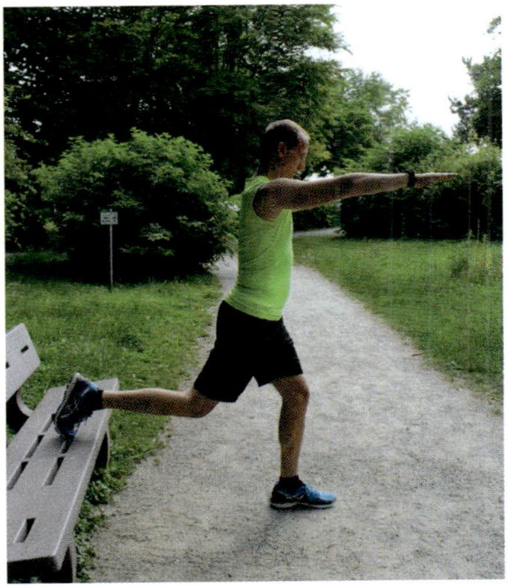

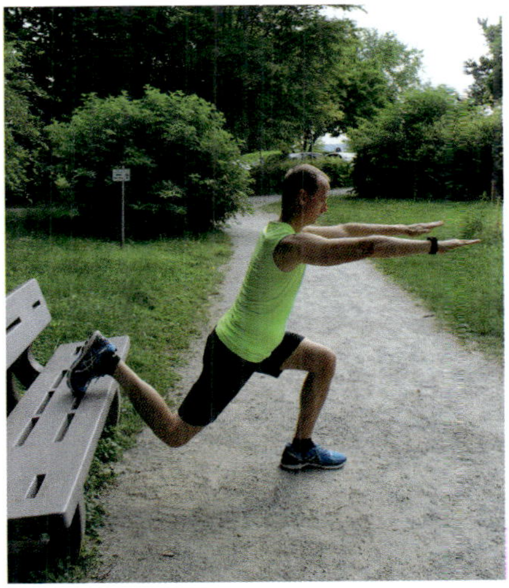

RUBRIK: BAUCHÜBUNGEN

DER TRIMM-DICH-PFAD

4.2.4 Knie und Bein anheben

Am Beispiel Trimm-dich-Pfad, Gerät Nr. 3

Hängen Sie sich an die Dipstation. Ihr Rücken drückt sich fest an die Rückenlehne. Das ist Ihre Ausgangsposition.

Spannen Sie nun den Bauch an und ziehen Sie Ihre Knie zur Brust. Halten Sie diese Position kurz und gehen Sie kurz in die Ausgangsposition zurück. Heben Sie nun erneut die Beine an, aber diesmal gestreckt. Auch diese Position kurz halten und dann langsam in die Ausgangsposition zurückkehren.

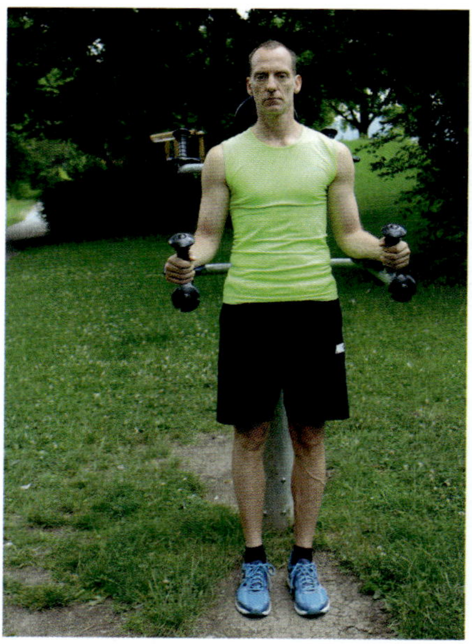

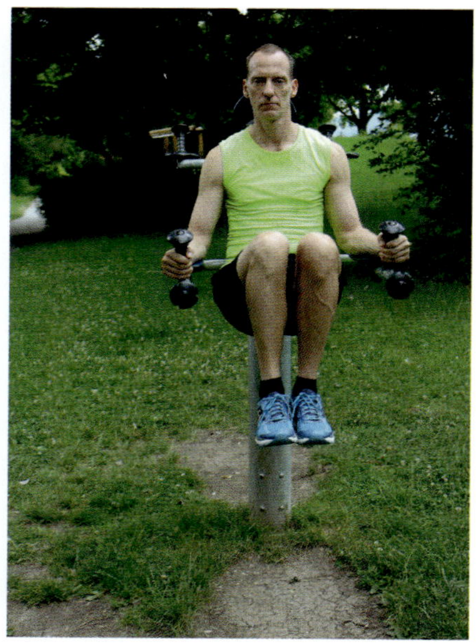

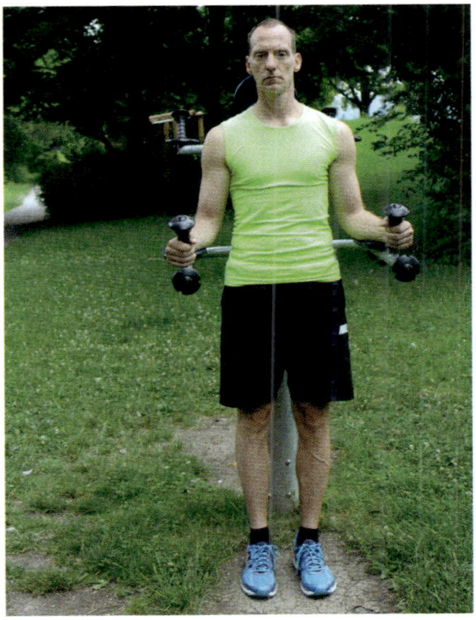

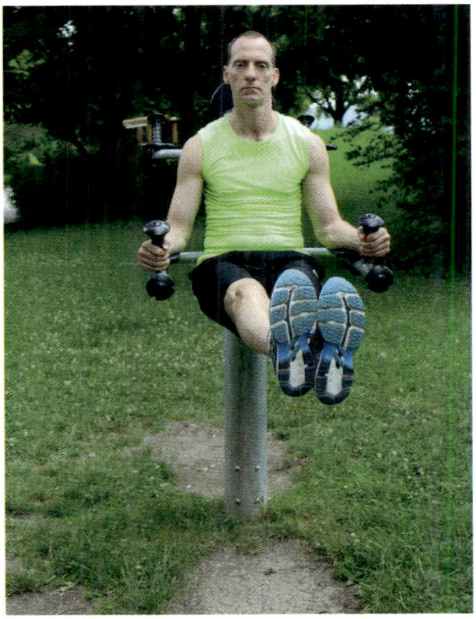

Belastungsveränderung

Leichter: Die Schuhe berühren

Legen Sie sich auf den Rücken und spannen Sie Ihren Bauch an. Strecken Sie Ihre Beine möglichst gerade in die Luft. Legen Sie Ihre Hände auf Ihre Brust. Das ist Ihre Ausgangsposition. Strecken Sie nun Ihre Arme aus. Heben Sie Ihren Oberkörper an und versuchen Sie, mit Ihren Fingerspitzen Ihre Füße zu berühren. Halten Sie die höchste Position kurz. Senken Sie Ihren Oberkörper wieder ab und legen Sie Ihre Hände wieder auf Ihre Brust

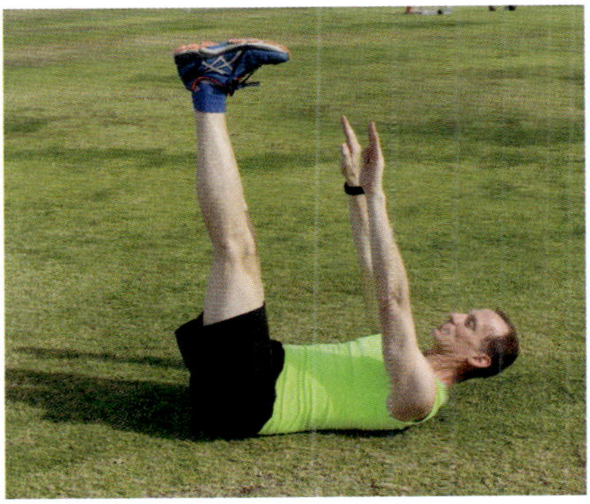

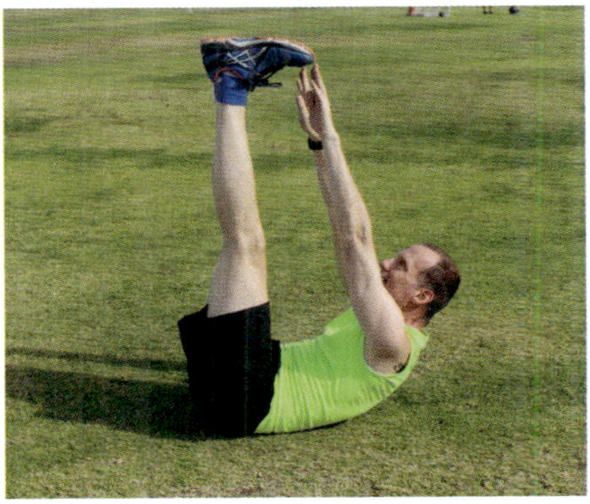

Schwerer: Die Schuhe zur Stange bringen

Am Beispiel Trimm-dich-Pfad, Gerät Nr. 2

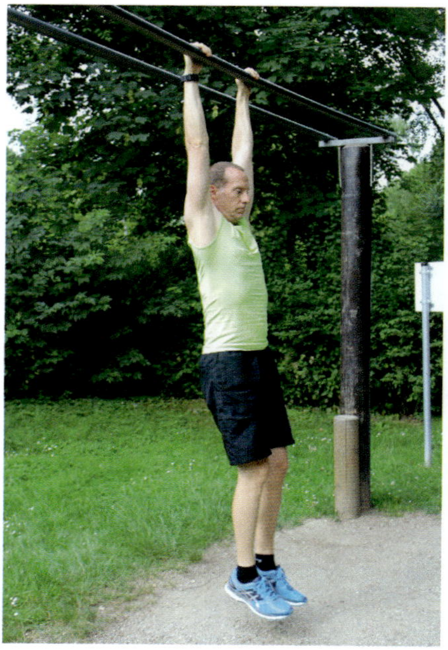

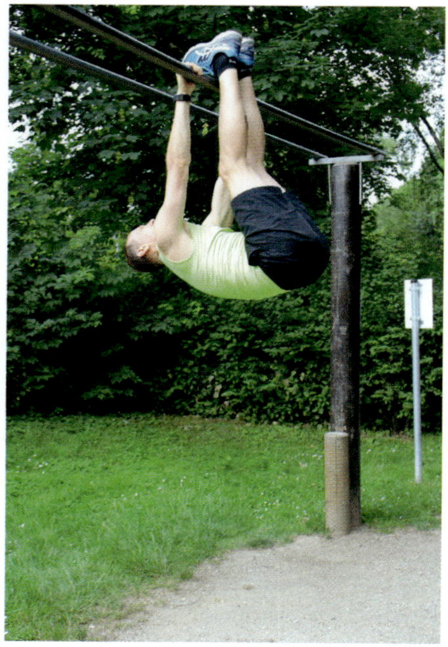

HINWEIS:

Diese Übung ist eigentlich eine waschechte „Plus+"-Übung und nur für absolut Fortgeschrittene geeignet!

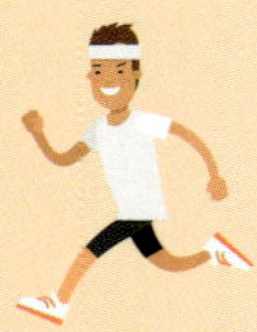

Hängen Sie sich an die Stange. Dies ist bereits die Ausgangsposition.

Spannen Sie kräftig den Bauch an und heben Sie Ihre Beine hoch bis zur Stange. Halten Sie diese Position für einen kurzen Moment und gehen Sie dann langsam in die Ausgangsposition zurück.

RUBRIK: ROTATION

DER TRIMM-DICH-PFAD

4.2.5 Russian Twist

Rotation mit Gegenstand

Setzen Sie sich auf den Boden; auf eine Bank oder einen Balken. Spannen Sie den Bauch an und heben Sie Ihre Füße so weit an, dass diese keinen Bodenkontakt mehr haben. Halten Sie einen Gegenstand (zum Beispiel einen Stein) vor sich. Drehen Sie den Oberkörper in eine Richtung. Halten Sie diese Position kurz und drehen Sie dann in die Ausgangsposition zurück. Stoppen Sie da kurz, um Schwung zu vermeiden. Drehen Sie sich nun in die andere Richtung. Halten Sie kurz diese Position, um dann in die Ausgangsposition zurückzudrehen.

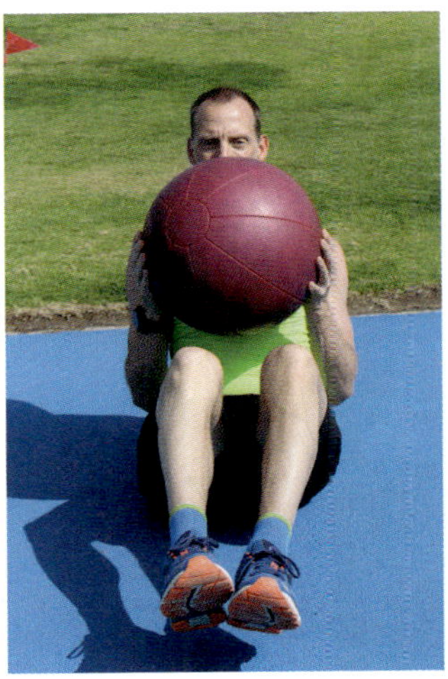

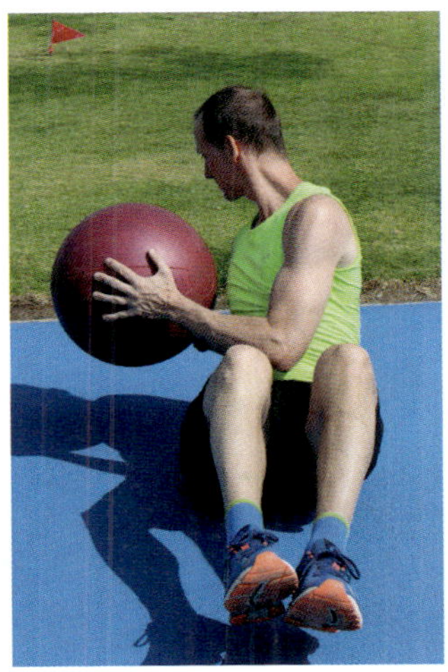

Belastungsveränderung

Leichter: Rotation im Sitzen

Setzen Sie sich auf den Boden, auf eine Bank oder einen Balken. Die Beine sind angewinkelt. Beugen Sie nun Ihre Arme und pressen Sie diese an Ihren Körper. Spannen Sie nun Ihren Bauch an und neigen Sie Ihren Oberkörper so weit nach hinten, wie Sie Ihre Bauchspannung noch problemlos halten können. Drehen Sie nun den Oberkörper so weit zur Seite, wie Sie können. Halten Sie diese Position kurz und drehen Sie sich in die Ausgangsposition zurück. Stoppen Sie dort. Wechseln Sie zur Wiederholung die Seite.

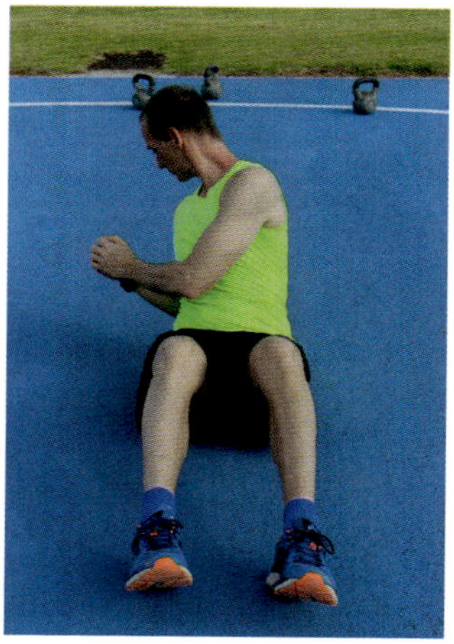

Schwerer: Gehängte Rotation

Am Beispiel Trimm-dich-Pfad, Gerät Nr. 2

Hängen Sie sich an die Stange und spannen Sie den Bach an. Rotieren Sie nun Ihren Unterkörper nach rechts und zur Mitte zurück. Nun nach links und zur Mitte zurück.

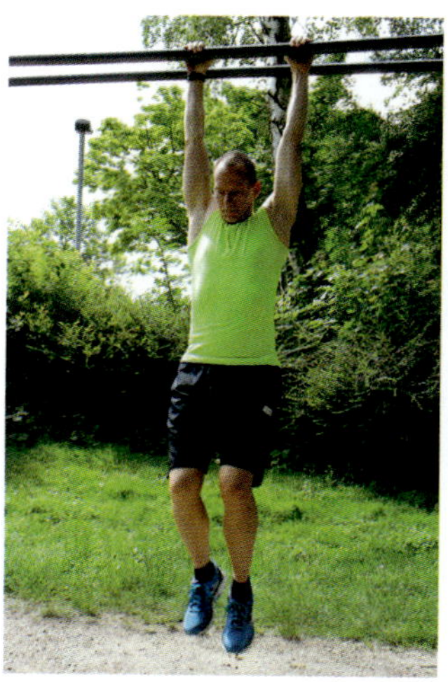

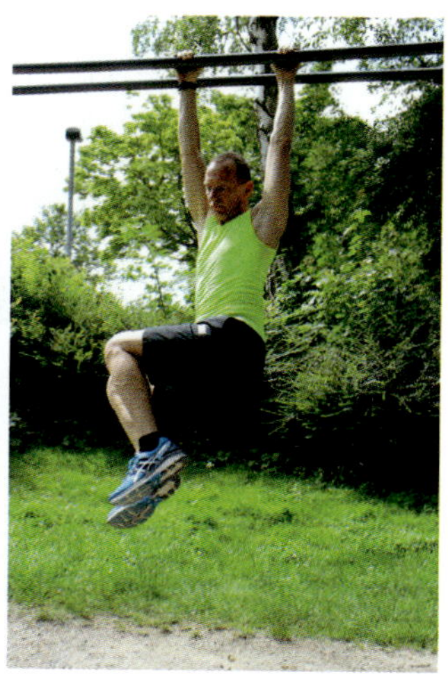

RUBRIK: BALANCE

DER TRIMM-DICH-PFAD

4.2.6 Balancieren auf dem Feder-Balancierbalken

Am Beispiel Trimm-dich-Pfad, Gerät Nr. 5

Steigen Sie auf den Anfang des gefederten Balkens. Spannen Sie Ihren Bauch an, strecken Sie Ihre Arme zur Seite aus und balancieren Sie vorsichtig Schritt für Schritt den Balken entlang bis zum Ende. Versuchen Sie, Schritt für Schritt mit angespanntem Rumpf das Wackeln des Balkens zu stabilisieren. Balancieren Sie Schritt für Schritt mit den Armen aus.

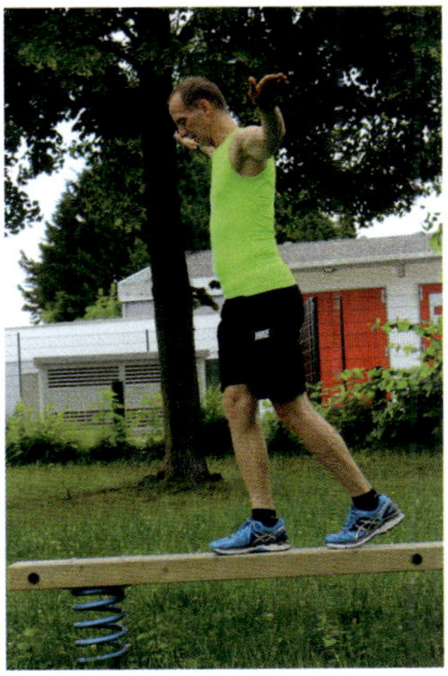

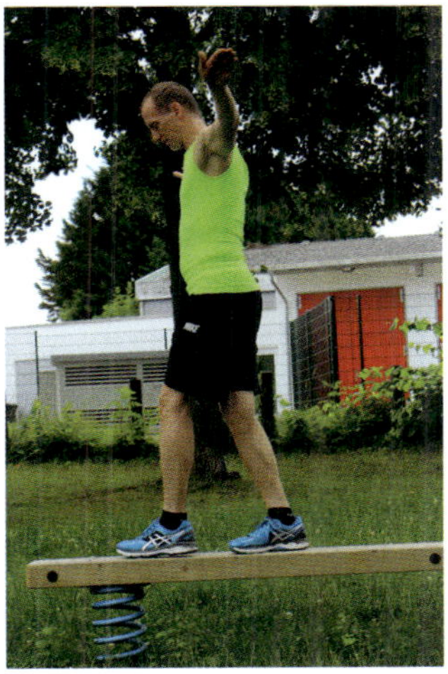

HINWEIS:

Wenn Sie möchten, können Sie am Ende des Balkens sich komplett in die andere Richtung drehen und zurück zum Startpunkt balancieren.

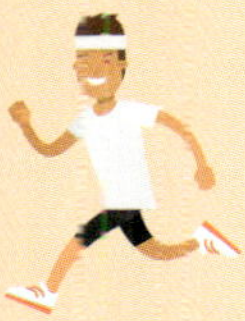

Belastungsveränderung

Leichter: Balancieren auf dem Hüpf- und Balancierbalken (ohne Feder)

Am Beispiel Trimm-dich-Pfad, Gerät Nr. 1

Finden Sie wieder Ihre (innere) Balance. Ohne fleißiges Training geht das nicht, dabei ist die Balance für unser Leben so wichtig!

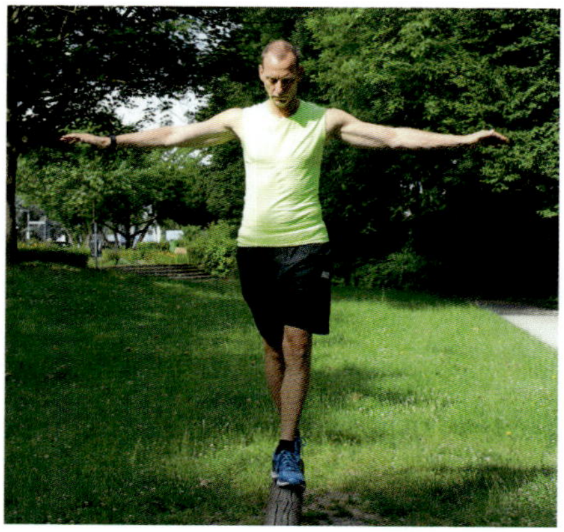

Schwerer: Balancieren auf dem Taumelbalken

Am Beispiel Trimm-dich-Pfad, Gerät Nr. 10

Steigen Sie auf den Anfang des gefederten Balkens. Spannen Sie Ihren Bauch an, strecken Sie Ihre Arme zur Seite aus und balancieren Sie vorsichtig Schritt für Schritt den Balken entlang bis zum Ende. Versuchen Sie, Schritt für Schritt mit angespanntem Rumpf das Wackeln des Balkens zu stabilisieren. Balancieren Sie Schritt für Schritt mit den Armen aus.

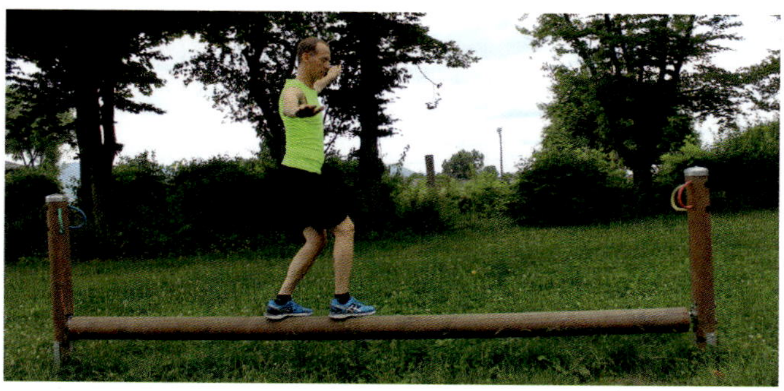

HINWEIS:

Wenn Sie möchten, können Sie am Ende des Balkens sich komplett in die andere Richtung drehen und zurück zum Startpunkt balancieren.

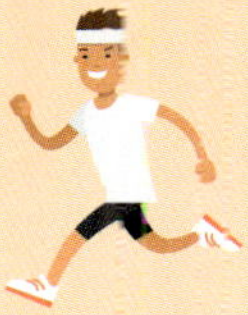

ACHTUNG!

Beim Beispiel-Trimm-dich-Pfad wackelt der Taumelbalken erheblich mehr als der Feder-Balancierbalken! Es gibt also unterschiedliche Wackelintensitäten an den verschiedenen Geräten! Wenn das bei Ihnen vorhandene Gerät zu sehr wackelt, dann balancieren Sie bitte erst mal nur auf dem Balken ohne Feder!

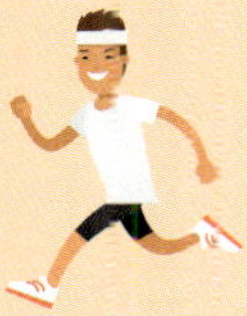

RUBRIK: WALKING/JOGGING

DER TRIMM-DICH-PFAD

4.2.7 Walking/Jogging

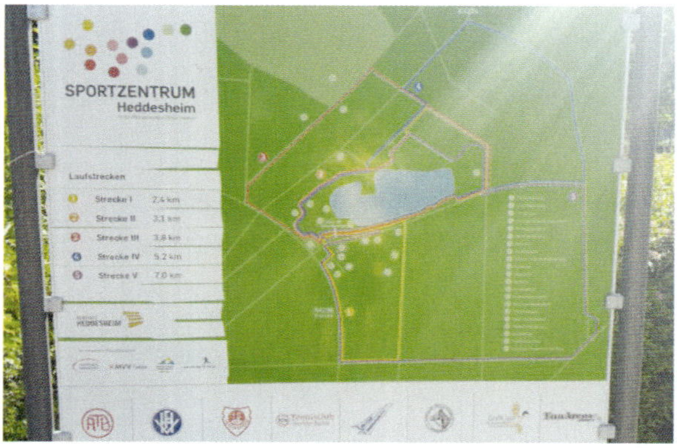
SPORTZENTRUM
Heddesheim

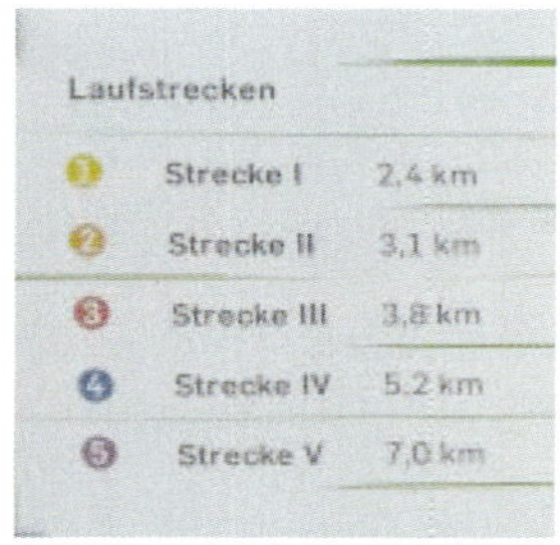
Laufstrecken
1 Strecke I 2,4 km
2 Strecke II 3,1 km
3 Strecke III 3,8 km
4 Strecke IV 5,2 km
5 Strecke V 7,0 km

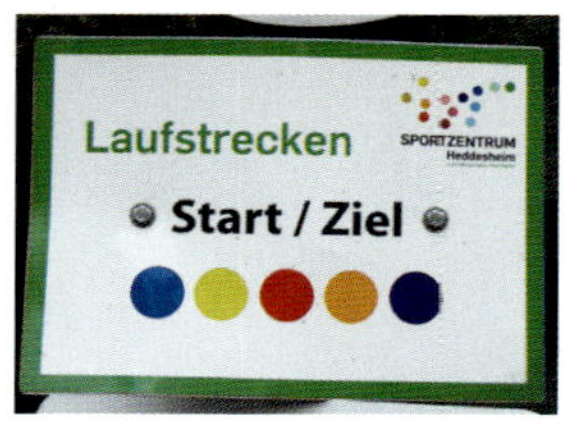
Laufstrecken
SPORTZENTRUM
Start / Ziel

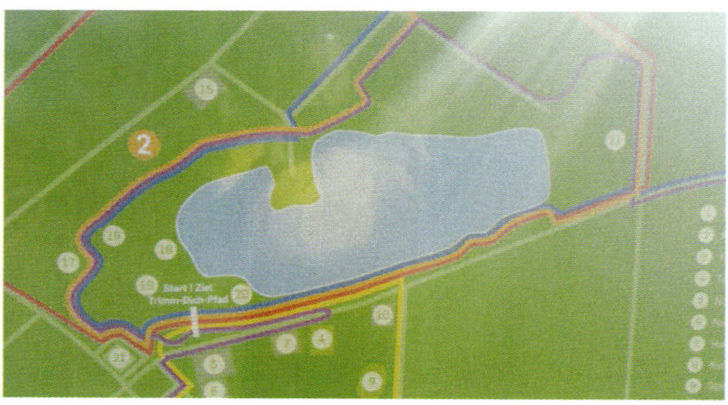

HINWEIS:

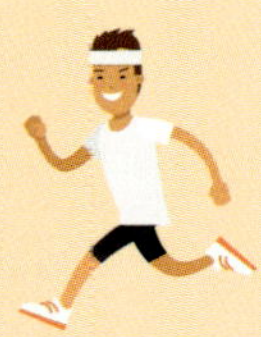

Das Schöne an unserem Beispiel-Trimm-dich-Pfad in Heddesheim ist, dass dieser nicht nur in traumhafter Natur an einem herrlichen See liegt, sondern, dass an diesem auch noch ein fantastisches Netz an Walk- und Laufwegen beschildert angeschlossen ist.

Sollte dies bei Ihrem Trimm-dich-Pfad in Ihrer Nähe nicht ganz so sein, seien Sie bitte nicht traurig, denn das Walking und Jogging kann man in jeglicher Umgebung betreiben!

Und wenn es auf dem Weg des Trimm-dich-Pfads selbst ist!

Das Walking/Laufen kann ganz unterschiedlich in Ihren Trainingsplan integriert werden. Zum Beispiel ganz klassisch, Sie walken/joggen von Übung zu Übung.

Aber auch andere Methoden sind möglich: Sie könnten zum Beispiel Rundensysteme laufen (sehen Sie dazu Kap. 4.3) oder auch das Walken-Laufen separat in Ihr Training als „Übung" einfügen.

HINWEIS:

Sie können noch nicht laufen, sind (Nordic) Walker und wollen das Jogging gerne erlernen? Dann schauen Sie sich doch in Kap. 4.5.9.1 „Trainingsplan 1: 400 m Stadion: Vom Walker zum Läufer".

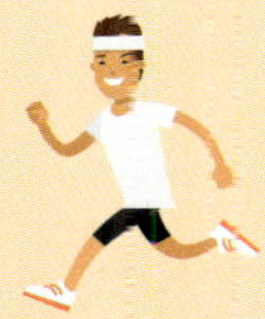

ÜBUNG: PLUS+

DER TRIMM-DICH-PFAD

4.2.8 „Plus+"-Burpee mit Klimmzug

Ganzkörperübung

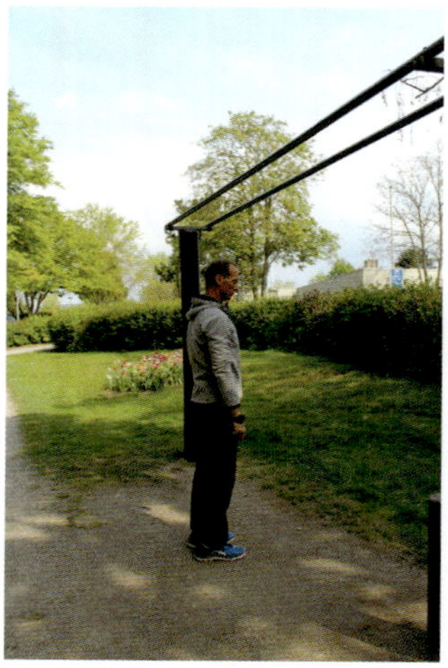
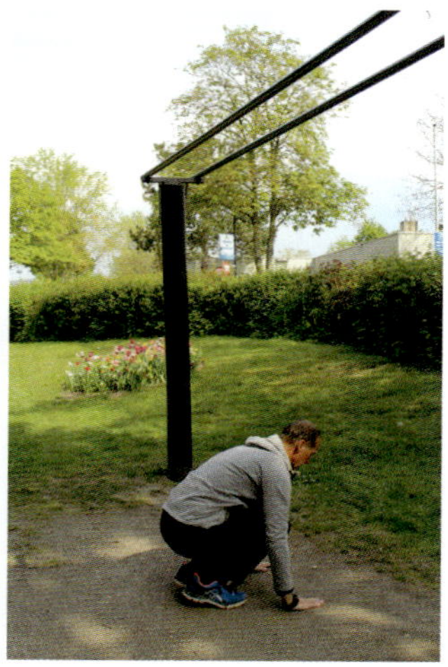
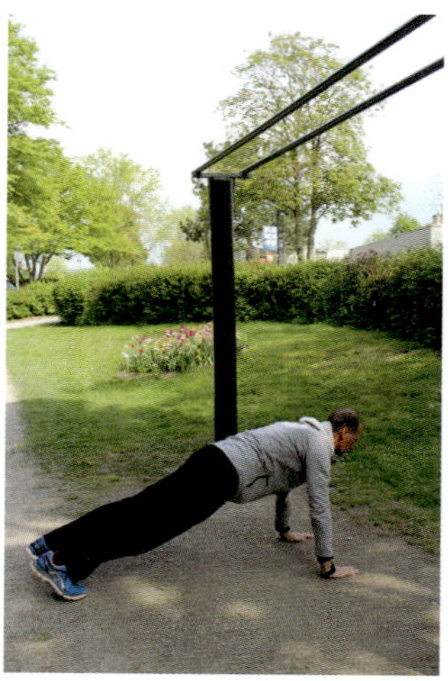
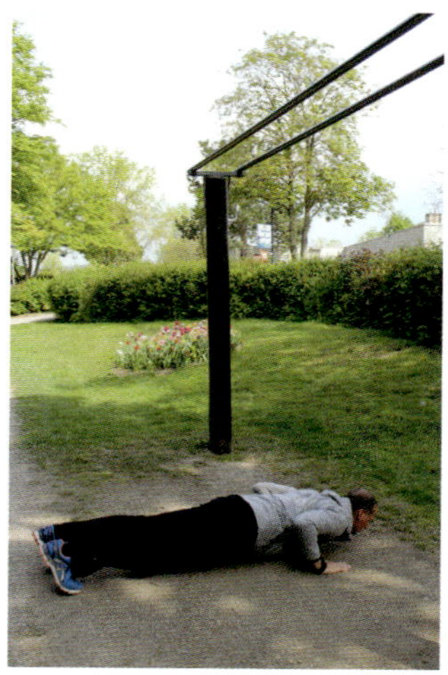

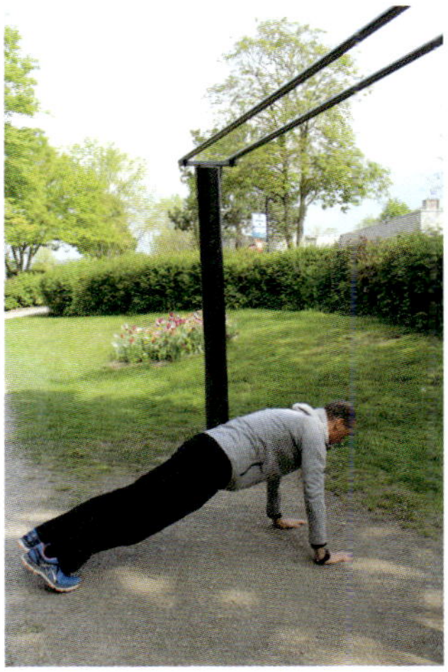
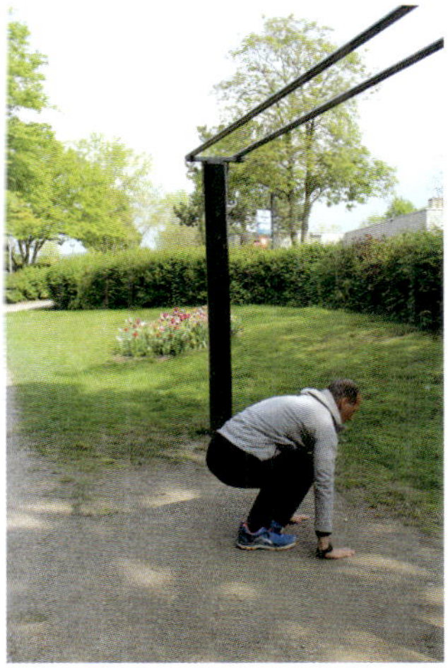
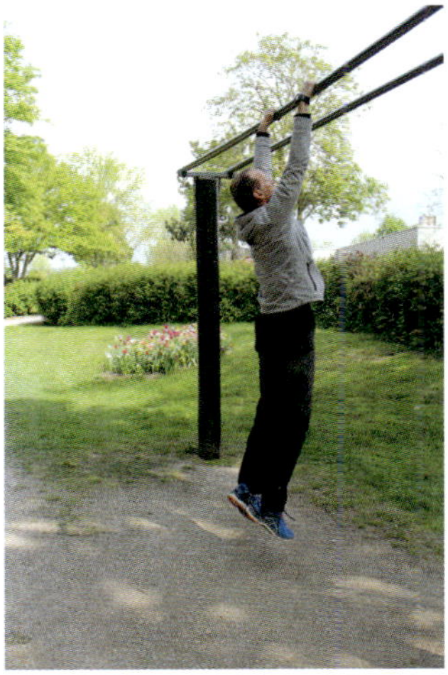
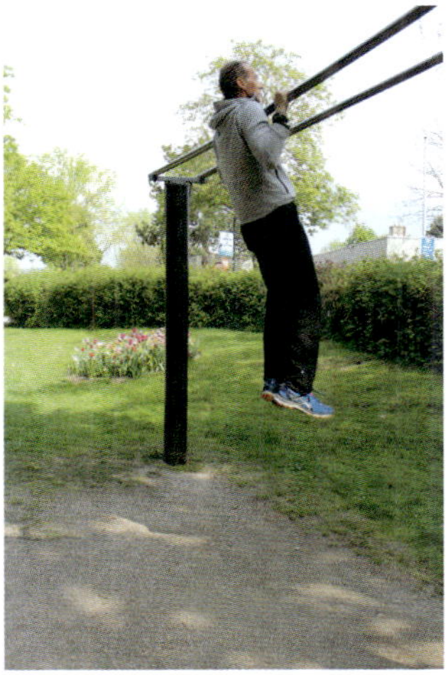

Dieser Burpee ist unter den Eliteübungen die Königin! Diese Übung fordert Ihre Kondition wie keine andere. Es ist eine perfekte Ganzkörperübung.

Stellen Sie sich in die gerade Ausgangsposition. Die Beine stehen hüftbreit auseinander, der Bauch ist angespannt. Gehen Sie nun in eine tiefe Kniebeuge und berühren Sie mit den Handflächen den Boden. Springen Sie nun mit den Beinen zurück in die obere Liegestützposition. Führen Sie einen Liegestütz aus und kehren Sie in die obere Liegestützposition zurück. Springen Sie nun mit beiden Beinen nach vorne wieder in die tiefe Kniebeuge zurück. Schnellen Sie nun, wie beim Frog-Jump, explosionsartig nach oben und springen Sie in die Höhe. Greifen Sie im Sprung die Klimmzugstange und vollziehen Sie einen sauberen Klimmzug. (Auf den Fotos sehen Sie den Klimmzug mit der Variante im Obergriff. Sie können selbstverständlich auch den Klimmzug im Untergriff über den Bizeps absolvieren). Lassen Sie sich langsam wieder von der Klimmzugstange herab auf den Boden.

HINWEIS:

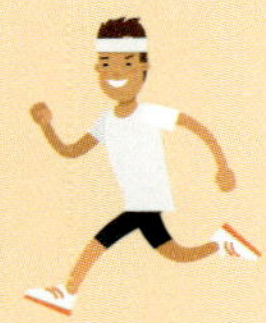

Der Burpee ist eine Ganzkörperübung und dadurch etwas wunderbar Vielseitiges. Er verbindet nicht nur einige unserer natürlichen Bewegungen und bewegt dadurch die Gelenke und stimuliert die Muskulatur, sondern er ist auch eine ideale Kardioübung. Diese Übung ist wirklich sehr anstrengend und benötigt und verbraucht dadurch sehr viel Energie.

ACHTUNG!

Diese Übung ist nicht für Untrainierte geeignet!

4.3 TRIMM-DICH-PFAD – TRAININGSPLAN UND BEISPIELE

Das Schöne ist, den Trainingsplan haben Sie ja bereits. Alle Trainingspläne, welche wir für die Basisübungen beschrieben haben, funktionieren natürlich auch auf dem Trimm-dich-Pfad!

Deswegen greifen Sie auf Ihr antrainiertes/in diesem Buch angelesenes Wissen zurück und sporteln/trimmen Sie los! Viel Spaß!

Für all jene unter Ihnen, welche jenseits unserer Basis trainieren wollen, obwohl die Basisübungen und die Basissteuerung bereits alles Sinn- und Wertvolle beinhalten, hier nun ein paar Ergänzungen und Abwechslungen.

RUBRIK: TRAININGSPLAN

DER TRIMM-DICH-PFAD

4.3.1 Trimm-dich-Pfad – Trainingsplan, klassisch

Auf dem Trimm-dich-Pfad kann man zwar nach den bereits vorgestellten Plänen, Übungen und Prinzipien trainieren (siehe Kap. 4.2 „Die Umsetzung der Basisübungen auf dem Trimm-dich-Pfad"), aber man kann diesem Trimm-dich-Pfad auch ganz normal folgen und sich durch den Trimm-dich-Pfad selbst den Inhalt oder die Reihenfolge der Geräte/Übungen vorgeben lassen.

Station Nr. 1: Hüpf-/Balancierbalken

1 x auf dem Balken hin- und herbalancieren.

10 x Sprünge hin und her über den Balken.

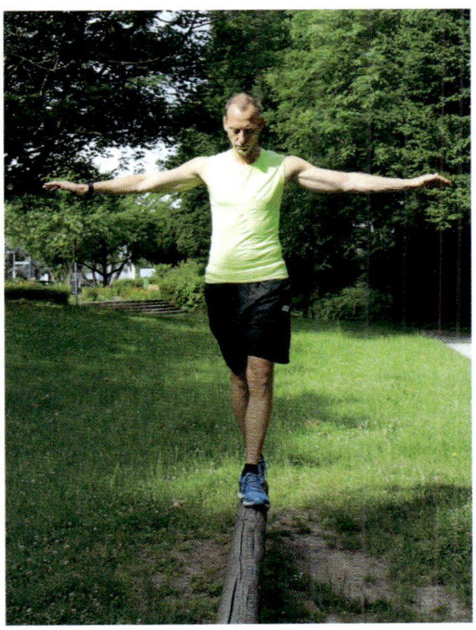

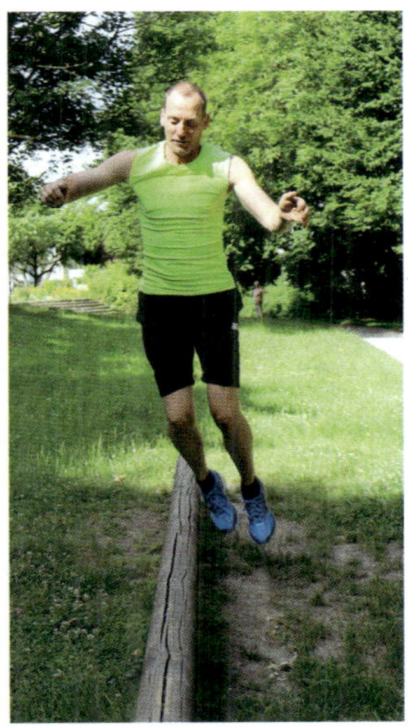

Walken/joggen Sie nun bis zur Station 2.

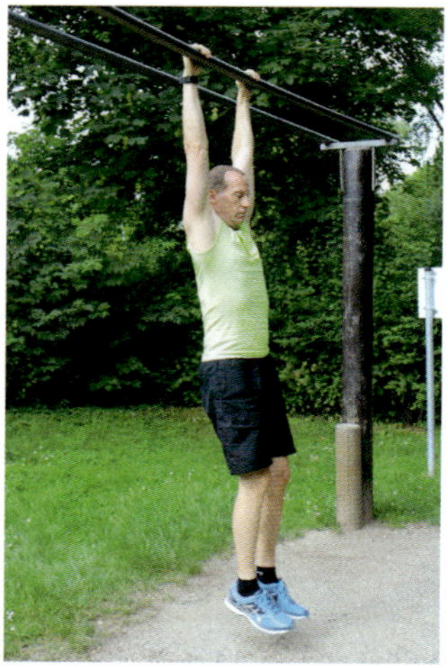

Station Nr. 2: Hangelstange

1 x an der Stange hin- und herhangeln.

HINWEIS:

Ich habe hier bewusst die Variante des seitlichen Hangelns gewählt, weil später noch eine Station mit Vorwärtshangeln kommt. Sie könnten natürlich hier auch vorwärts hangeln.

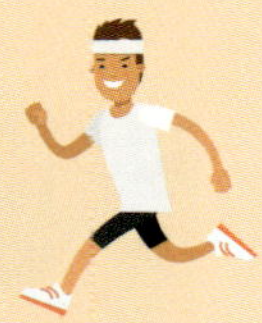

Walken/joggen Sie nun bis zur Station 3.

Station Nr. 3: Dipstation

10-12 Wiederholungen

Knie zur Brust ziehen.

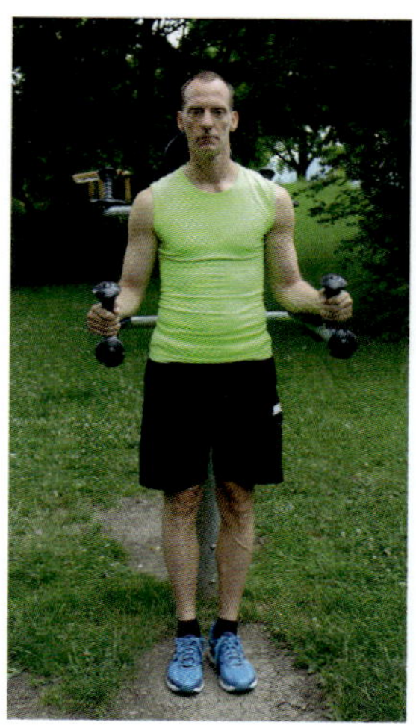

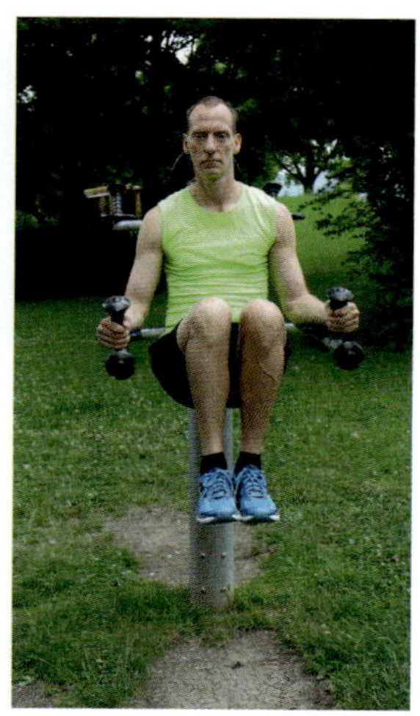

Station Nr. 3: Dipstation

Zusätzlich kann an diesem Gerät auch die Dipübung absolviert werden.

10-12 Wiederholungen der Dips.

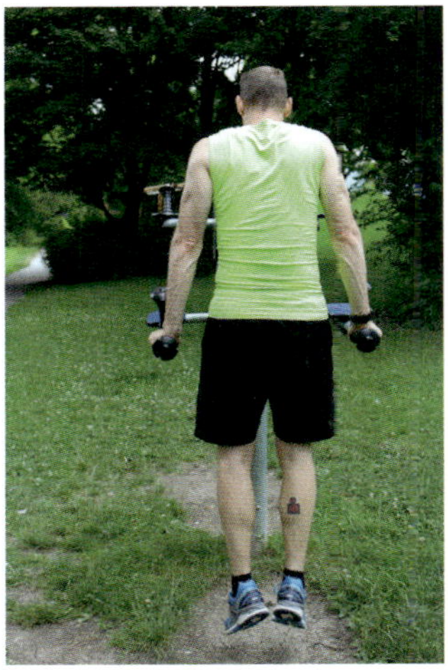

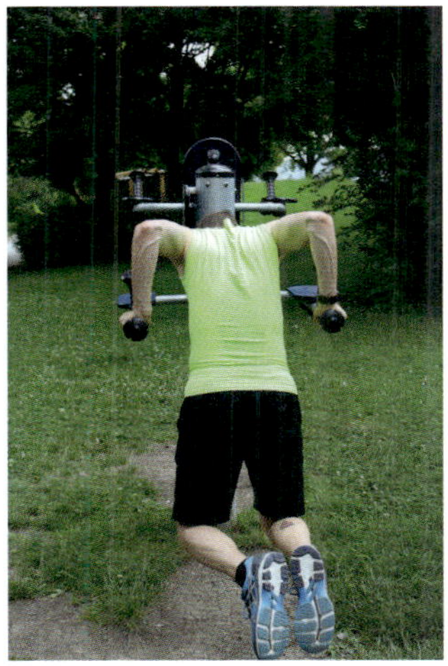

Walken/joggen Sie nun bis zur Station 4.

Station Nr. 4: Hangelgerüst

1 x sich am Hangelgerüst entlanghangeln.

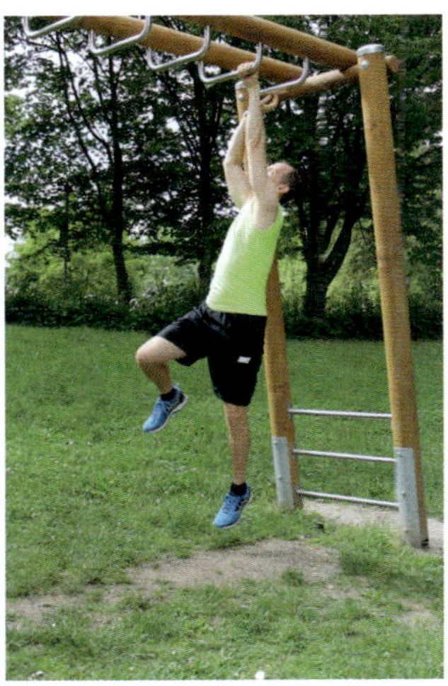

HINWEIS:

Ich habe hier bewusst die Variante des Vorwärtshangelns gewählt, weil wir bereits eine Station mit Seitwärtshangeln hatten. Sie könnten natürlich hier auch seitwärts hangeln.

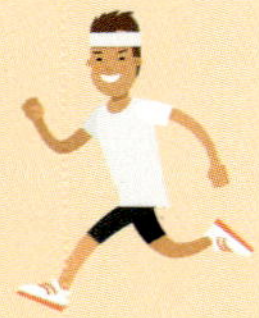

Walken/joggen Sie nun bis zur Station 5.

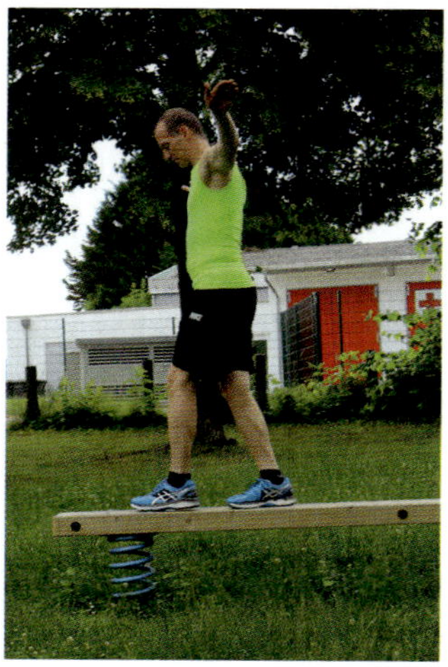

Station Nr. 5: Feder-Balancierbalken

2 x auf dem Balancierbalken hin- und herbalancieren.

Walken/joggen Sie nun bis zur Station 6.

Station Nr. 6: Reckstangen

12 Wiederholungen Rudern zwischen den Reckstangen.

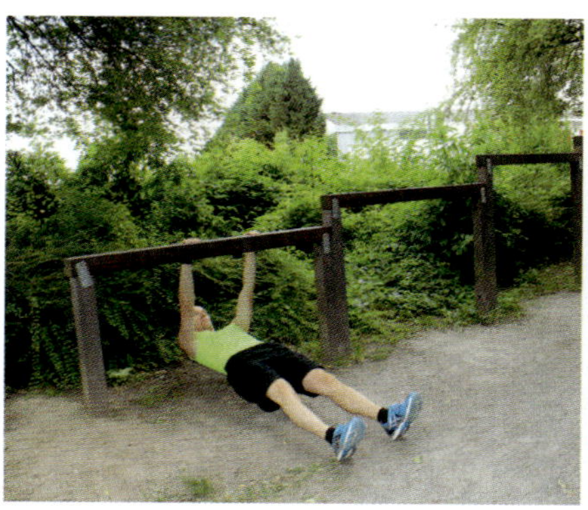

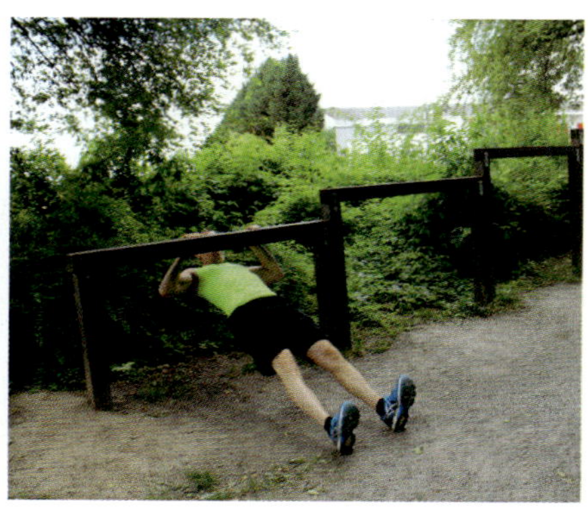

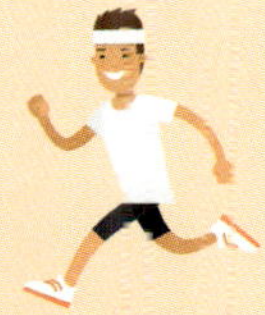

HINWEIS:

Nicht vergessen: Je schräger/tiefer Sie in der Ausgangsposition liegen, umso schwerer wird die Übung. Hier hätten Sie an den unterschiedlichen Höhen die Möglichkeit, sich den passenden Widerstand herauszusuchen.

Walken/joggen Sie nun bis zur Station 7.

Station Nr. 7: Streckbanktrainer

Situps gegen die Neigung des Streckbanktrainers.

12 Wiederholungen

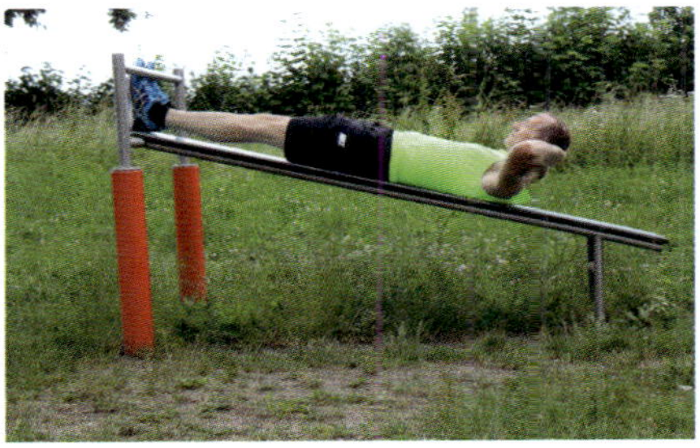

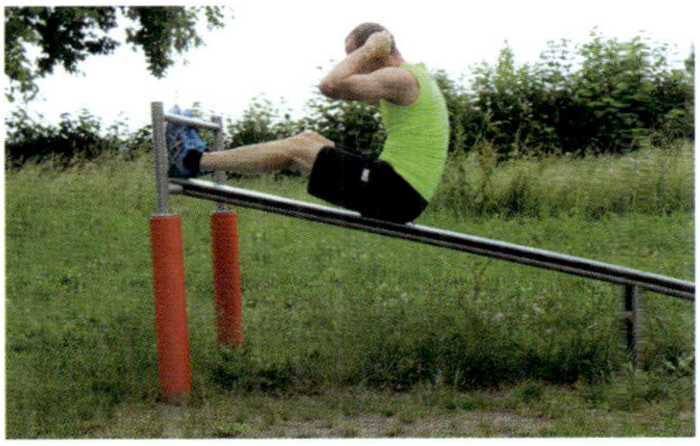

Walken/joggen Sie nun bis zur Station 8.

Station Nr. 8: Bocksprung

Versuchen Sie, der Reihe nach über alle Böcke zu springen.

Ein Durchgang

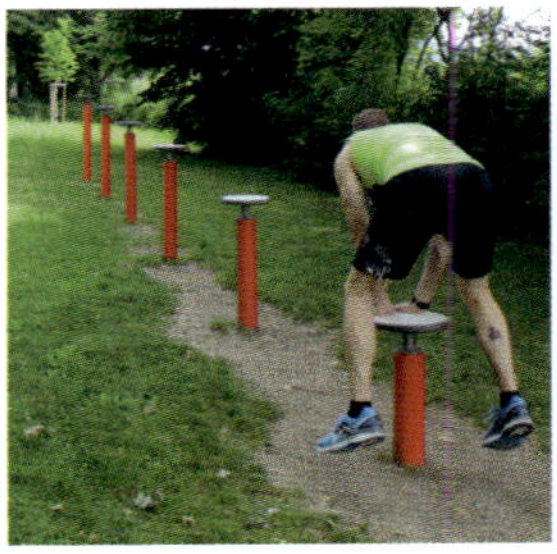

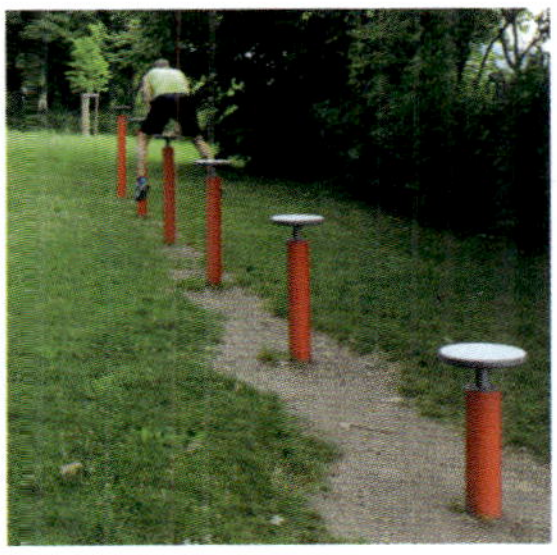

Walken/joggen Sie nun bis zur Station 9.

Station Nr. 9: Stangen

10 Liegestütze an den Stangen.

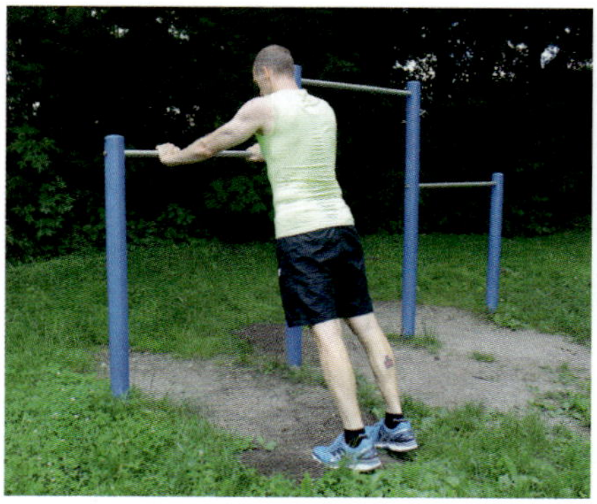

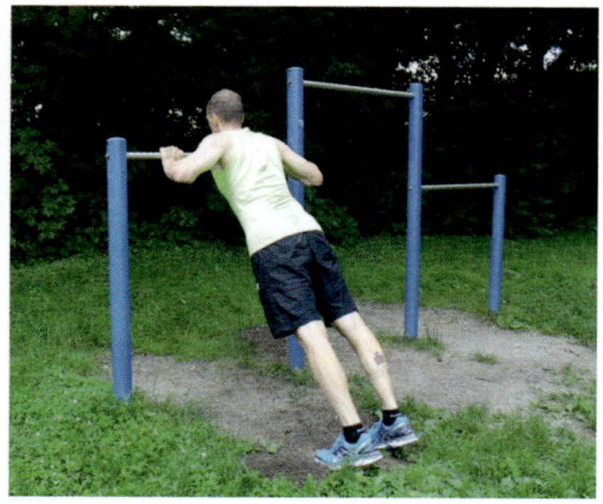

HINWEIS:

Je tiefer Sie starten, umso schwerer ist die Übung.

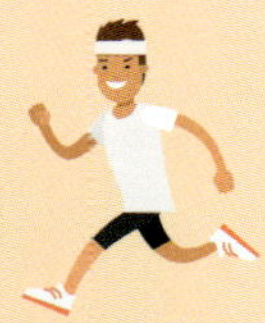

Walken/joggen Sie nun bis zur Station 10.

Station Nr. 10: Taumelbalken

1 x hin- und herbalancieren.

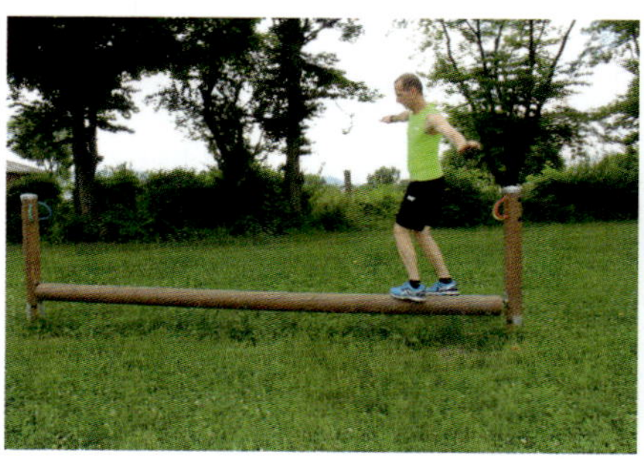

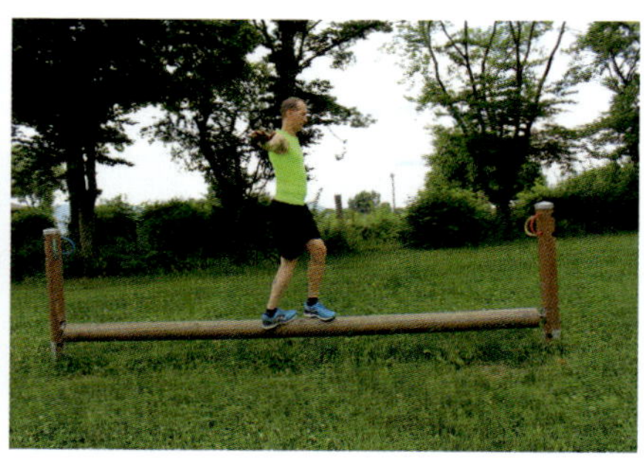

Walken/joggen Sie nun bis zur Station 11.

Station Nr. 11: Ringegerätetrainer

30 Sekunden hin- und herschaukeln.

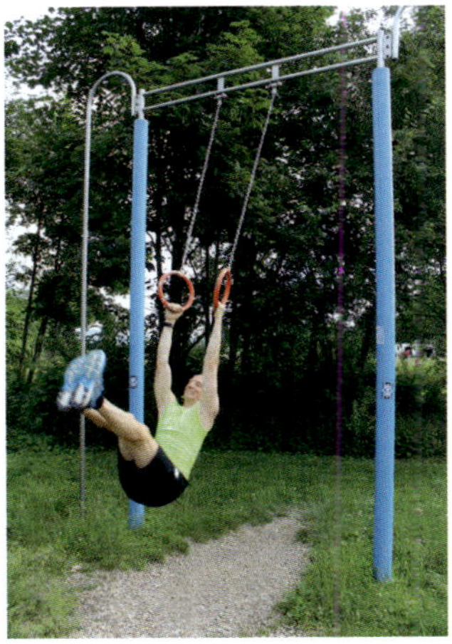

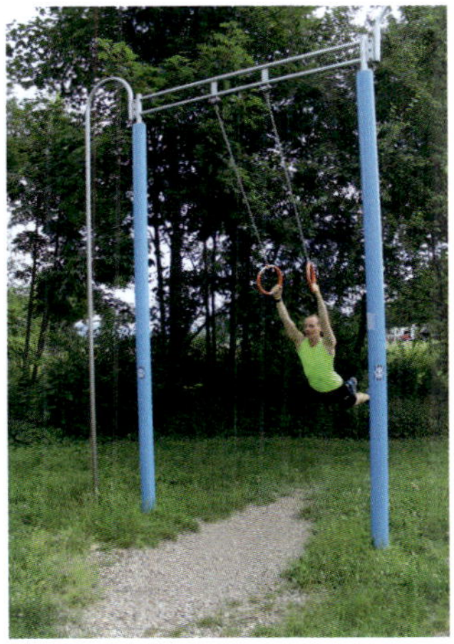

Walken/joggen Sie nun bis zum Start des Trimm-dich-Pfades zurück.

HINWEIS:

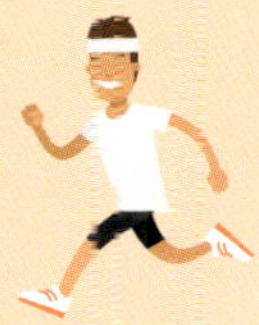

Ich habe den Plan so konzipiert, dass Sie bei den Kräftigungsübungen jeweils „nur" einen Satz absolvieren. Dass hat den Hintergrund, dass ich vermeiden will, dass Sie in den Satzpausen auskühlen/sich erkälten. Sie können selbstverständlich hier immer mehrere Sätze absolvieren, wenn Sie möchten. Wählen Sie die Pausen je nach Trainingsmethode und/oder Modifikationsmethode, nach der Sie trainieren möchten.

Sollten Sie „nur" den Trimm-dich-Pfad genießen wollen und dennoch mehrere Sätze absolvieren wollen, dann können Sie es auch so lösen, dass Sie auf dem Hinweg einen Satz am Gerät machen und auf dem Rückweg den nächsten!

KREATIV: SONDERSTATIONEN

DER TRIMM-DICH-PFAD

4.3.2 Sonderstationen – Beispiele

Dieses Kapitel liegt mir ganz besonders am Herzen! Weil es (noch) einmal verdeutlicht, was Sie bereits mit Ihrem angeeigneten Wissen anfangen können. Ich möchte dies gerne mal am Beispiel des Trimm-dich-Pfades einfließen lassen und verdeutlichen.

Nehmen wir einmal an, dass Ihr Trimm-dich-Pfad nicht ganz so gut bestückt ist, wie derjenige in Heddesheim. Keine Sorge, Sie verfügen bereits über genug Wissen, um „Sonderübungen" zu erzeugen und in Ihr Training einzubauen. Dies geht übrigens nicht nur auf dem Trimm-dich-Pfad, sondern auch an den anderen Orten, welche wir im Laufe des Buchs noch sportlich bereisen und an denen wir trimmen wollen.

Die gesamten Basisübungen lassen sich natürlich überall (ohne Hilfsmittel und Geräte) ausführen. Aber es gibt noch ganz andere Möglichkeiten. Sie müssen nur die Inspiration finden und Ihre Kreativität wecken. Das Trainingswissen haben Sie ja, wie schon erwähnt, bereits. Bauen Sie Dinge wie Bänke, die Landschaft, Stufen, Treppen, Schilder usw. in Ihr Training ein.

Beispiele:

4.3.2.1 Sonderstation: Die Hügel-Bank-Kombi

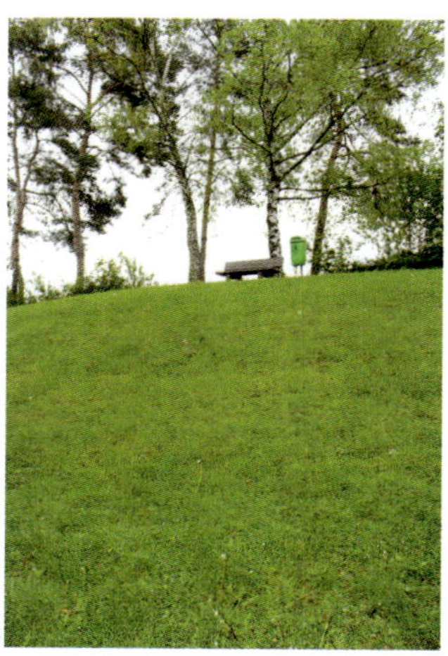

Rennen (bzw. schnelles Walken) Sie den Hügel hoch. Absolvieren Sie oben gegen die Bank fünf Liegestütze und rennen (bzw. schnelles Walken) Sie den Hügel wieder hinab.

Absolvieren Sie 10 Wiederholungen.

4.3.2.2 Sonderstation: Die Bank/Beispiele

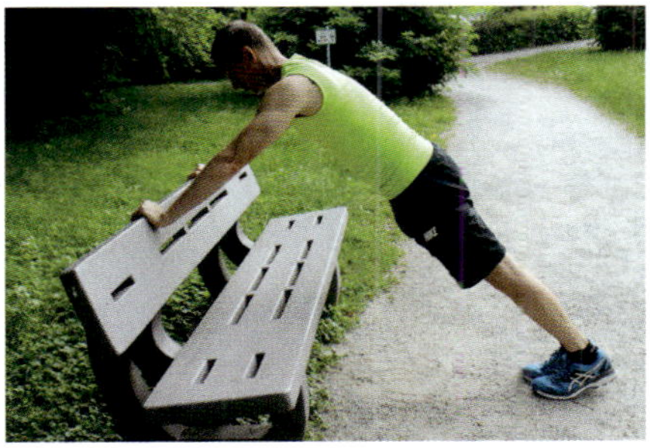
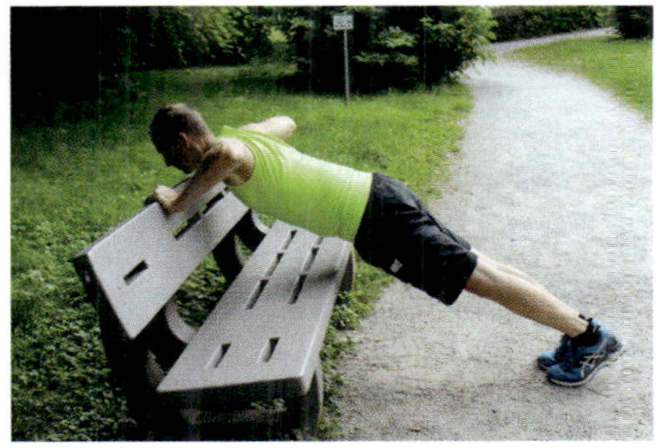

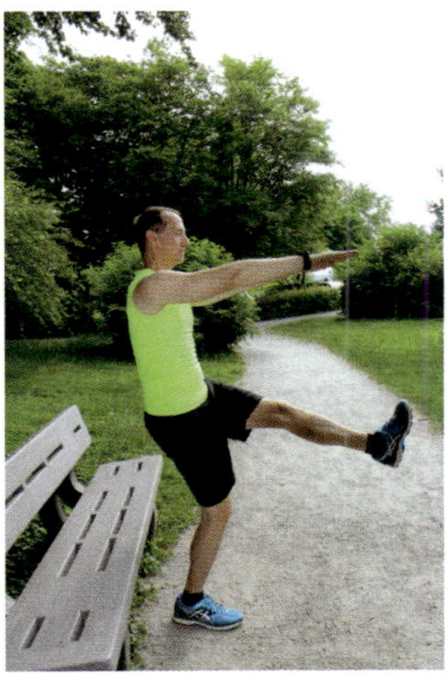
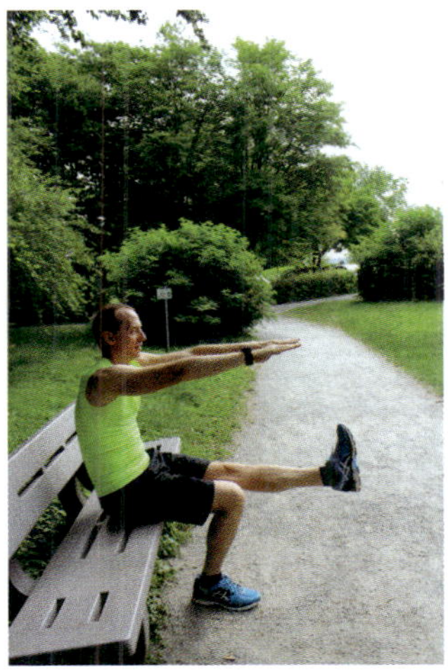

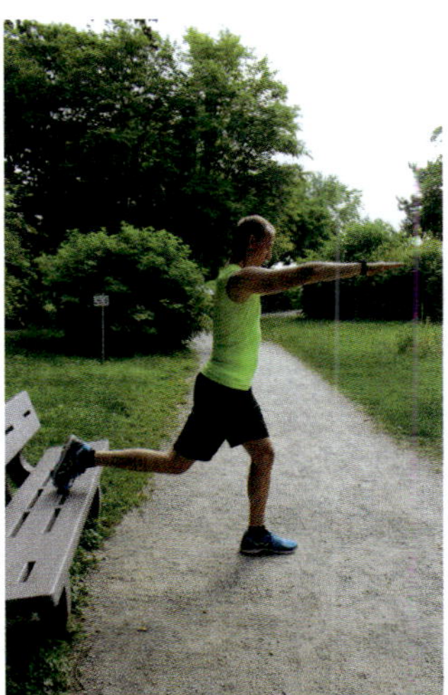
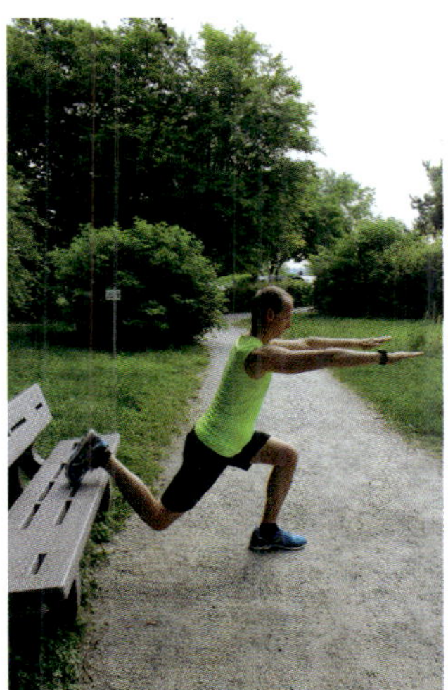

4.3.2.3 Sonderstation: Stufen/Beispiele

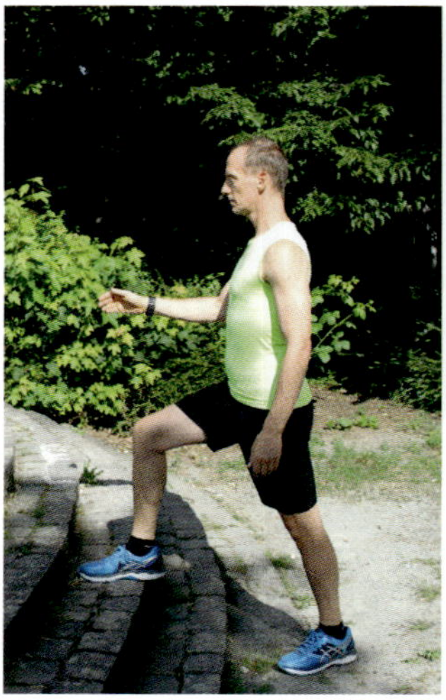

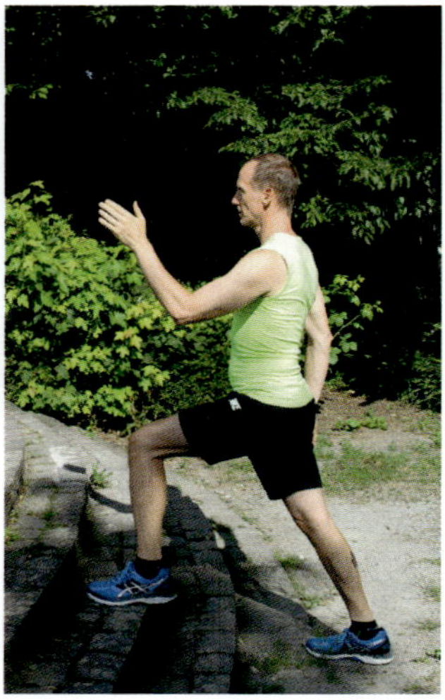

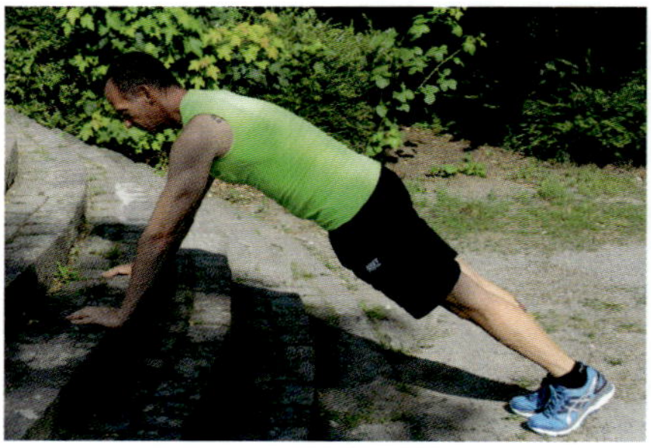

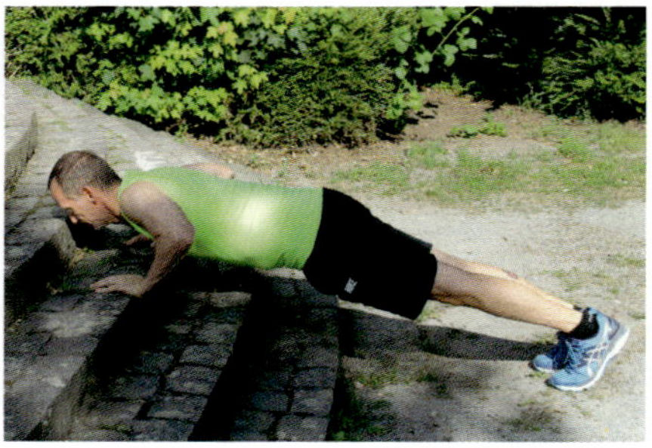

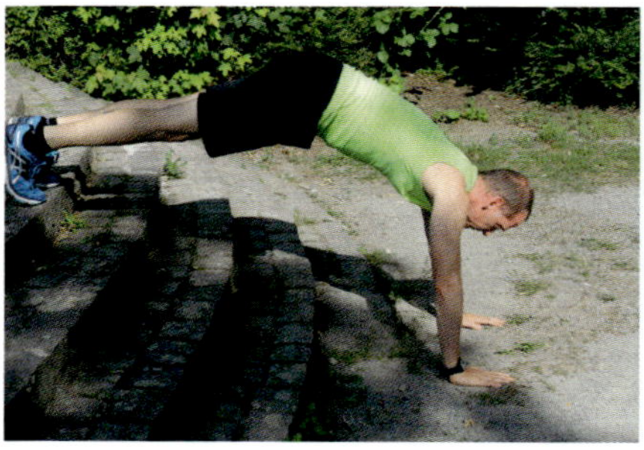

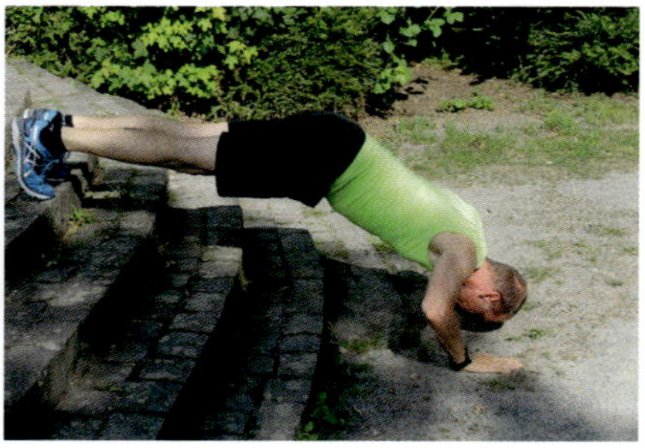

4.3.2.4 Sonderstation: Schild/Beispiele

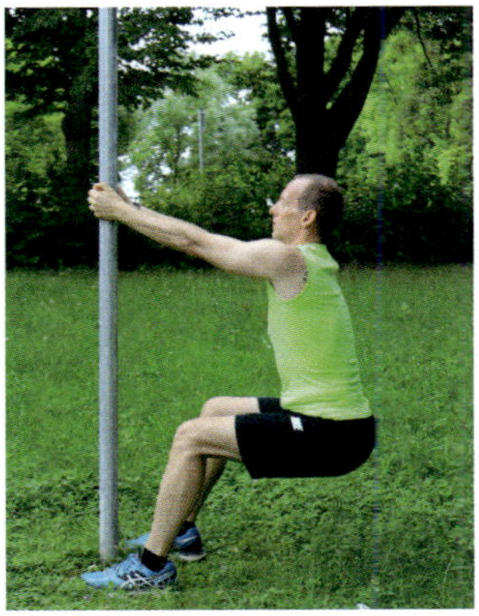

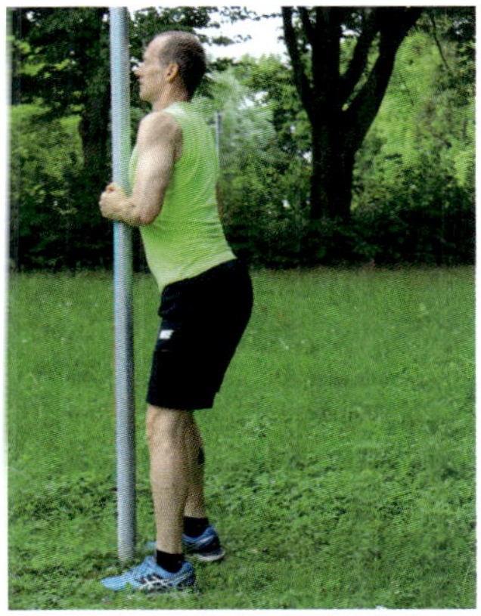

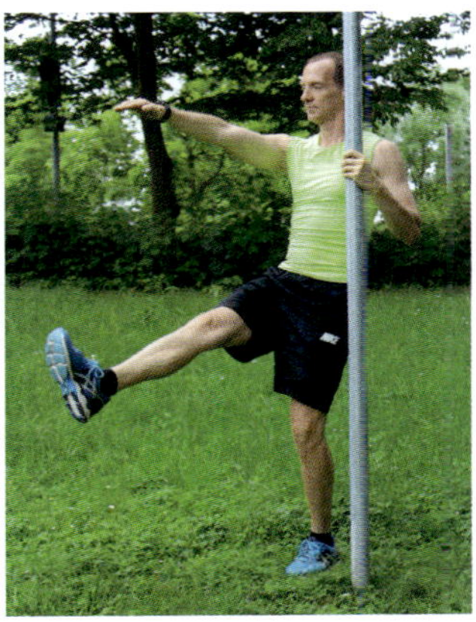

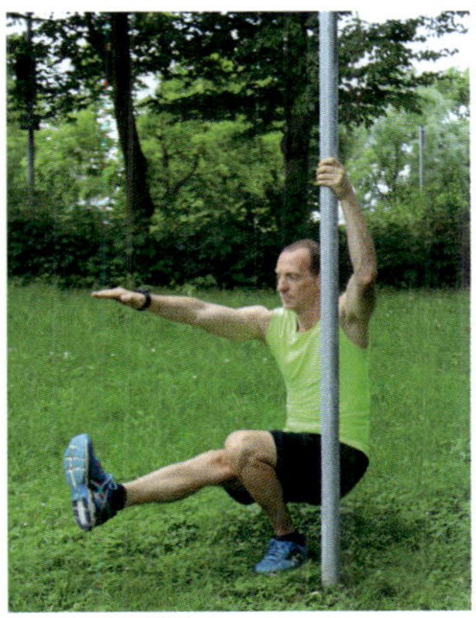

HINWEIS:

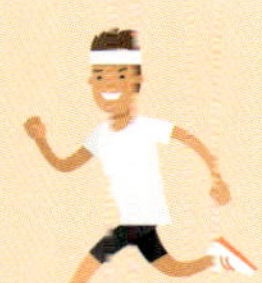

Setzen Sie Ihr Trainingswissen für Ihre Zwecke ein und ersetzen Sie fehlende Übungen und Stationen! Seien Sie kreativ und erweitern/ergänzen Sie somit Ihren Trimm-dich-Pfad oder kreieren Sie Ihren eigenen Trimm-dich-Pfad.

Im Laufe dieses Buches gebe ich Ihnen noch weitere Beispiele, was Sie alles in Ihr Training einbauen können!

ACHTUNG!

Aber vergessen Sie bitte dabei niemals Ihre Sicherheit!

RUBRIK: TRAININGSPLAN

DER TRIMM-DICH-PFAD

4.3.3 Trimm-dich-Pfad – Wochen-Trainingsplan Druck-/Zug-/ Bauchvariante

Passen Sie das Training auf dem Trimm-dich-Pfad gerne an Ihre Vorlieben. Seien Sie kreativ. Bauen Sie Übungen ein, welche fehlen oder die Sie lieben. Lassen Sie sich von Kap. 4.3.2 „Sonderstationen – Beispiele" inspirieren.

Sie können Ihr Training auf dem Trimm-dich-Pfad natürlich auch an unterschiedlichen Tagen auf verschiedene Art und Weise absolvieren: das Training quasi splitten. Hier sollten Sie aber unbedingt die belasteten Muskelgruppen und die notwendige Regenerationszeit Ihres Körpers beachten! Für diese Art von Training habe ich folgendes Beispiel für Sie:

Tag 1	Druckübungen	Walken/Laufen	–	–	–
Tag 2	Zugübungen	Walken/Laufen	–	–	–
Tag 3	Bauchübungen	Rotation Beine	Balance	Walken	–
Tag 4	Druckübungen	Walken/Laufen	–	–	–
Tag 5	Zugübungen	Walken/Laufen	–	–	–
Tag 6	Bauchübungen	Rotation Beine	Balance	Walken	–
Tag 7	TRAININGSFREI	–	–	–	–

Zur Erklärung

An **Tag 1** walken/laufen Sie zu allen, sich auf Ihrem Trimm-dich-Pfad befindlichen Druckübungen und absolvieren diese, wie zum Beispiel:

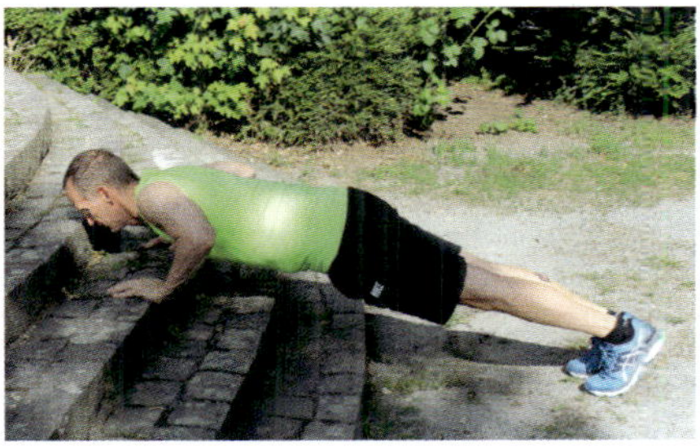

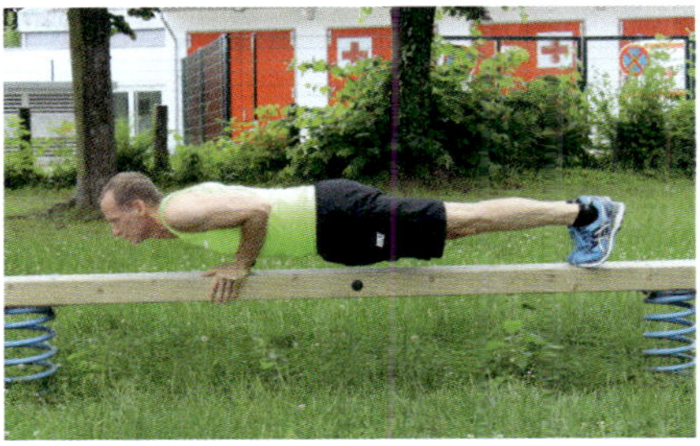

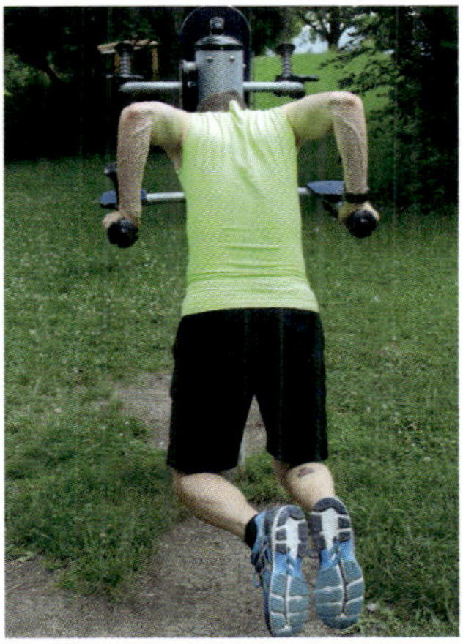

An **Tag 2** walken/laufen Sie zu allen sich auf Ihrem Trimm-dich-Pfad befindlichen Zugübungen und absolvieren diese, wie zum Beispiel:

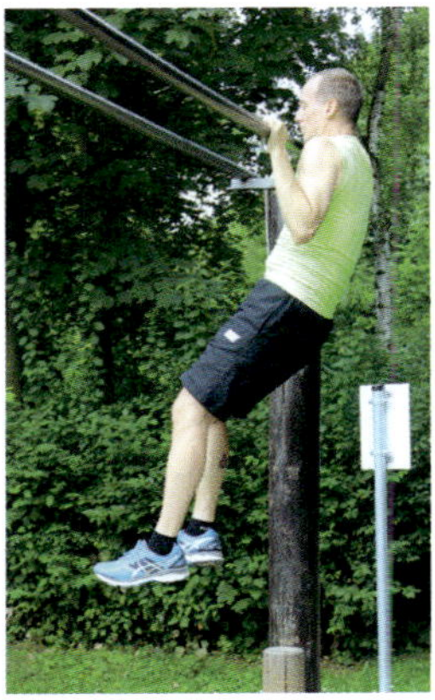

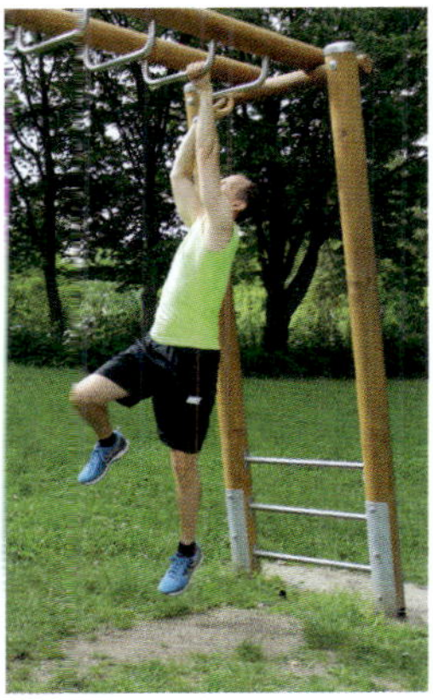

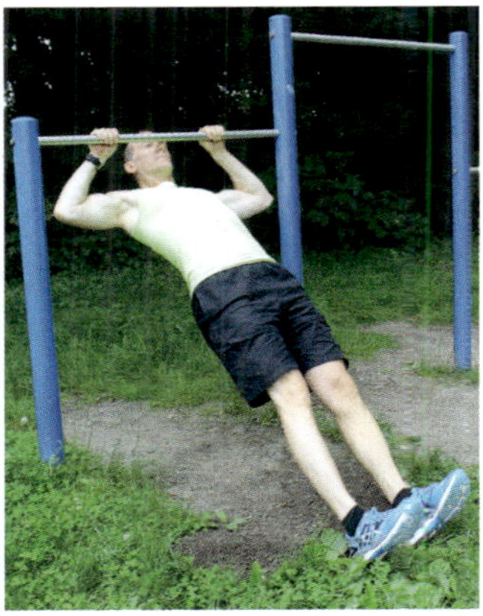

An **Tag 3** walken/laufen und balancieren Sie zu allen, sich auf Ihrem Trimm-dich-Pfad befindlichen Bauchübungen, Rotationsübungen, Beinübungen und absolvieren diese, wie zum Beispiel:

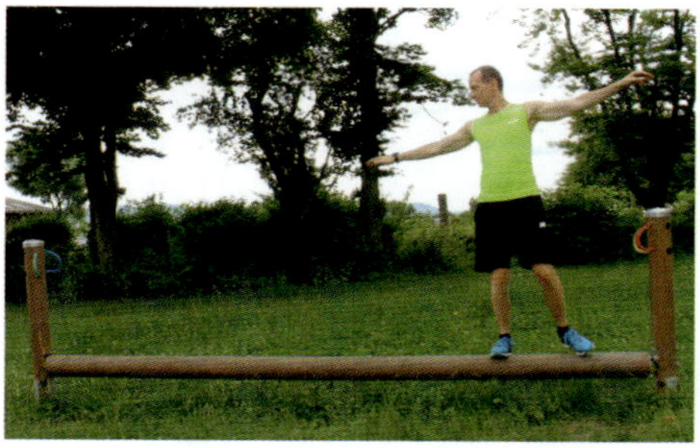

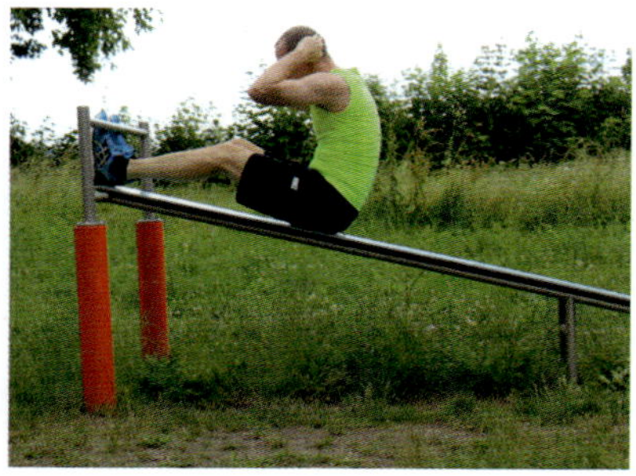

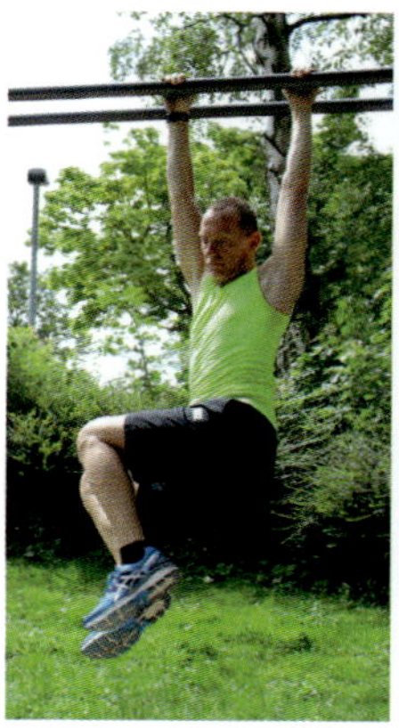

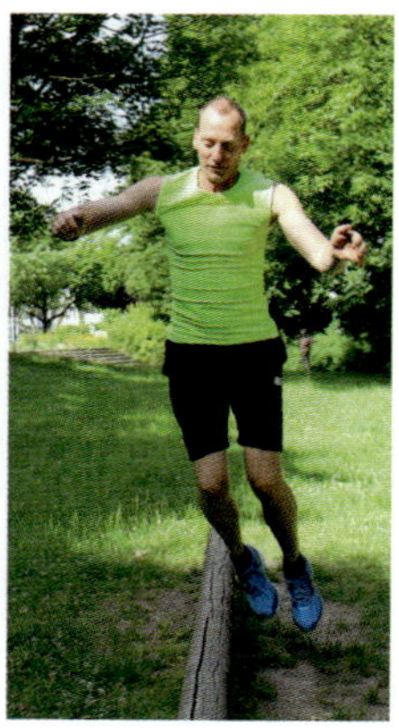

An Tag 4 wiederholen Sie Tag 1.

An Tag 5 wiederholen Sie Tag 2.

An Tag 6 wiederholen Sie Tag 3.

An Tag 7 ist T R A I N I N G S F R E I.

HINWEIS:

Durch das Splitten der muskulären Bereiche und Bewegungsrubriken auf verschiedene Tage können wir natürlich sehr oft innerhalb der Woche trainieren, ohne die Regeneration zu missachten.

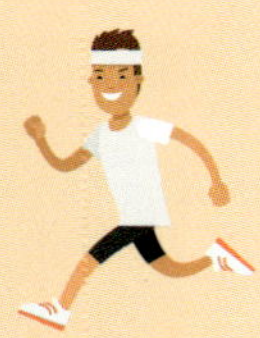

RUBRIK: TRAININGSPLAN

DER TRIMM-DICH-PFAD

4.3.4 Trimm-dich-Pfad – Trainingsplan „Shorty Max"

Für den Fall, dass Sie einmal etwas weniger Zeit zur Verfügung haben, absolvieren Sie ein Kurzprogramm nach Ihren zeitlichen Möglichkeiten. Dies ist viel besser, als das Training ausfallen zu lassen, wenn Ihre vorhandene Zeit für die anderen Trainingsprogramme nicht ausreicht.

Suchen Sie sich eine Lieblingsübung aus. Sollten Sie einem Trainingsplan folgen, für die aktuelle Trainingseinheit allerdings keine bzw. nicht genügend Zeit haben, schauen Sie, welchen muskulären Schwerpunkt Ihr Plan an diesem Tag legt und suchen Sie sich eine entsprechende Übung aus. Oder absolvieren Sie eine *Plus+*-Übung.

Wenn Sie sich eine entsprechende Übung ausgesucht haben, dann walken/laufen Sie zu dieser Übung und absolvieren einmal die maximale Wiederholungszahl der Übung, welche Sie korrekt ausführen können. Dann walken/laufen Sie zum Startpunkt zurück. Dies war eine Runde. Wiederholen Sie so viele Runden, wie es Ihr Zeitbudget an diesem Tag zulässt.

HINWEIS:

Ich absolviere an solchen Tagen gerne meine „Plus+"-Übung „Burpee mit Klimmzug" (vgl. Kap. 4.2.8 „Plus+"-Burpee mit Klimmzug).

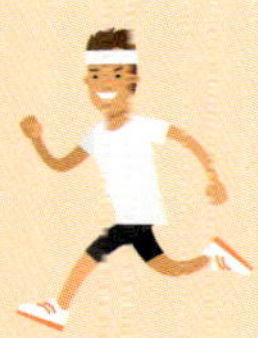

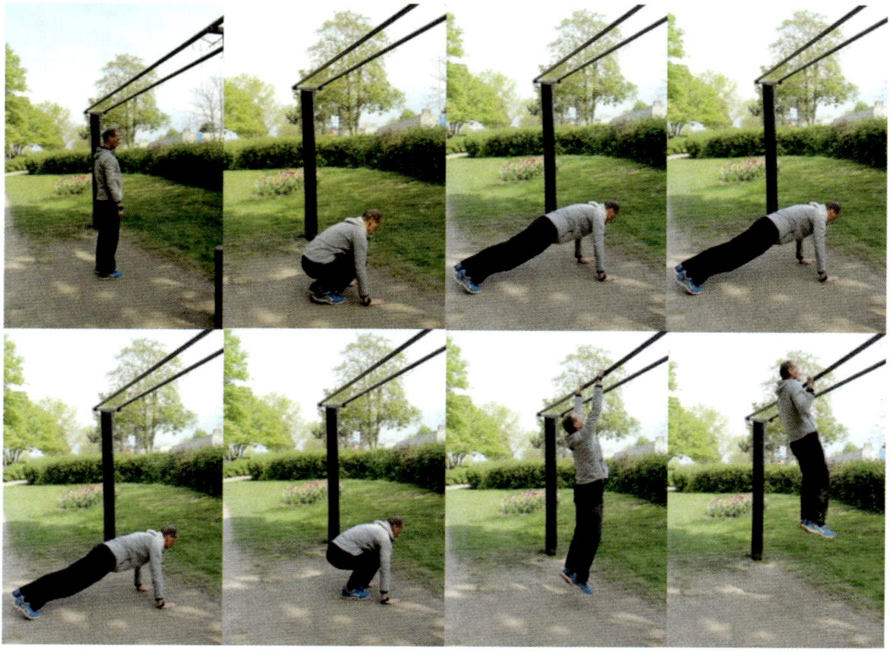

Bei meinem Beispiel-Trimm-dich-Pfad kann ich mir nach diesem Prinzip eine 400-m-Laufstrecke zusammenstellen, wobei ich pro Runde einmal an der Hangelstange vorbeikomme. Da stoppe und absolviere ich pro Runde einmal die maximale Wiederholungszahl, welche in korrekter Ausführung jeweils möglich ist. Dies ist natürlich mit jedem anderen Gerät, anderen Übung oder anderen Entfernung (wenn es bei Ihnen keine 400 m sind) ebenfalls möglich!

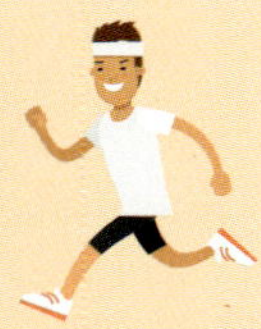

Nach dieser Methode kann man die zur Verfügung stehende Zeit voll ausnutzen. Und selbst nur eine einzige Runde von ein paar Minuten Dauer ist so viel mehr wert, als die Trainingseinheit mangels Zeitnot ausfallen zu lassen!

ACHTUNG!

Bitte vergessen Sie nicht, sich aus lauter Zeitmangel nicht zu mobilisieren und aufzuwärmen!

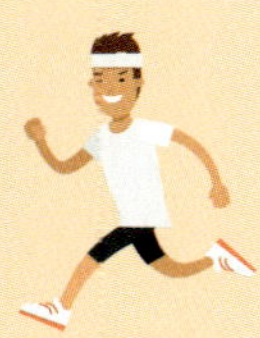

4.4 DER SLINGTRAINER

Dass mit Ihrem eigenen Körper bereits alles vorhanden ist, was Sie zum Training benötigen, haben Sie ja bereits erfolgreich erlebt, gefühlt und trainiert. Als eine absolut sinnvolle Erweiterung habe ich Ihnen bereits die Trainingsmöglichkeiten des Trimm-dich-Pfades vorgestellt. Eventuell vermissen Sie auf Ihrem Trimm-dich-Pfad die eine oder andere Übung/Gerät oder der nächste Trimm-dich-Pfad ist für Sie nur schwer zu erreichen. Lassen Sie den Kopf bitte nicht hängen, denn bereits mit dem Basisprogramm können Sie überall und meist ohne Geräte äußerst sinnvoll und effektiv trainieren. Selbst draußen, an der frischen Luft, und da warten noch ganz andere Trainingsorte auf Sie, welche Sie noch im Laufe dieses Buches erleben und genießen werden.

Die nächste Trainingsmöglichkeit, die ich Ihnen vorstellen möchte, ist der *Slingtrainer*. Ein kleines Trainingsgerät, welches sich für das Training indoor oder aber auch outdoor sehr gut eignet. Dadurch, dass es zusammengepackt so klein und kompakt ist, kann man ihn auch überallhin sehr gut mitnehmen, auf Reisen oder natürlich auch nach draußen. Der Slingtrainer ist quasi der Trimm-dich-Pfad, den Sie mitnehmen können! Mit dem Slingtrainer können Sie ca. 100 Übungen trainieren. Ich möchte es Ihnen gerne in diesem Kapitel anhand unserer Basisübungen zeigen.

Ich wünsche Ihnen dabei viel Spaß!

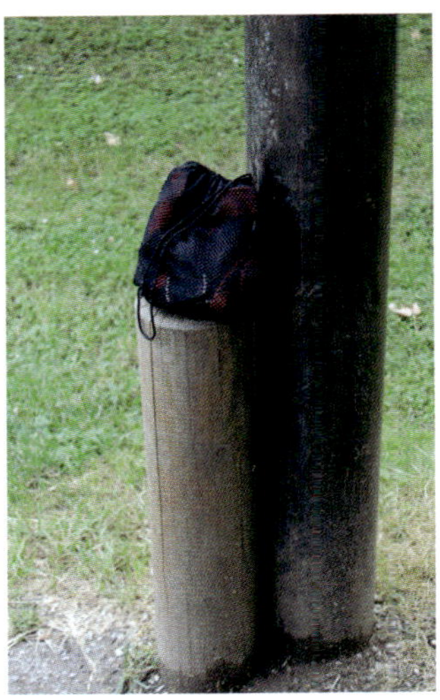

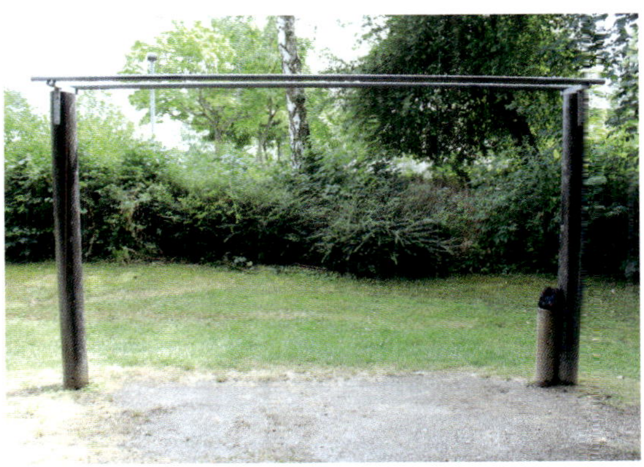

HINWEIS:

Als festen Aufhängpunkt habe ich die Hangelstange benutzt. Es funktioniert natürlich jeder feste Aufhängungspunkt. Ob Stangen, Tore oder gar Bäume. Überprüfen Sie aber bitte vorher stets die Sicherheit! Für indoor gibt es die Möglichkeit der Verankerung an der Tür.

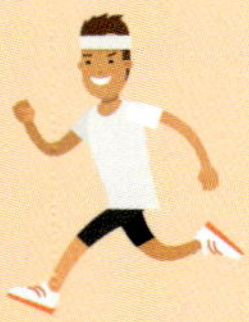

RUBRIK: DRUCKÜBUNG

SLINGTRAINER

4.4.1 Der Liegestütz am Slingtrainer

Nehmen Sie die Griffe des Slingtrainers in die Hände. Die Handöffnung zeigt nach unten. Begeben Sie sich in eine leichte Schräglage* und spannen Sie Ihren Bauch fest an.

Das ist Ihre Ausgangsposition.

Beugen Sie nun die Ellbogen und lassen Ihren Brustkorb auf Griffhöhe ab. Halten Sie kurz diese Position und drücken Sie sich in Ihre Ausgangsposition zurück. Atmen Sie dabei aus.

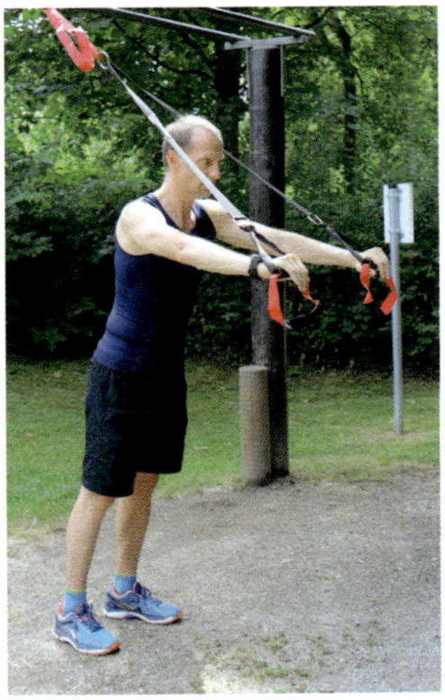

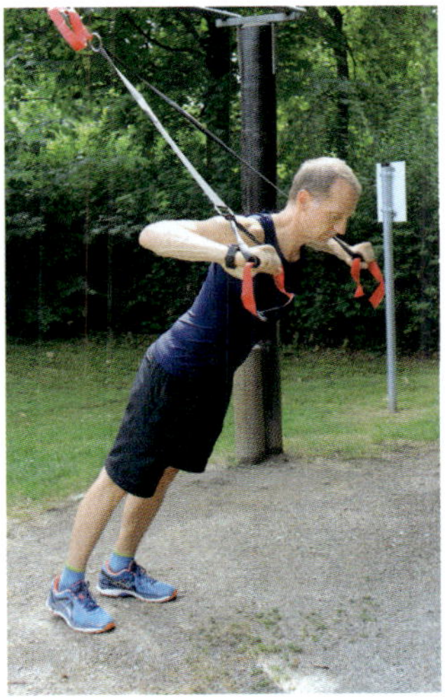

***HINWEIS: BELASTUNGSVERÄNDERUNG:**

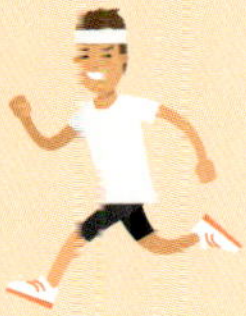

Je schräger Ihre Körperposition in der Ausgangsposition ist, umso schwieriger wird die Übung: je aufrechter, umso leichter. Somit können Sie stufenlos durch die Schräglage Ihres Körpers den Widerstand bestimmen. Und dies selbst innerhalb der laufenden Übung, ohne unterbrechen zu müssen. D. h., Sie können sich kontinuierlich immer so belasten, wie Sie können bzw. müssen.

RUBRIK: ZUGÜBUNG

SLINGTRAINER

4.4.2 Rudern am Slingtrainer

Greifen Sie mit beiden Händen die Handgriffe des Slingtrainers. Lassen Sie sich in die Schräglage* nach hinten kippen. Strecken Sie Ihre Arme aus und spannen Sie ganz fest Ihren Bauch an. Dies ist Ihre Ausgangsposition.

Beugen Sie nun Ihre Arme. Nähern Sie sich so dem Haltepunkt an. Atmen Sie dabei aus. Lassen Sie sich langsam in die Ausgangsposition zurücksinken.

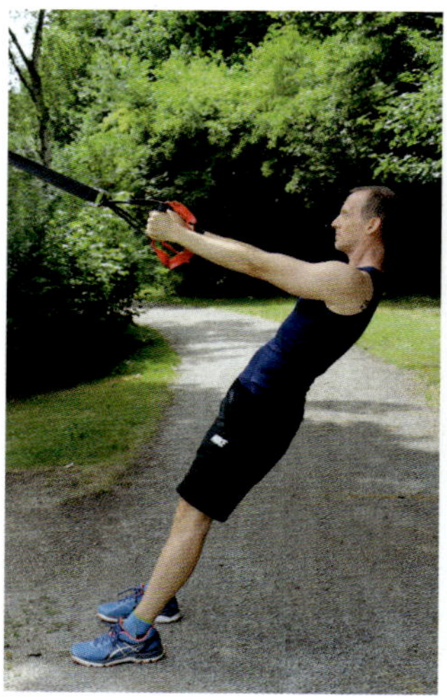

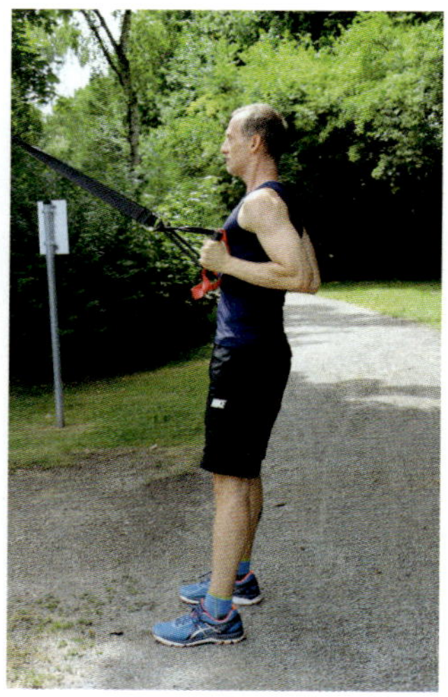

***HINWEIS: BELASTUNGSVERÄNDERUNG:**

Je schräger Ihre Körperposition ist, umso größer ist der Widerstand bei dieser Übung.

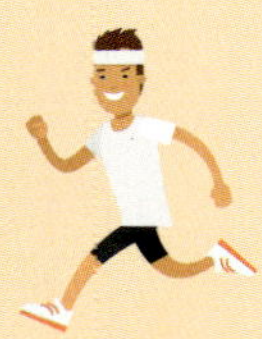

RUBRIK: KNIEBEUGE, AUSFALLSCHRITTE

SLINGTRAINER

4.4.3 Kniebeuge am Slingtrainer

Stellen Sie sich aufrecht hin. Die Beine stehen hüftbreit auseinander. Der Bauch ist angespannt. Greifen Sie den Slingtrainer an den Handgriffen und gehen Sie nach hinten in die Schräglage*. Strecken Sie Ihre Arme aus. Beugen Sie nun Ihre Beine so, als wollten Sie sich auf einen Stuhl setzen. Achten Sie dabei darauf, dass Ihre Knie nicht über Ihre Fußspitzen ragen. Gehen Sie so tief nach unten, wie Sie können. Halten Sie den tiefsten Punkt für einen Moment und gehen Sie dann langsam in die aufrechte Ausgangsposition zurück.

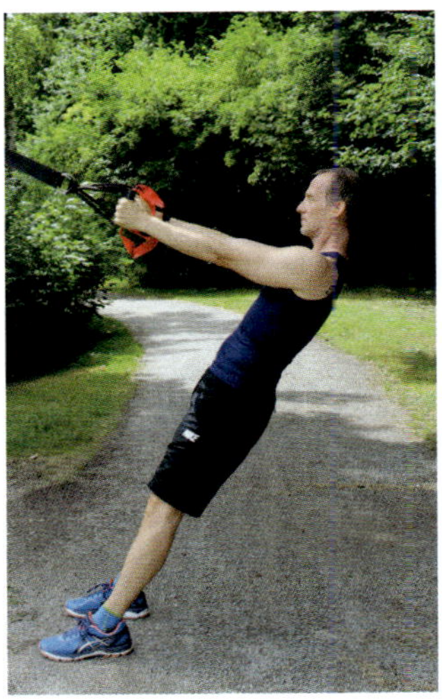

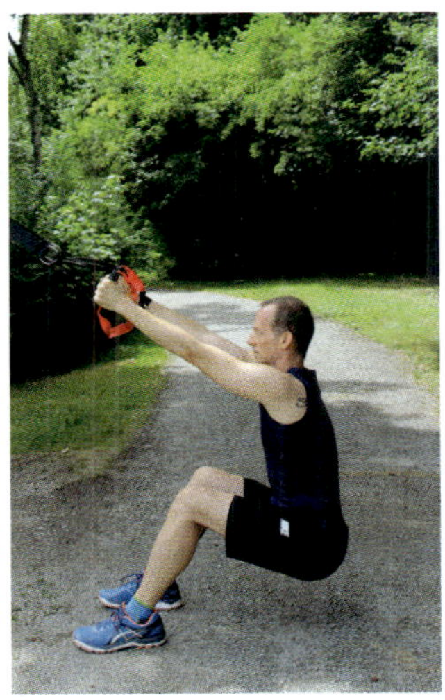

***HINWEIS: BELASTUNGSVERÄNDERUNG:**

Je schräger Ihre Körperposition ist, umso größer ist der Widerstand bei dieser Übung.

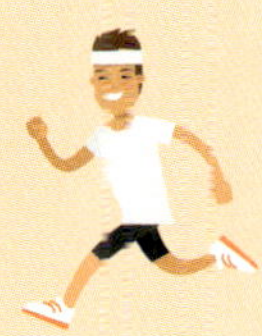

4.4.4 Ausfallschritte am Slingtrainer

Fädeln Sie ein Bein in die Fußschlaufe des Slingtrainers ein und stellen Sie sich aufrecht hin. Ihre Beine stehen hüftbreit auseinander. Spannen Sie den Bauch leicht ein und beugen Sie das Knie des Beins, das in der Fußschlaufe ist, nach unten in Richtung Boden.* Dadurch machen Sie einen Ausfallschritt nach hinten. Achten Sie beim vorderen Bein darauf, dass Ihr Knie nicht Ihre Fußspitze überragt. Senken Sie nun das hintere Knie bis knapp über den Boden. Halten Sie diese Position für einen kurzen Moment. Gehen Sie nun in die Ausgangsposition zurück. Atmen Sie dabei aus.

Wenn Sie mit dem ersten Bein fertig sind, wechseln Sie Sie nun das Bein und wiederholen Sie diese Ausführung.

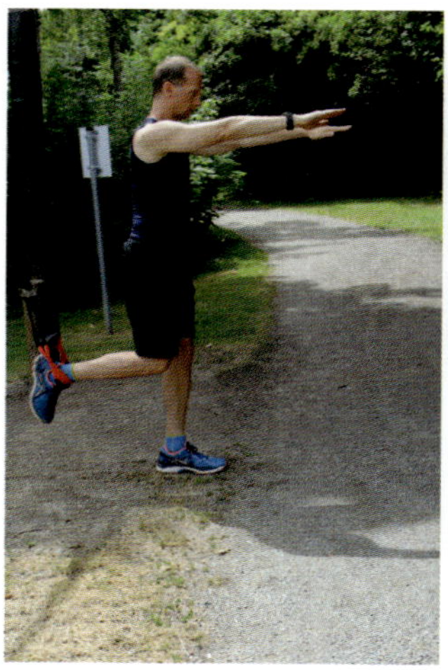

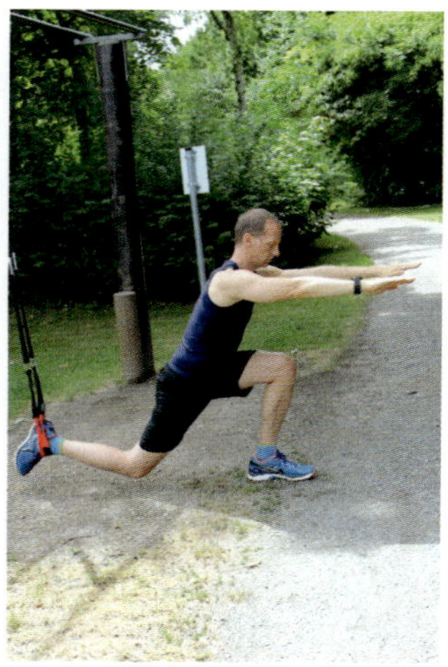

***HINWEIS: BELASTUNGSVERÄNDERUNG:**

Je schräger Ihre Körperposition ist, umso größer ist der Widerstand bei dieser Übung.

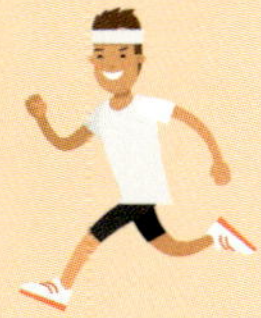

RUBRIK: BAUCHÜBUNGEN

SLINGTRAINER

4.4.5 Knie an die Brust am Slingtrainer

Fädeln Sie Ihre beiden Beine in die Fußschlaufen des Slingtrainers ein und begeben Sie sich in die obere Liegestützposition.* Halten Sie Ihren Rücken gerade und spannen Sie Ihren Bauch an. Dies ist Ihre Ausgangsposition.

Ziehen Sie nun Ihre beiden Knie so nah an die Brust, wie Sie nur können und gehen dabei mit Ihrem Gesäß in die Luft. Halten Sie kurz diese Position und gehen Sie langsam in Ihre Ausgangsposition zurück.

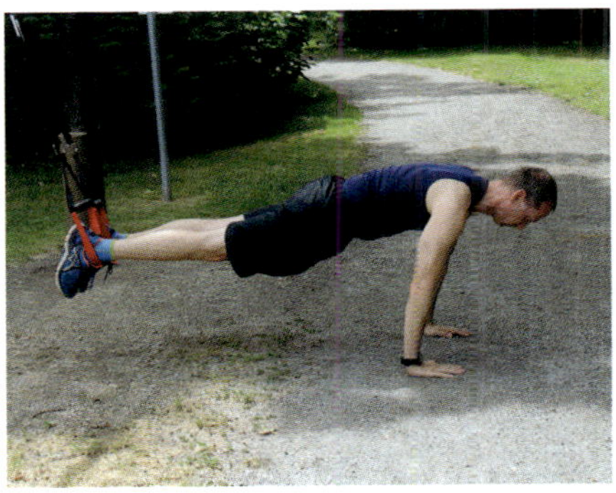

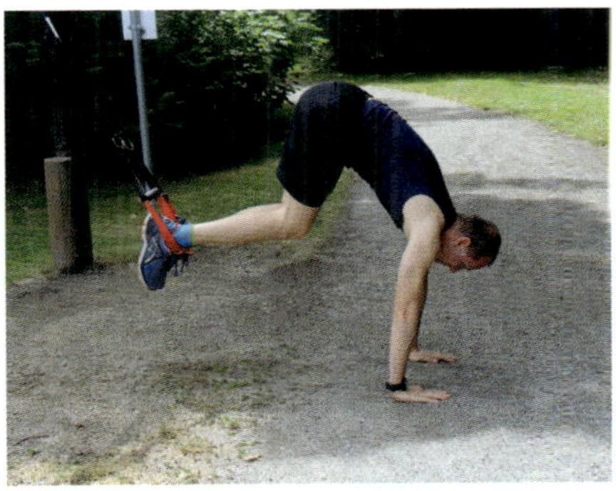

***HINWEIS: BELASTUNGSVERÄNDERUNG:**

Je weiter Sie vom Aufhängungspunkt nach vorne entfernt sind, d. h., je mehr Spannung der Slingtrainer in der Ausgangsposition hat, umso mehr Widerstand ist bei dieser Übung möglich.

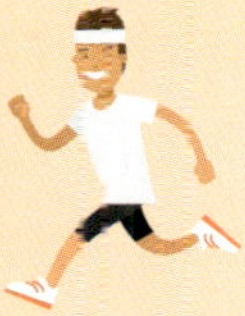

RUBRIK: ROTATION

SLINGTRAINER

4.4.6 Rotation am Slingtrainer

Bringen Sie Ihren Slingtrainer in die Einhandeinstellung (entnehmen Sie diese Position bitte der Anleitung des Slingtrainers) und halten Sie sich mit der linken Hand daran fest.* Spannen Sie nun Ihren Bauch an und legen Sie Ihren Oberkörper nach hinten und drehen Sie sich zur rechten Seite, so weit, dass Ihr rechter Arm zum Boden zeigt. Das ist Ihre Ausgangsposition.

Rotieren Sie nun Ihren Oberkörper so weit nach links oben, bis Ihr rechter Arm einen hohen Punkt am Slingtrainer berührt.

Wechseln Sie zur Wiederholung die Seite.

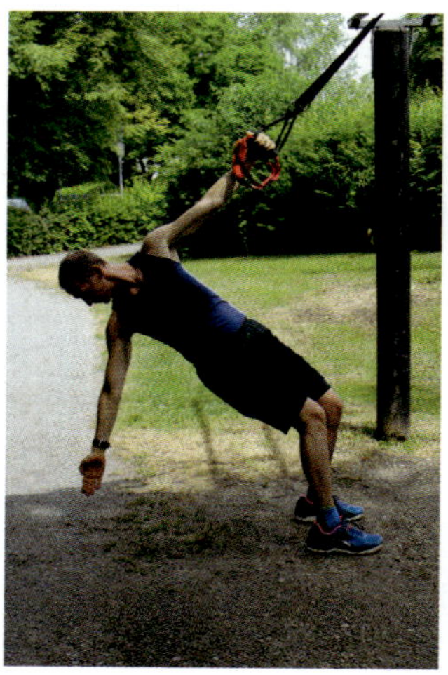

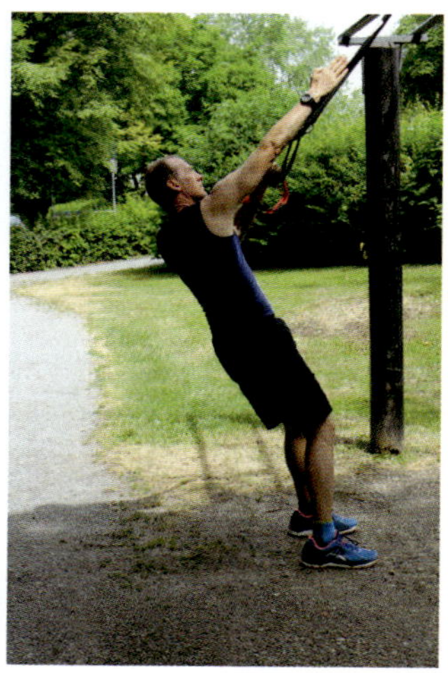

***HINWEIS: BELASTUNGSVERÄNDERUNG:**

Je schräger Ihre Körperposition ist, umso größer ist der Widerstand bei dieser Übung.

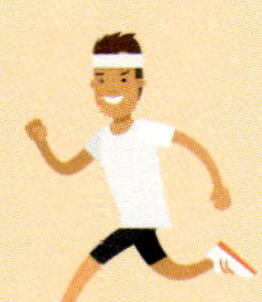

RUBRIK: BALANCE

SLINGTRAINER

4.4.7 Balancieren mit dem Slingtrainer

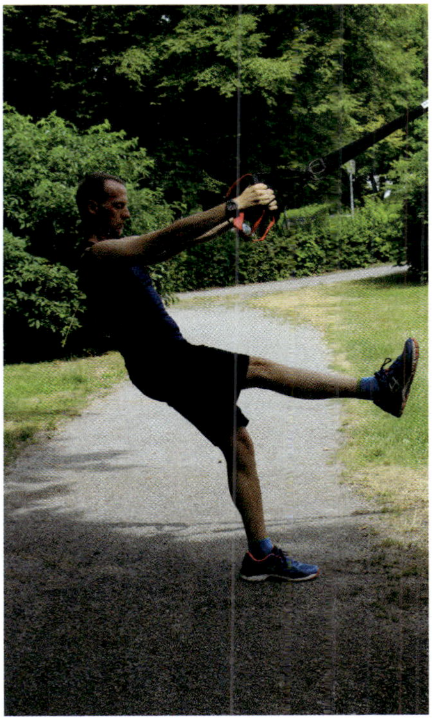

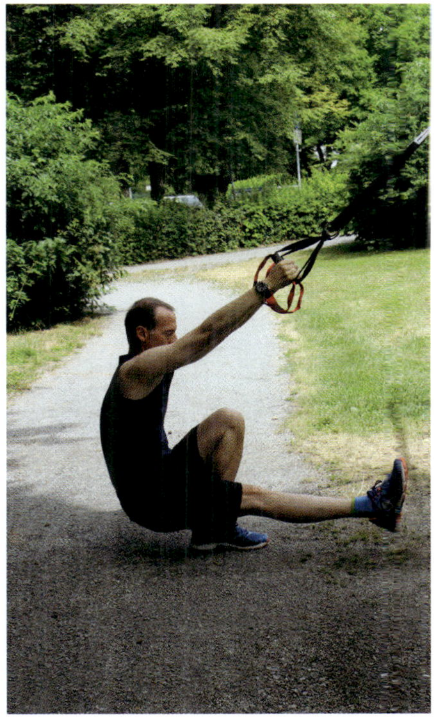

HINWEIS:

Beim Slingtraining kann man die Rubrik „Balance" sehr gut einbauen.

Sie kann mit sehr vielen Kräftigungsübungen kombiniert werden.
Ganz bewusst möchte ich Ihnen gerne zwei bekannte Übungen vorstellen:

die Kniebeuge (Rubrik: Bein) und das Rudern (Rubrik: Druck).

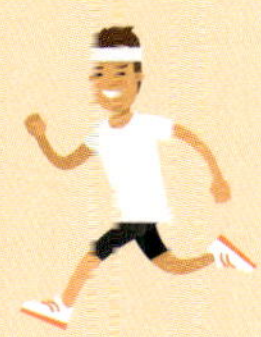

Führen Sie bitte Ihre Übungen wie gewohnt durch, nur auf einem Bein stehend. Dadurch, dass Sie nur auf einem Bein stehen, spannen Sie Ihren Bauch sehr gut an, um die

Stabilität der Position zu erhalten. Führen Sie die jeweilige Übung vorsichtig aus. Sollten Sie einmal die Balance verlieren, lernen Sie so, zu reagieren.

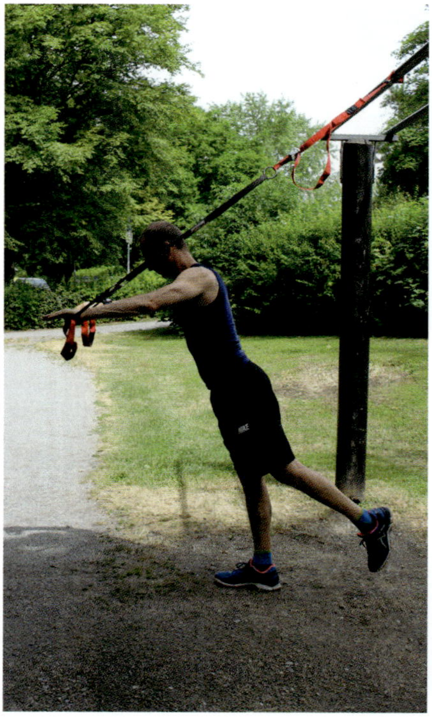

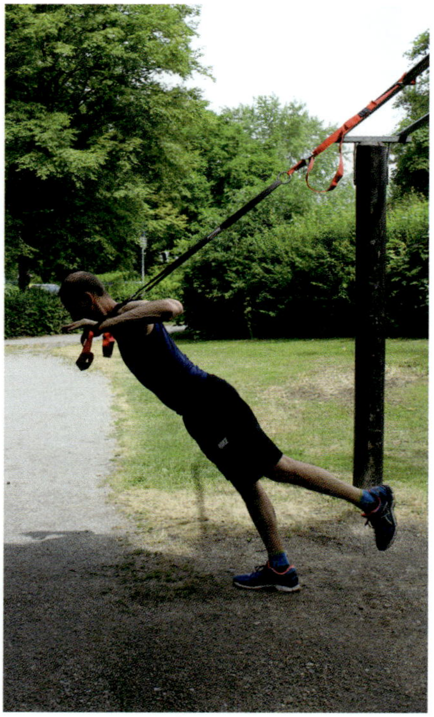

HINWEIS:

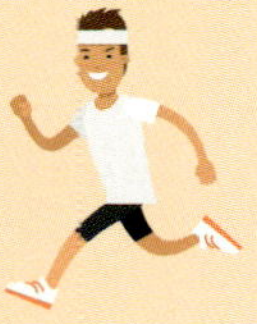

Ein sehr großer Vorteil beim Training mit dem Slingtrainer besteht darin, dass die Übungen am Slingtrainer generell wackeln. Gerade durch diese Instabilität wird die Tiefen- und Rumpfmuskulatur im Körper genötigt, die Bewegung stabilisieren zu müssen.

Durch Balanceübungen am Slingtrainer wird dies noch verstärkt.

RUBRIK: WALKING/JOGGING

SLINGTRAINER

4.4.8 Jogging (Walking) am Slingtrainer

Selbst das Jogging (Walking) lässt sich sehr gut mit dem Slingtrainer durchführen. Gehen Sie dazu am Slingtrainer in die Ausgangsposition in einen leichten Liegestütz (leichte Vorlage nach vorne, den Bauch anspannen).

Fangen Sie nun in dieser Schräglage an, gegen den Widerstand des Slingtrainers zu joggen.

Das Tempo der Beinbewegung und die Höhe des Knieanhubs bestimmen Sie. Variieren Sie ruhig ein wenig.

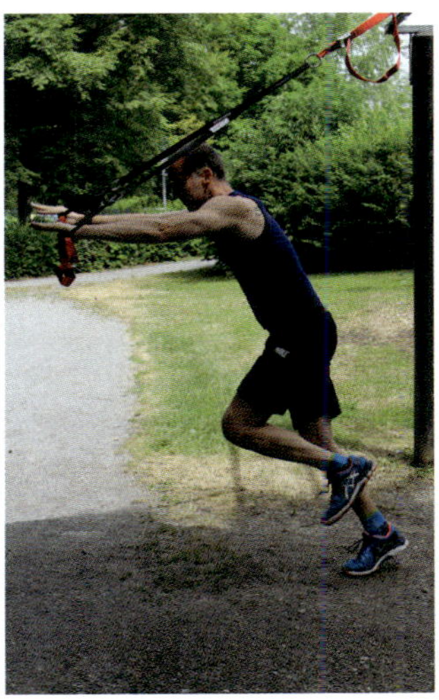

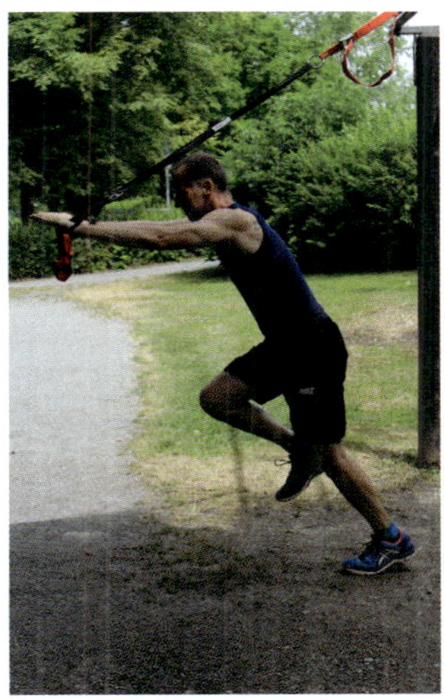

HINWEIS:

Spielen Sie beim Joggen am Slingtrainer ruhig mit dem Tempo der Beinarbeit sowie mit der Höhe des Knieanhubs. Das sorgt für Abwechslung und fordert Ihren Körper und Ihre Ausdauer. Natürlich könnten Sie zwischen den Übungen auch immer eine richtige Laufeinheit absolvieren. Aber, passen Sie auf Ihren Slingtrainer auf, dass dieser während Ihrer Laufeinheit nicht abhandenkommt!

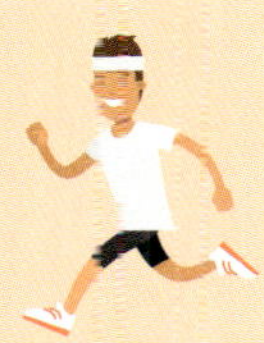

4.5 400-M-BAHN/STADION

Eine weitere hervorragende und wertvolle Trainingsstätte ist die 400-m-Bahn. Diese ist in den meisten Gemeinden vorhanden und viele davon sind frei zugänglich. Die Trainingsmöglichkeiten auf der 400-m-Bahn bzw. auf der Anlage sind einfach enorm. Zudem bietet eine solche Anlage noch diverse andere Vorteile:

» Sie können ausgiebig an ein und demselben Ort trainieren.

» Auch wenn Sie sich im Laufen oder Walken üben, gehen Sie nicht verloren. Selbst wenn Sie zum Beispiel nach 2 km nicht mehr laufen können, brauchen Sie sich keinerlei Sorgen zu machen, wie Sie nun die 2 km wieder zurückkommen. Sie sind zwar gelaufen, aber haben sich örtlich nicht weit wegbewegt.

» Absolut flache und gleichmäßige Wegstrecke. Keine Unfallgefahr durch Wurzeln, Steine usw.

» Bei trockenem Wetter sind sehr gut Bodenübungen möglich.

» Sie können hervorragend Ihr Getränk deponieren und müssen es nicht mit sich tragen. Sie kommen schließlich in jeder Runde an der deponierten Flasche vorbei.

» Sie haben meist eine Toilette in der Nähe.

Wie schon erwähnt, das Training auf einer 400-m-Anlage ist sehr vielseitig möglich. Unsere Basistrainingspläne mit den Basisübungen sind dort natürlich auch umsetzbar, aber darüber hinaus eine ganze Menge mehr! Auch auf der 400-m-Bahn gibt es neben der eigentlichen Laufbahn selbst noch so einiges, was Sie zum Training nutzen können. Erfahren Sie in diesem Kapitel darüber mehr. Zusätzlich gebe ich Ihnen gerne noch einige Anregungen und Ideen, wie Sie Ihr bevorzugtes Training auch mit „Laufspielen" noch besser verknüpfen bzw. kombinieren können.

Freuen Sie sich wieder auf Training in Hülle und Fülle. Ich wünsche Ihnen dabei viel Spaß!

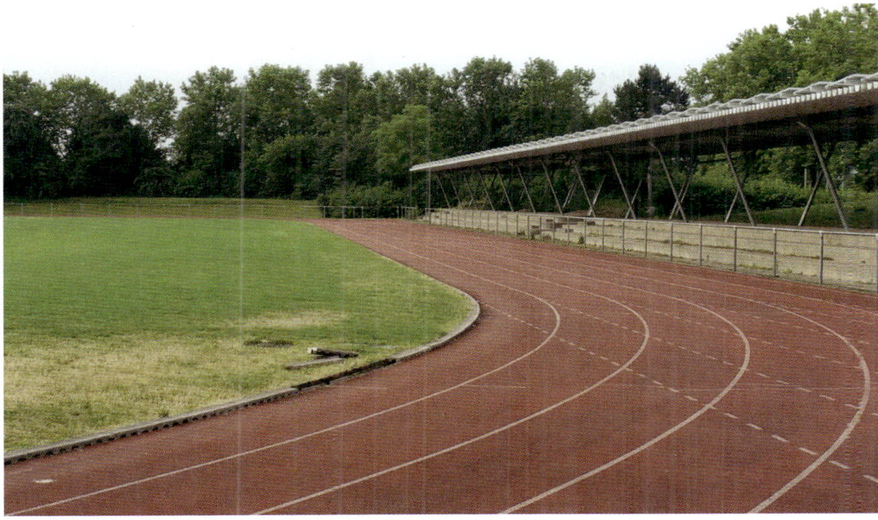

RUBRIK: DRUCKÜBUNG

400 M STADION

4.5.1. Liegestütze an der Treppe in der Aufwärtsposition

Gehen Sie in die obere Liegestützposition gegen eine Tribünenstufe. Ihre Hände sind direkt unter Ihren Schultern.

Stellen Sie Ihre Füße und Beine zusammen. Spannen Sie Ihren Bauch an. Beugen Sie nun Ihre Ellbogen, um Ihren Brustkorb dem Boden anzunähern.

Die Ellbogen laufen nahe am Körper entlang. Halten Sie dabei Ihren Rücken gerade. Gehen Sie so tief, wie Sie können. Halten Sie Ihren tiefsten Punkt und drücken Sie sich in die Ausgangsposition zurück. Atmen Sie dabei aus.

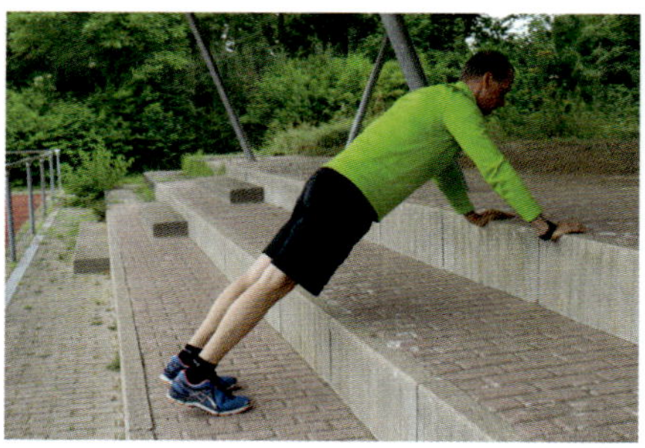

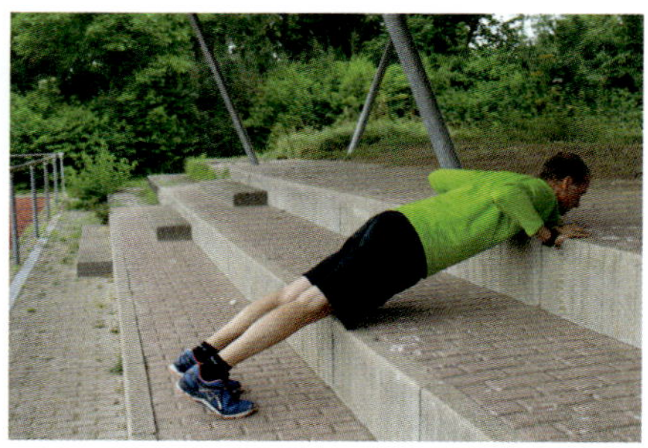

TIPP:

Sie können die Liegestütze natürlich auch auf dem Boden absolvieren oder auch gegen die Stange, an welcher wir auch die Zugbewegung absolvieren (vgl. dazu Kap. 4.5.2 „Rudern an der Begrenzungsstange").

Belastungsveränderung

Schwerer: Liegestütz an der Treppe in der Abwärtsposition

Gehen Sie in die obere Liegestützposition. Die Beine liegen erhöht auf einer Stufe. Halten Sie den Rücken gerade und spannen Sie den Bauch an. Ihre Hände sind unter Ihren Schultern und Ihre Beine zusammen. Beugen Sie nun Ihre Ellbogen und nähern Sie sich mit Ihrem Brustkorb dem Boden an. Halten Sie nun Ihre tiefstmögliche Position und drücken Sie sich in die Ausgangsposition zurück. Atmen Sie dabei aus.

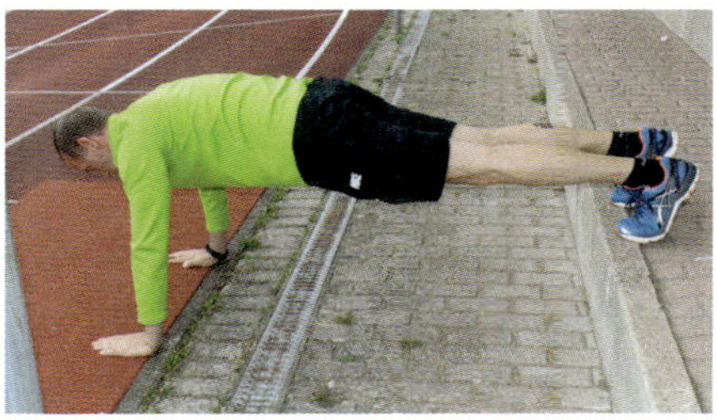

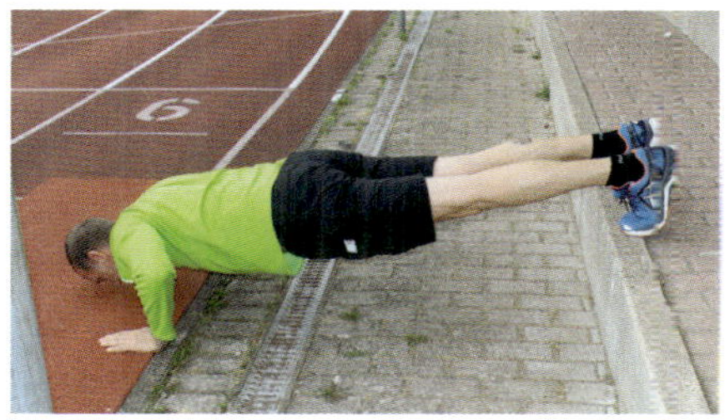

Schwerer: Die Beine sind stark erhöht

Ausführung wie in der oberen Position.

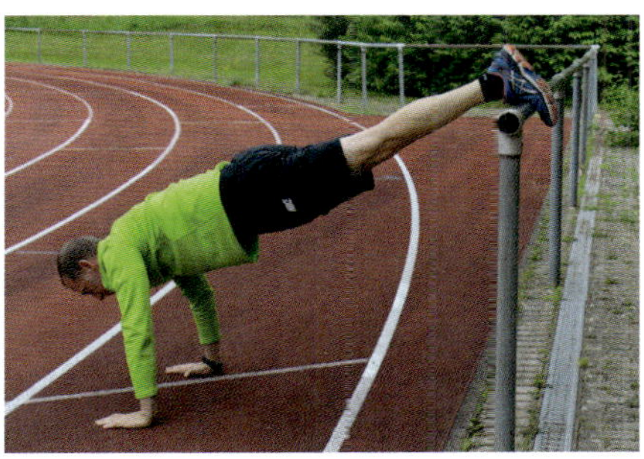

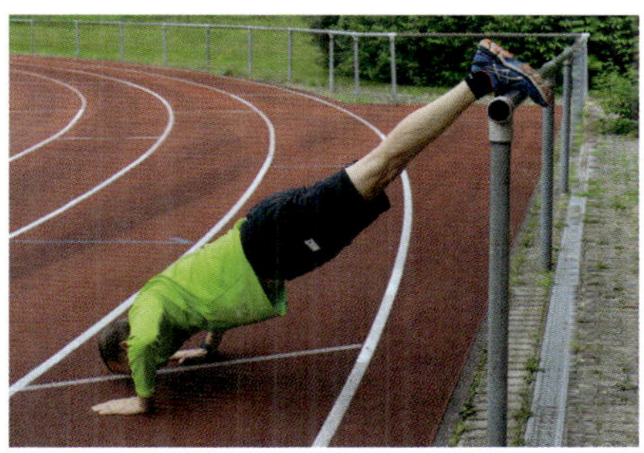

HINWEIS:

Dieser Liegestütz ist extrem schwer und nur für Fortgeschrittene geeignet!

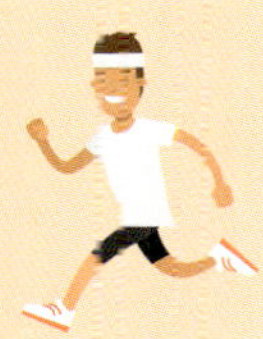

RUBRIK: ZUGÜBUNG

400 M STADION

4.5.2 Rudern an der Begrenzungsstange

Hängen Sie sich unter die Begrenzungsstange.

Ihre Arme sind gestreckt. Ihr Bauch ist angespannt. Ihre Beine sind ausgestreckt.

Beugen Sie nun Ihre Arme und ziehen Sie sich mit der Brust an die Stange heran.

Halten Sie kurz diese Position und gehen Sie langsam in die Startposition zurück.

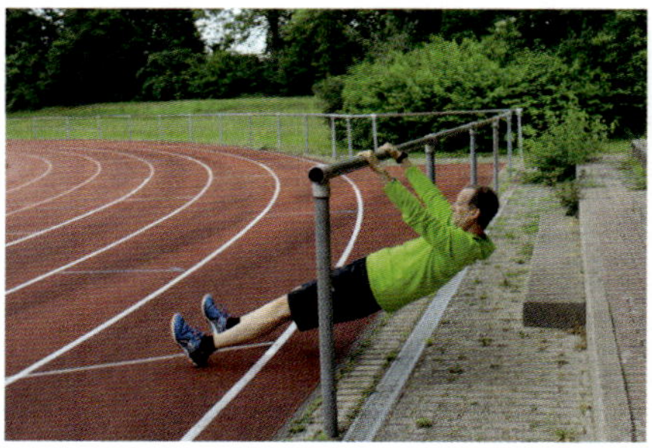

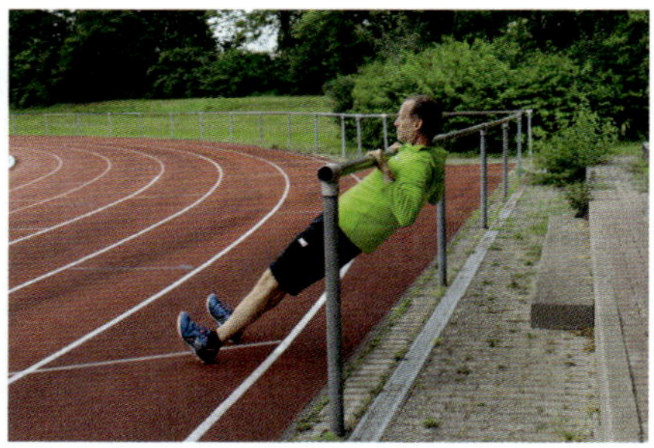

TIPP:

Je schräger Ihre Körperposition ist, umso größer ist der Widerstand bei dieser Übung.

Im Laufe dieses Buches werden Sie sehr viele Varianten dieser Übung kennenlernen.

Viel Spaß!

Belastungsveränderung

Schwerer: Klimmzug am Tor

Hängen Sie sich an ein Tor. Ihre Arme halten Sie in etwa schulterbreit. Spannen Sie nun Ihren Bauch an und ziehen Sie sich am Tor hoch, bis Ihr Kinn über der Stange ist. Halten Sie kurz diese Position und lassen sich langsam in die Ausgangsposition zurücksinken.

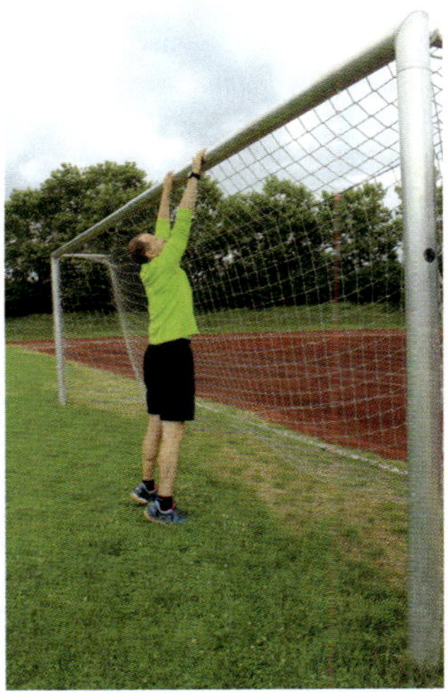

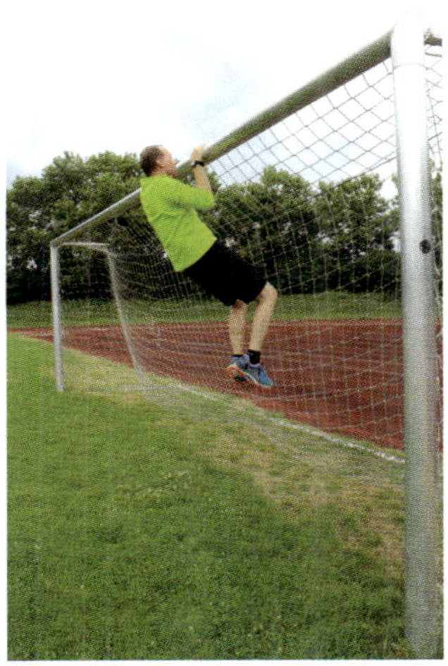

ACHTUNG!

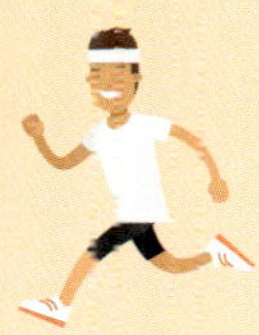

Achten Sie unbedingt auf die Sicherheit. Ist das Tor stabil? Kippt es nicht um? Evtl. gibt es auf der 400-m-Anlage noch andere Möglichkeiten eines sicheren Klimmzugs.

Sprechen Sie dies vorher bitte mit dem Platzwart ab, der kann beurteilen, was sicher und geeignet ist. Fragen Sie ihn bitte auch nach seiner Erlaubnis oder beim Verein, ob Klimmzüge in diesem Stadion erlaubt sind!

RUBRIK: KNIEBEUGE, AUSFALLSCHRITTE

400 M STADION

4.5.3 Kniebeugensprung die Stufe hoch

Stellen Sie sich direkt vor eine Stadionstufe und absolvieren Sie eine Kniebeuge. Schnellen Sie nun aus der tiefsten Position explosionsartig hoch und springen Sie dabei auf die nächste Stufe. Landen Sie sanft und federnd in der unteren Kniebeugeposition.

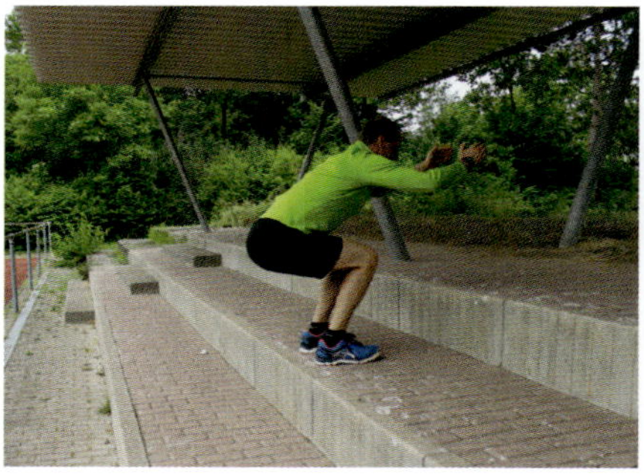

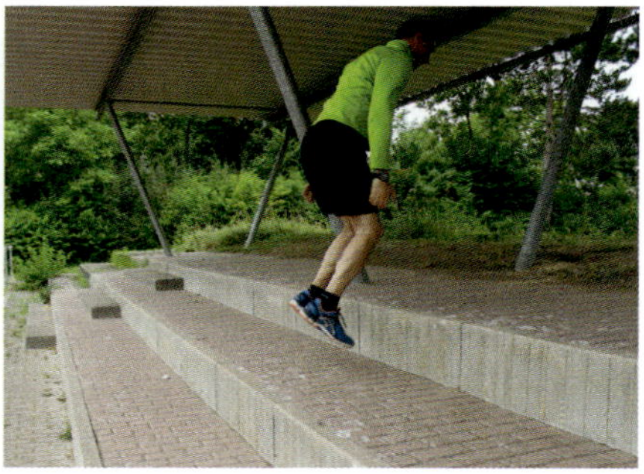

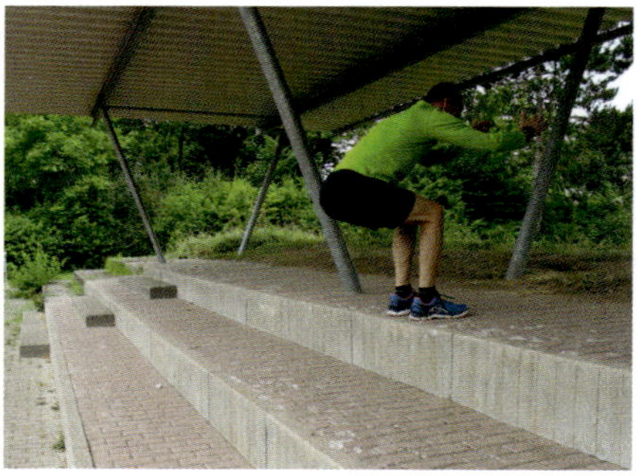

ACHTUNG!

Bitte springen Sie die Treppen nicht rückwärts hinunter, sondern gehen Sie hinunter.

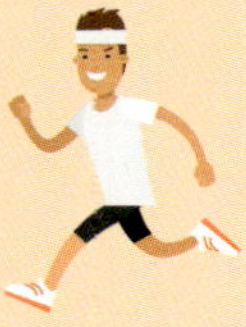

Belastungsveränderung

Leichter: Kniebeuge

Stellen Sie sich aufrecht hin. Die Beine stehen hüftbreit auseinander. Der Bauch ist angespannt. Strecken Sie Ihre Arme aus. Beugen Sie nun Ihre Beine so, als wollten Sie sich auf einen Stuhl setzen. Achten Sie dabei darauf, dass Ihre Knie nicht über Ihre Fußspitzen ragen. Gehen Sie in diese Bewegung so tief hinab, wie Sie können. Halten Sie den tiefsten Punkt für einen Moment und kehren Sie dann langsam in die aufrechte Ausgangsposition zurück.

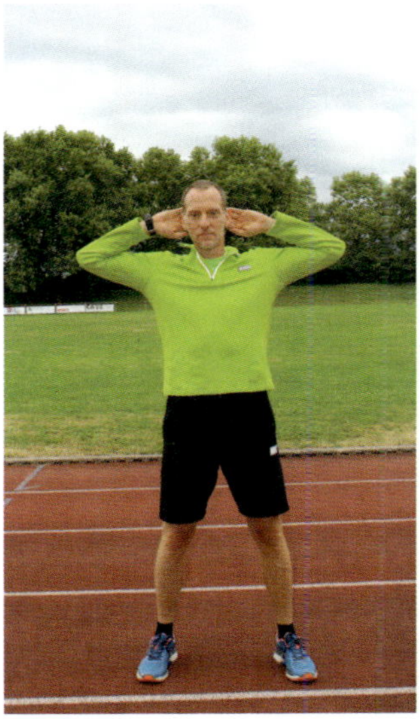

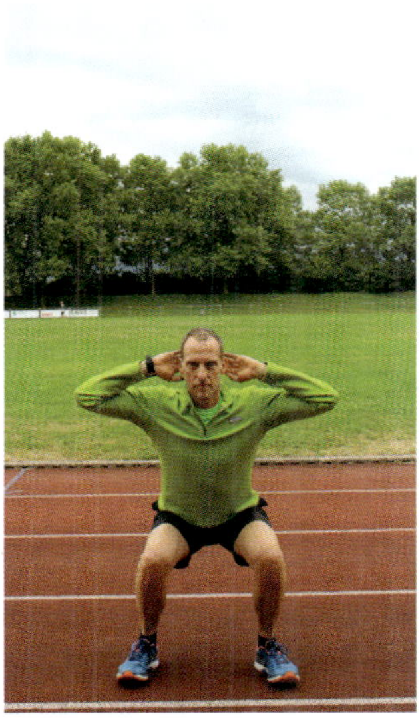

Schwerer: Pistols an der Begrenzungsstange

Stellen Sie sich an die Begrenzungsstange in die aufrechte Ausgangsposition, als ob Sie eine zweibeinige Kniebeuge machen wollten. Spannen Sie Ihren Bauch an. Strecken Sie nun Ihr rechtes Bein aus und vollführen Sie mit Ihrem linken Bein eine tiefe Kniebeuge. Halten Sie den tiefsten Punkt für einen Moment und drücken Sie sich nach oben in die Ausgangsposition zurück. Wechseln Sie nun das Bein zur Wiederholung.

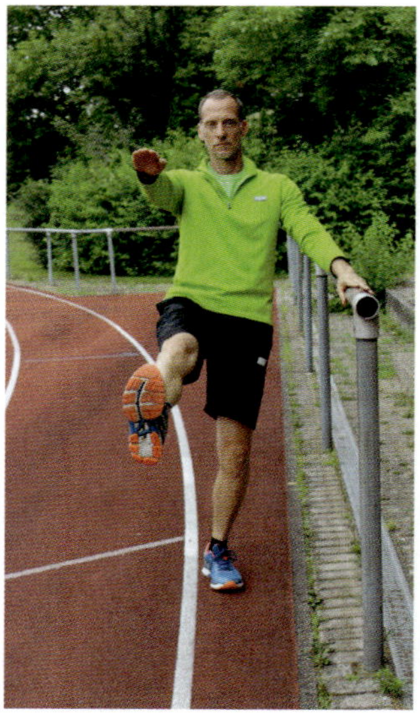

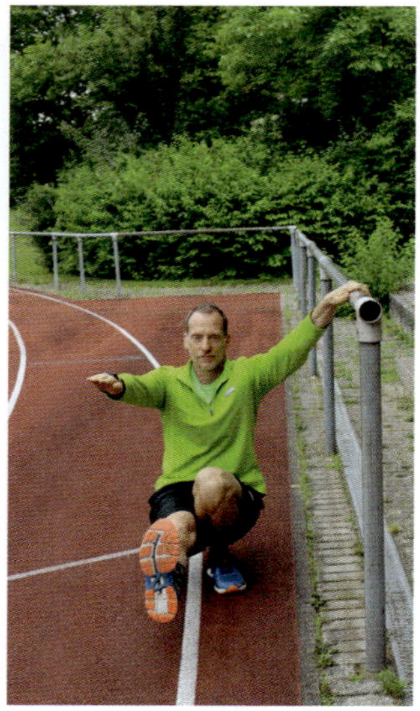

4.5.4 Ausfallschritte vorwärts auf der 400-m-Bahn

400 M STADION

Machen Sie wie gewohnt einen Ausfallschritt nach vorne.

Wechseln Sie nun das Bein und wiederholen Sie diese Ausführung.

Laufen Sie dadurch nach vorne die Bahn entlang.

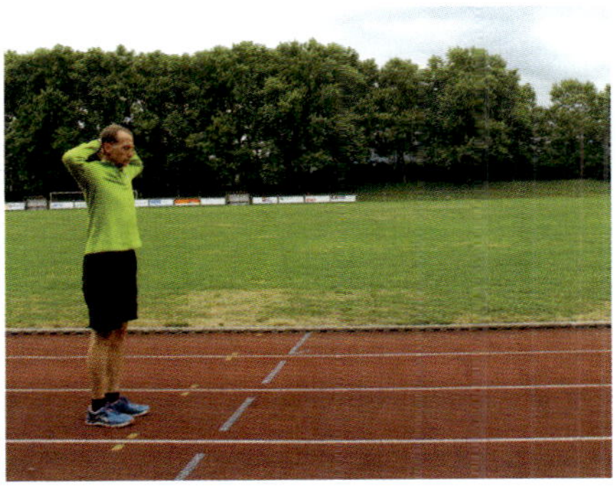

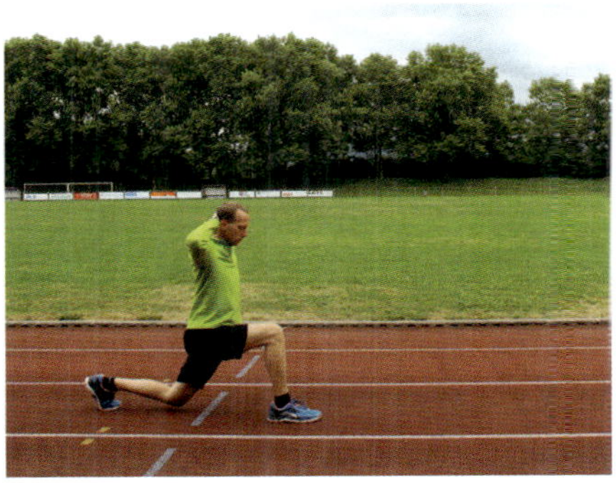

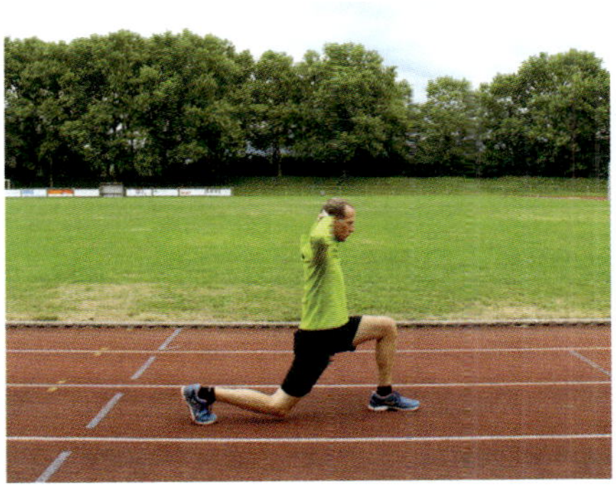

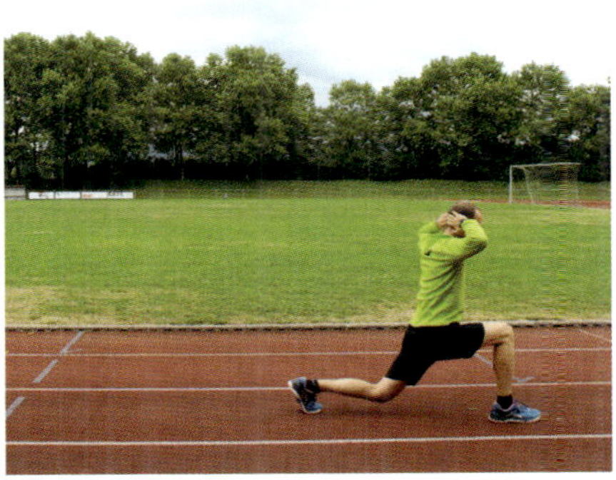

HINWEIS:

Machen Sie eine entsprechende Wiederholungszahl oder legen Sie eine Strecke zurück, zum Beispiel 100 m Ausfallschritte und den Weg zurück traben oder walken.

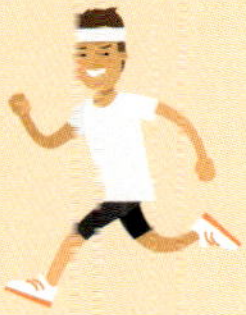

Belastungsveränderung

Schwerer: Ausfallschritt mit erhöhtem hinteren Bein

Stellen Sie Ihr hinteres Bein auf eine Stufe. Achten Sie beim vorderen Bein darauf, dass Ihr Knie nicht Ihre Fußspitze überragt. Senken Sie nun das hintere Knie bis knapp über dem Boden ab. Halten Sie diese Position für einen kurzen Moment. Gehen Sie nun in die Ausgangsposition zurück. Atmen Sie dabei aus. Wechseln Sie nun das Bein und wiederholen Sie diese Ausführung.

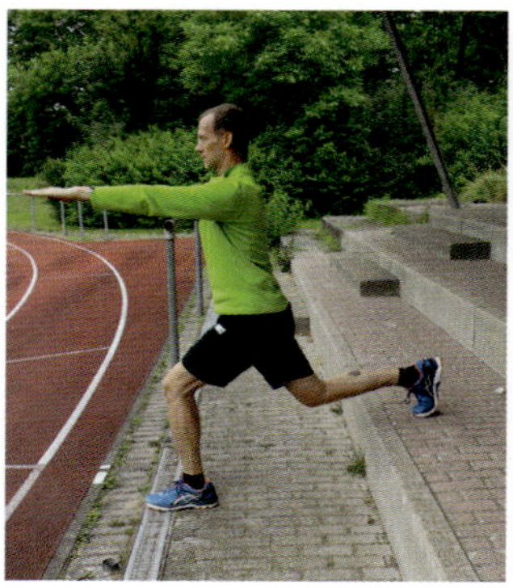

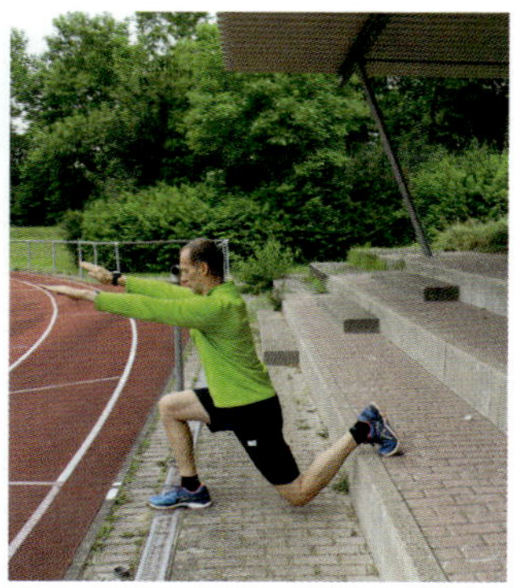

Schwerer: Ausfallschritt gesprungen mit erhöhtem vorderen Bein

Begeben Sie sich in einen Ausfallschritt. Das linke Bein ist vorne und steht auf einer Stufe. Springen Sie nun explosiv ab und wechseln Sie mit dem Sprung das vordere Bein.

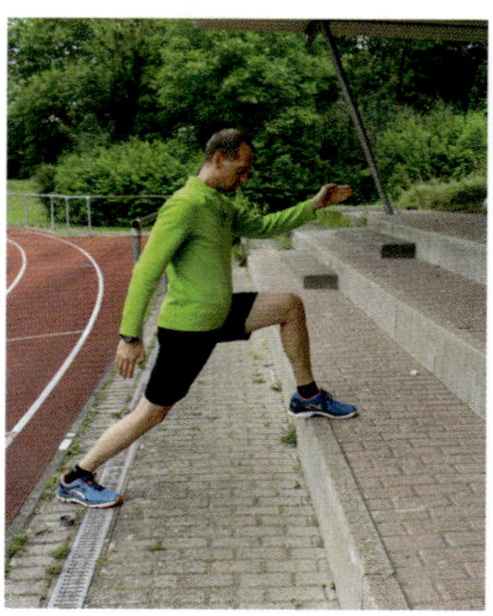

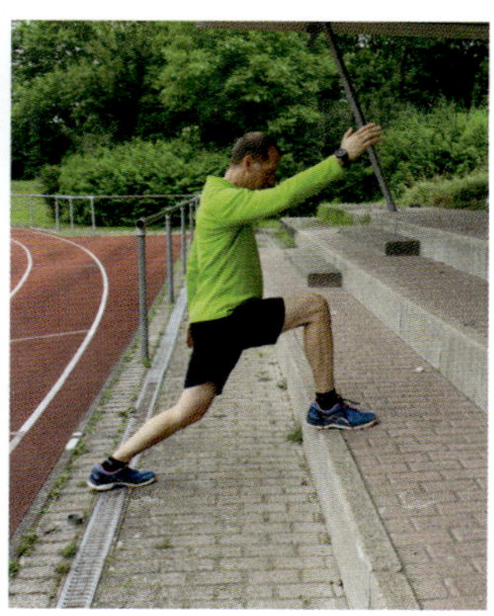

RUBRIK: BAUCHÜBUNGEN

400 M STADION

4.5.5 Mountain Climber

Begeben Sie sich in die obere Liegestützposition. Spannen Sie den Bauch an. Führen Sie das rechte Knie langsam zu Ihrem rechten Ellbogen. Halten Sie kurz diese Position und gehen Sie in die Ausgangsposition des oberen Liegestützes zurück. Nun führen Sie das linke Knie zum linken Ellbogen.

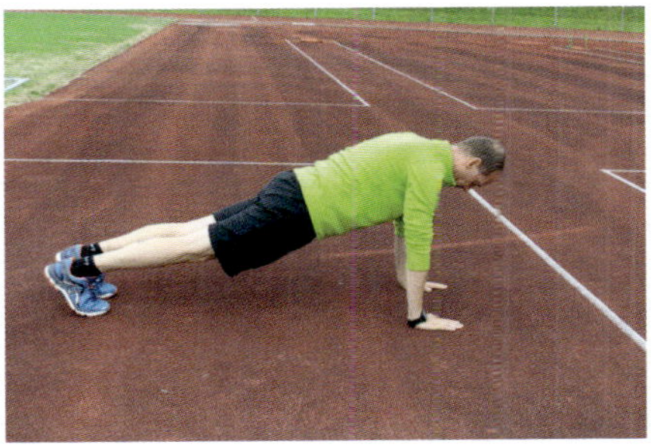

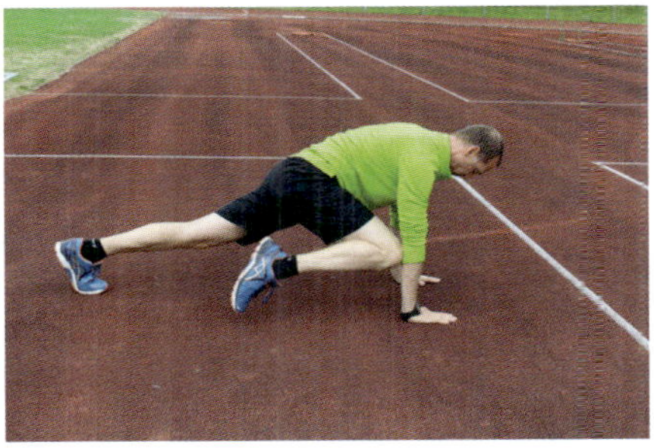

Belastungsveränderung

Schwerer: Im Hang die Knie zur Brust ziehen

Hängen Sie sich an eine Stange. Spannen Sie fest den Bauch an und führen Sie beide Knie so nah an Ihre Brust, wie Sie können.

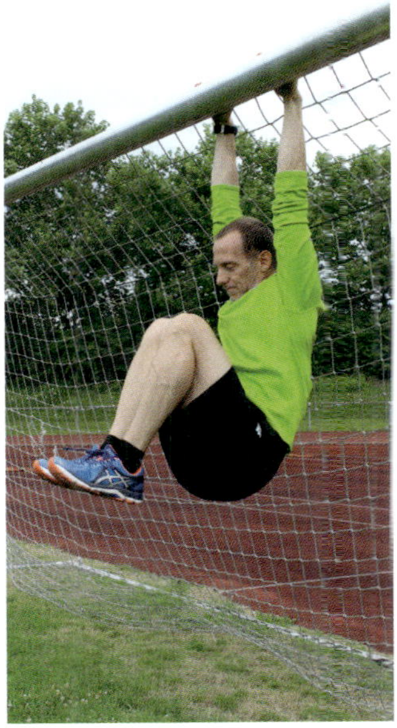

Schwerer: Die Schuhe berühren

Legen Sie sich auf den Rücken und spannen Sie Ihren Bauch an. Strecken Sie Ihre Beine möglichst gerade in die Luft. Legen Sie Ihre Hände auf Ihre Brust. Das ist Ihre Ausgangsposition. Strecken Sie nun Ihre Arme aus. Heben Sie Ihren Oberkörper an und versuchen Sie, mit Ihren Fingerspitzen Ihre Füße zu berühren. Halten Sie Ihre höchste Position kurz. Senken Sie Ihren Oberkörper wieder ab und legen Sie Ihre Hände wieder auf Ihre Brust.

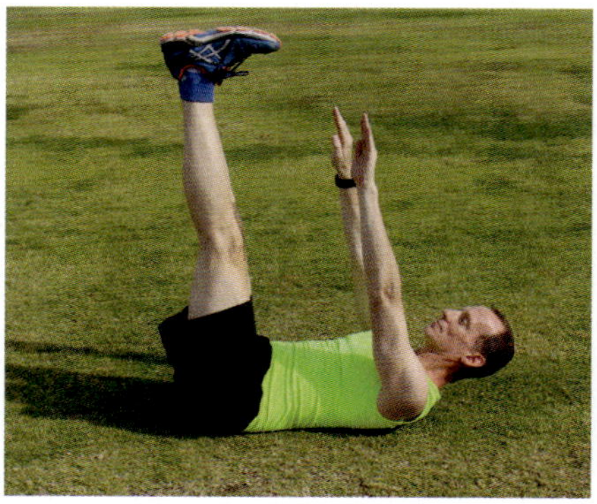

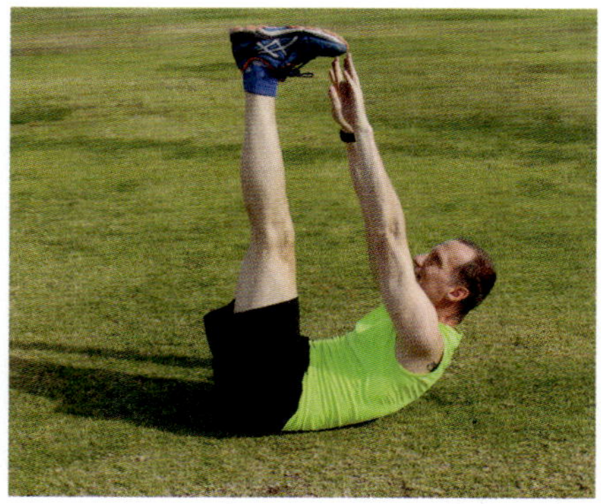

RUBRIK: ROTATION

400 M STADION

4.5.6 Russian Twist

Setzen Sie sich auf den Boden. Die Beine sind angewinkelt. Beugen Sie nun Ihre Arme und pressen Sie diese an Ihren Körper. Spannen Sie nun Ihren Bauch an und neigen Sie Ihren Oberkörper so weit nach hinten, wie Sie Ihre Bauchspannung noch problemlos halten können. Drehen Sie nun den Oberkörper so weit zur Seite, wie Sie können. Halten Sie diese Position kurz und drehen Sie sich in die Ausgangsposition zurück. Stoppen Sie dort. Wechseln Sie zur Wiederholung die Seite.

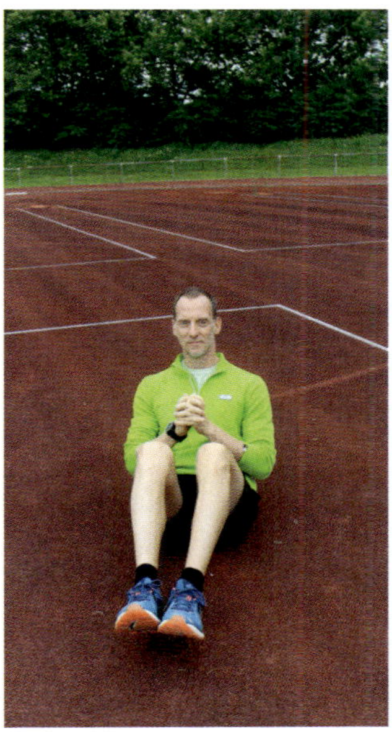

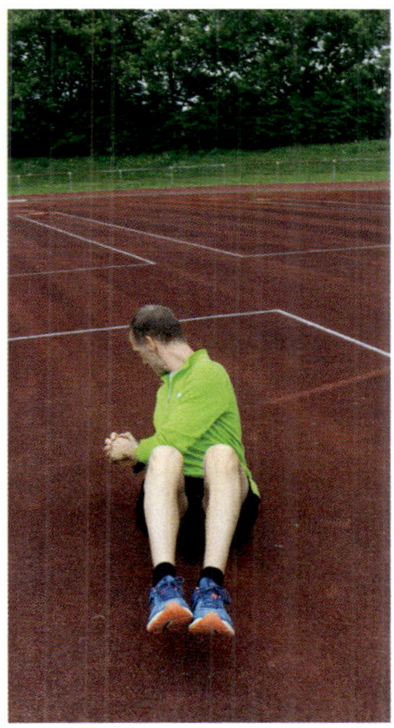

Belastungsveränderung

Schwerer: Rotation im Hang

Hängen Sie sich an eine Stange. Spannen Sie den Bauch an und heben Sie Ihre Füße so weit an, dass diese keinen Bodenkontakt mehr haben. Ziehen Sie Ihre Knie zur Brust und drehen Sie den Oberkörper in eine Richtung. Halten Sie diese Position kurz und drehen Sie dann in die Ausgangsposition zurück. Stoppen Sie da kurz, um Schwung zu vermeiden. Drehen Sie sich nun in die andere Richtung. Halten Sie kurz diese Position, um dann in die Ausgangsposition zurückzudrehen.

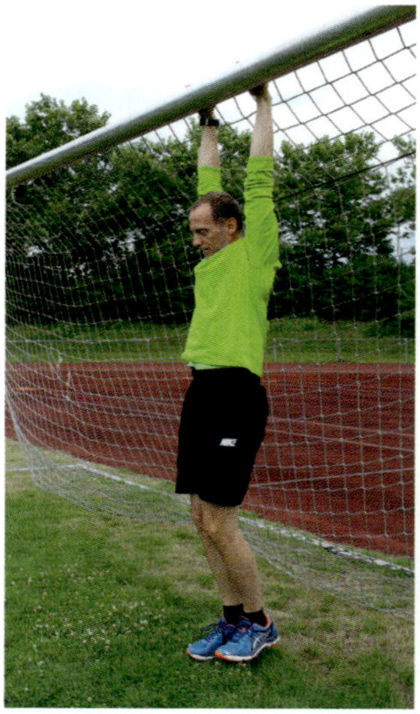

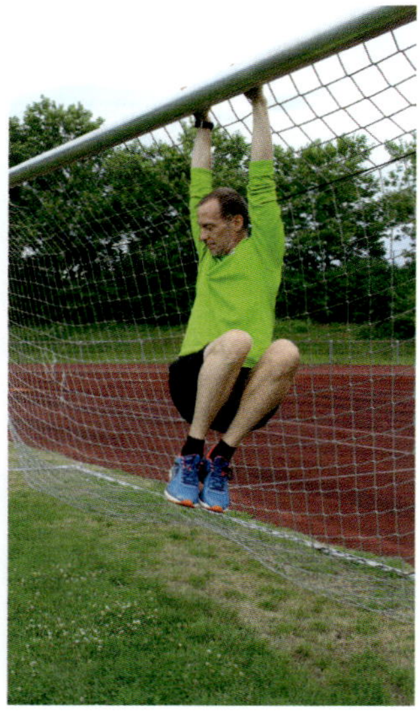

RUBRIK: BALANCE

400 M STADION

4.5.7 Balancieren

Finden Sie wieder Ihre (innere) Balance. Ohne fleißiges Training geht das nicht, dabei ist die Balance für unser Leben so wichtig!

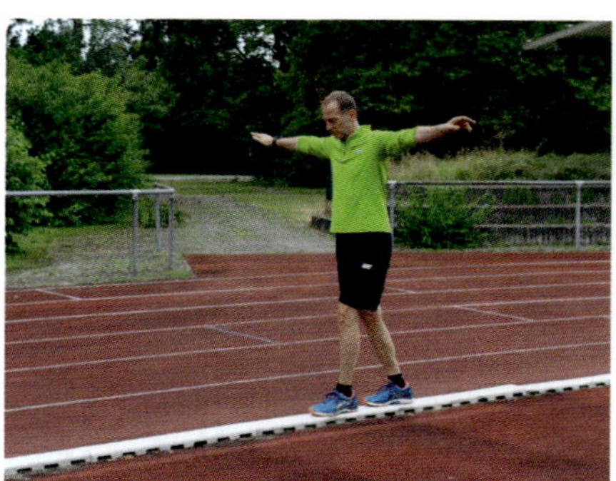

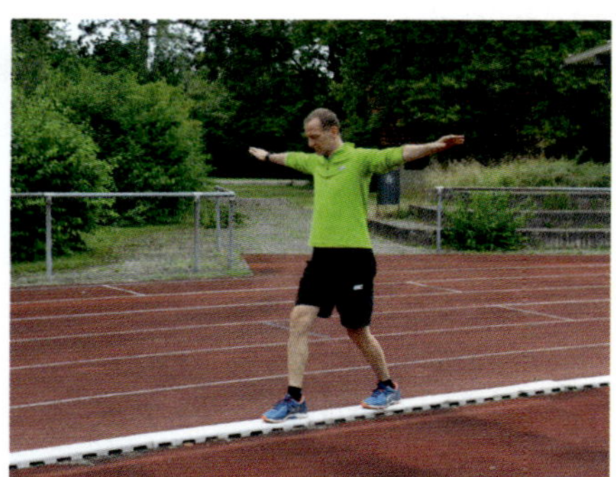

RUBRIK: WALKING/JOGGING

400 M STADION

4.5.8 Laufen auf der 400-m-Bahn

Laufen auf der 400-m-Bahn bietet sich natürlich an!

Joggen im entspannten, moderaten Tempo. Genießen Sie hierbei die reine Fortbewegung. Atmen Sie tief und ruhig. Laufen/Jogging soll ein Genuss sein. Es soll Sie entspannen. Laufen Sie locker und ruhig, federnd. Und bedenken Sie: Beim Laufen/Jogging gibt es kein zu langsames Tempo, aber sehr häufig gibt es ein zu schnelles Laufen!

Wenn Sie nicht mehr joggen können, dann walken Sie in den Pausen. So machen Sie aus dem „Jogging" ein „Wogging"!

Drehen Sie ein paar 400-m-Runden!

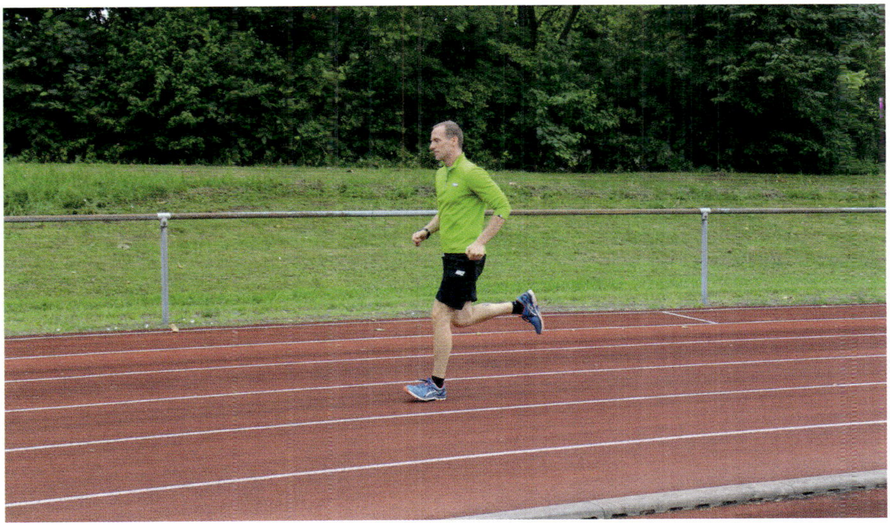

HINWEIS:

Sie können noch nicht laufen, sind (Nordic) Walker und wollen das Jogging gerne erlernen? Dann schauen Sie sich doch in Kap. 4.5.9.1 „Trainingsplan: Vom Walker zum Läufer".

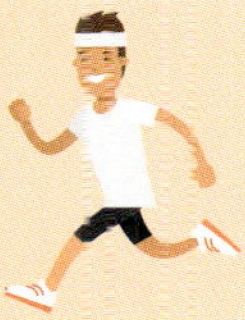

Belastungsveränderung

Leichter: Traben

Ganz entspannt und locker laufen. Schön langsam!

Runde für Runde schön locker!

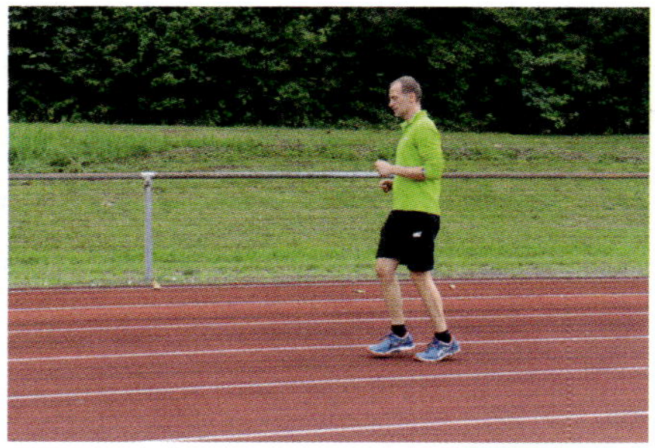

HINWEIS:

Wenn Sie noch keine Runde schaffen, lassen Sie nicht den Kopf hängen. Auf der 400-m-Bahn sind Sie am idealen Ort, um dies zu trainieren. Sie brauchen keine Bedenken zu haben, wenn Sie nicht mehr können, müssen Sie sich keinerlei Gedanken darüber machen, wie Sie wieder zum Startpunkt zurückgelangen!

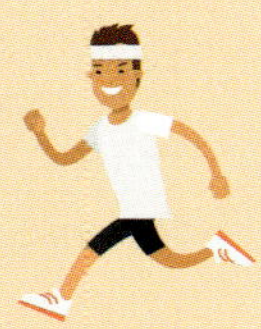

Schwerer: Sprinten

Sprinten Sie ruhig hin und wieder ein paar Meter. ABER: Nur kurze Abschnitte und sich vorher gut warm machen beziehungsweise gut einlaufen. Fordern Sie sich, aber übertreiben Sie es nicht!

Achten Sie dabei intensiv auf Ihren Körper, damit Sie sich nicht überlasten.

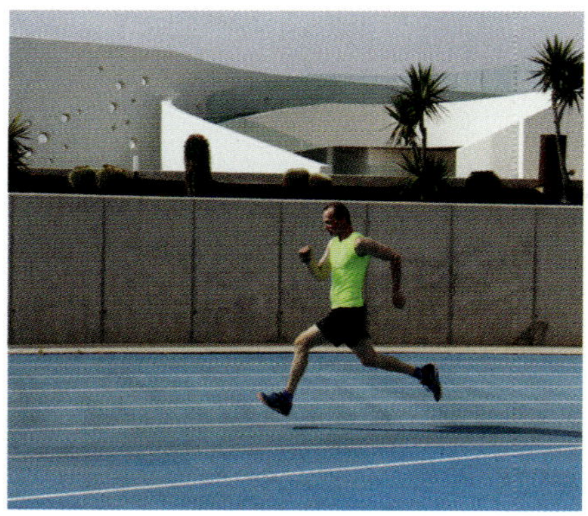

HINWEIS:

Ihnen ist das reine Lauftraining zu anstrengend? Keine Sorge! Im nächsten Kapitel finden Sie einige Trainingsideen, mit denen Sie das Lauftraining „auflockern" können!

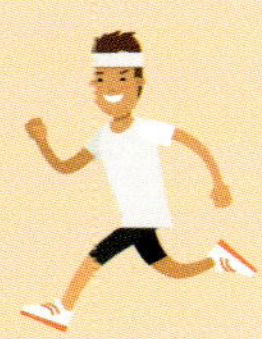

4.5.9 Trainingspläne – 400-m-Bahn

Neben unserem Basistrainingsplan mit seinen Basisübungen oder den vorgestellten Übungsvarianten der jeweiligen Rubrik „400 m Stadion" sind hier noch ganz andere Trainingspläne möglich. Mit den nachfolgenden Ideen und Anregungen möchte ich natürlich gerne die Vorteile einer 400-m-Bahn ausnutzen, jedoch ohne in das reine Lauftraining zu verfallen!

HINWEIS:

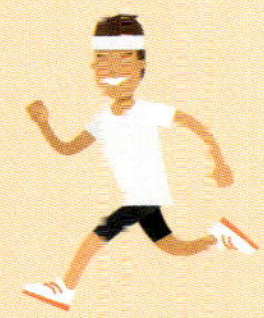

Ich habe den Trainingsplan Kap. 4.5.9.1 „400 m Stadion Trainingsplan 1: Vom Walker zum Läufer" ganz bewusst den anderen Plänen in der Reihenfolge vorgezogen, damit die Möglichkeit besteht, dass die „Laufanteile" der dann folgenden Trainingspläne auch gelaufen werden können, falls gewünscht. Wer also noch kein Läufer ist, dies aber gerne werden möchte, kann sich jetzt auf den nun folgenden Trainingsplan freuen. Denn schließlich ist die 400-m-Bahn der ideale Ort, um dies zu trainieren!

RUBRIK: TRAININGSPLAN

400-M-BAHN – STADION

4.5.9.1 400 m Stadion Trainingsplan 1: Vom Walker zum Läufer

Auch wenn das reine Lauftraining nicht das alleinige Thema sein soll, sondern vielmehr die vielen anderen Trainingsideen, die auf der 400-m-Bahn möglich sind, im Vordergrund stehen, möchte ich mit einem Lauftrainingsplan gerne beginnen.

Denn das 400-m-Rund ist nicht nur ein idealer Ort, um das Laufen zu trainieren, sondern hier kann man es auch erlernen! Sie möchte das Laufen gerne erlernen? Kein Problem! Schließlich geht dies an keinem anderen Ort besser als auf einer 400-m-Bahn. Warum? Die Vorteile, wie bereits erwähnt, liegen auf der Hand:

» Komplett flache Strecke.

» Sie bleiben immer am gleichen Ort und brauchen sich keine Gedanken darüber zu machen, sollten Sie nach 2 km nicht mehr können, wie Sie dann zurückkommen.

» Sie können Ihr Getränk deponieren, kommen bei jeder Runde daran vorbei und müssen es nicht mit sich mitschleppen.

Trainieren Sie den kompletten Trainingsinhalt der jeweiligen Trainingswoche 3 x die Woche. Zum Beispiel nach folgendem Schema:
Montag: Trainingseinheit 1
Dienstag: Laufpause
Mittwoch: Trainingseinheit 2
Donnerstag: Laufpause
Freitag: Trainingseinheit 3
Samstag: Laufpause
Sonntag: Laufpause

HINWEIS:

Nur um das noch einmal klarzustellen, Sie müssen, falls Sie noch kein Läufer sind, nicht unbedingt das Jogging erlernen – das sportliche (Nordic)Walking ist auch extrem wertvoll – aber Sie hätten jetzt die Gelegenheit dazu.

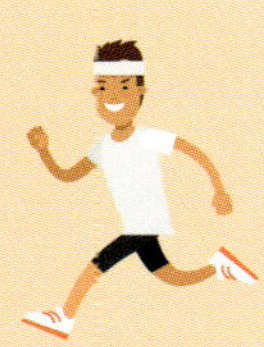

RUBRIK: TRAININGSPLAN

400-M-BAHN – STADION

1. Woche	1 min Walken	2 Min Joggen	1 min Walken	2 Min Joggen	1 min Walken	2 Min Joggen	1 min Walken	2 Min Joggen	1 min Walken	2 Min Joggen	Gesamt: 28 min Training
	1 min Walken	2 Min Joggen	1 min Walken	2 Min Joggen	1 min Walken	2 Min Joggen	1 min Walken	2 Min Joggen	1 min Walken		
2. Woche	2 min Walken	2 Min Joggen	1 min Walken	2 Min Joggen	1 min Walken	2 Min Joggen	1 min Walken	2 Min Joggen	1 min Walken	2 Min Joggen	Gesamt: 28 min Training
	1 min Walken	2 Min Joggen	1 min Walken	2 Min Joggen	1 min Walken	2 Min Joggen	1 min Walken	2 Min Joggen	1 min Walken	2 Min Joggen	
3. Woche	1 min Walken	4 Min Joggen	1 min Walken	4 Min Joggen	1 min Walken	4 Min Joggen	1 min Walken	4 Min Joggen	1 min Walken		Gesamt: 31 min Training
	4 Min Joggen	1 min Walken	4 Min Joggen	1 min Walken							
4. Woche	1 min Walken	5 Min Joggen	1 min Walken	5 Min Joggen	1 min Walken	5 Min Joggen	1 min Walken	5 Min Joggen			Gesamt: 31 min Training
	1 min Walken	5 Min Joggen	1 min Walken								
5. Woche	7 Min Joggen	1 min Walken	7 Min Joggen	1 min Walken	7 Min Joggen	1 min Walken	7 Min Joggen				Gesamt: 32 min Training
6. Woche	10 Min Joggen	1 min Walken	10 Min Joggen	1 min Walken	10 Min Joggen						Gesamt: 32 min Training
7. Woche	15 Min Joggen	2 min Walken	15 Min Joggen								Gesamt: 32 min Training
8. Woche	30 Min Joggen	2 min Walken									Gesamt: 32 min Training

RUBRIK: TRAININGSPLAN

400-M-BAHN – STADION

4.5.9.2 400 m Stadion Trainingsplan 2: Basis + Laufen

Parameter: Belastung: 60 Sekunden; Pause: 400 m Laufen (Jogging)

Runden: 1

Schwierigkeitsgrad: je nach Fitnesszustand

Basisplan + Laufen	
Druckübung – nach Wahl	60 Sekunden
AKTIVPAUSE	400 m Laufen
Zugübung – nach Wahl	60 Sekunden
AKTIVPAUSE	400 m Laufen
Beinübung 1 – nach Wahl	60 Sekunden
AKTIVPAUSE	400 m Laufen
Bauchübungen – nach Wahl	60 Sekunden
AKTIVPAUSE	400 m Laufen
Rotation – nach Wahl	60 Sekunden
AKTIVPAUSE	400 m Laufen
Beinübung 2 – nach Wahl	60 Sekunden
AKTIVPAUSE	400 m Laufen
Balance – nach Wahl	60 Sekunden
AKTIVPAUSE	400 m Laufen
Walking	400 m

Gesamtzeit des Zirkels: ca. 35 Minuten

HINWEIS:

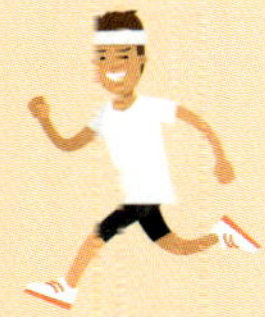

Bei diesem Plan haben wir den ursprünglichen Express-Plan aus Kap. 3.4.1.5 „Beispiel Zeitsteuerung Zirkel Nr. 5: Express" stark erweitert. Es bleibt zwar bei „nur" einer Runde, allerdings haben Sie nun keine passive Pause, sondern eine aktive Pause. Da die aktive Pause aus 400 m Laufen (Joggen) besteht, baut diese Ihr Training enorm aus!

RUBRIK: TRAININGSPLAN

400-M-BAHN – STADION

4.5.9.3 400 m Stadion Trainingsplan 3: Beine

Parameter: Belastung: 60 Sekunden; Pause: 400 m Laufen (Jogging)

Runden: 1

Schwierigkeitsgrad: mittel

Runde	
400 m	Laufen
10 x	Kniebeuge
400 m	Laufen
10 x	Ausfallschritte
400 m	Laufen

HINWEIS:

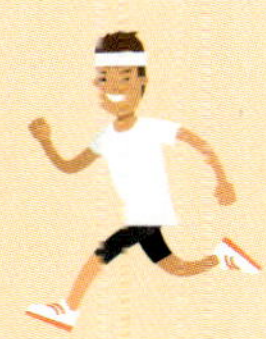

Die Tabelle, die Sie sehen, entspricht einer Runde. Verändern Sie die Anzahl der Runden nach Belieben, Zeit oder Trainingsvorhaben.

TIPP:

Unterschätzen Sie dieses Training nicht. Sie werden es spüren, wenn Sie es durchführen.

RUBRIK: TRAININGSPLAN

400 M BAHN - STADION

4.5.9.4 400 m Stadion Trainingsplan 4: Burpees

Parameter: Belastung: je Anzahl Wiederholungen; Pause: 400 m Laufen (Jogging)

Runden: 1

Schwierigkeitsgrad: schwer

Anzahl	Aktion
10	Burpees
400 m	Laufen
8	Burpees
400 m	Laufen
6	Burpees
400 m	Laufen
4	Burpees
400 m	Laufen
2	Burpees
400 m	Laufen

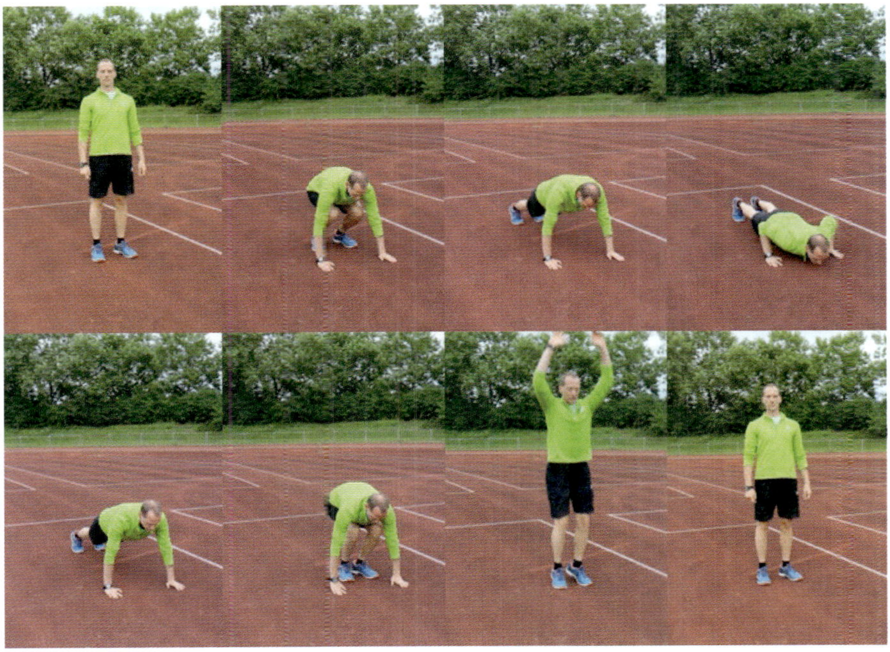

ACHTUNG:

Dieses Training ist wahrlich eine Konditionsprobe und zudem mit einer unserer „Plus+"-Übung gekoppelt!

Daher nur für Fortgeschrittene geeignet!

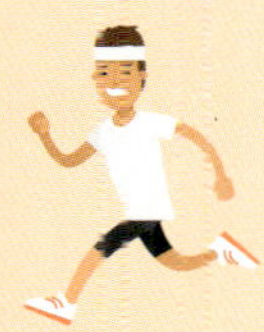

RUBRIK: TRAININGSPLAN

400-M-BAHN – STADION

4.5.9.5 400 m Stadion Trainingsplan 5: Laufpyramide

Parameter: siehe Tabelle

Runden: 1

Schwierigkeitsgrad: mittel/schwer

Anzahl	Aktion
10	Liegestütze
400 m	Laufen
10	Kniebeugen
800 m	Laufen
10	Burpees
1.200 m	Laufen
10	Kniebeugen
800 m	Laufen
10	Liegestütze
400 m	Laufen

HINWEIS:

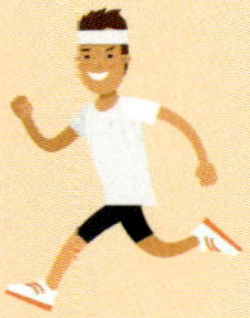

Bei dieser Art von Training können Sie gerne auch die Zeit stoppen und sie aufschreiben, die Sie für das Absolvieren des vollständigen Plans in korrekter Ausführung der Übungen gebraucht haben.

Versuchen Sie dann, diese Zeit beim nächsten Mal zu verbessern!

RUBRIK: TRAININGSPLAN

400-M-BAHN – STADION

4.5.9.6 400 m Stadion Trainingsplan 6: Diverses vor Ort

Parameter: siehe Tabelle

Runden: 1-3

Schwierigkeitsgrad: leicht/mittel

Anzahl	Aktion
60 Sekunden	Zugübung nach Wahl und Möglichkeit
400 m	Laufen
60 Sekunden	Druckübung nach Wahl und Möglichkeit
400 m	Laufen
60 Sekunden	Bauchübung nach Wahl und Möglichkeit
400 m	Laufen
60 Sekunden	Bauchübung nach Wahl und Möglichkeit
400 m	Laufen

HINWEIS:

Stellen Sie sich Ihren Trainingsplan nach den Übungsmöglichkeiten vor Ort zusammen und nutzen Sie Ihren Trainingsort voll aus. Die Laufeinheit zwischen den Übungen können Sie natürlich Ihrer Trainingsform und Ihrer Zeit entsprechend anpassen.

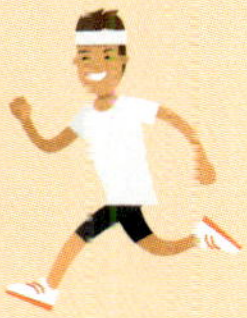

RUBRIK: TRAININGSPLAN

400-M-BAHN – STADION

4.5.9.7 400 m Stadion Trainingsplan 7: Mountain Runner

Parameter: Siehe Tabelle

Runden: 1-3

Schwierigkeitsgrad: mittel/schwer

Anzahl	Aktion
50 Wiederholungen	Mountain Climber
400 m	Laufen
25 Wiederholungen	Mountain Climber
800 m	Laufen
10 Wiederholungen	Mountain Climber
1.200 m	Laufen

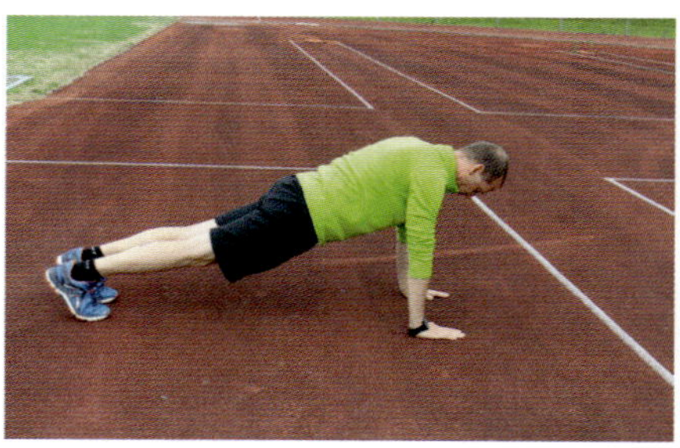

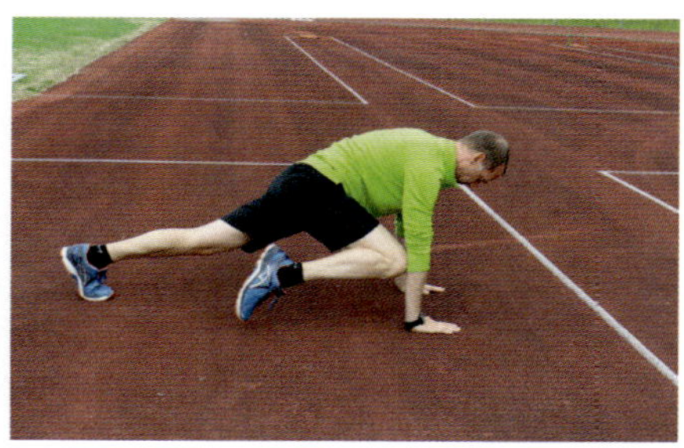

HINWEIS:

Auch wenn Sie vom Laufen außer Atem sind, machen Sie die Mountain Climber schön langsam!

Sie können natürlich die Wiederholungszahlen sowie die Länge der Läufe Ihren Bedürfnissen und Entwicklungen stets anpassen!

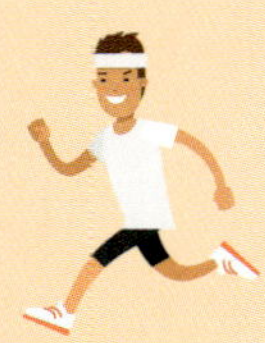

RUBRIK: TRAININGSPLAN

400-M-BAHN – STADION

4.5.9.8 400 m Stadion Trainingsplan 8: Freestyle

Parameter: Siehe Tabelle

Runden: 1-3

Schwierigkeitsgrad: mittel/schwer

Anzahl	Aktion
5 Minuten Laufen	Laufen
10 Wiederholungen	Übung nach Wunsch und Einfall

HINWEIS:

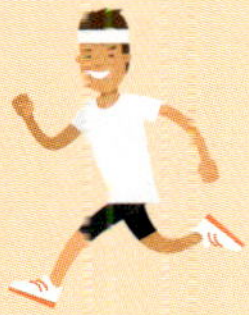

Beim Freestyleprogramm sind Sie wirklich frei. Im Gegensatz zu den sonstigen Vorgaben der Übungen können Sie nun selbst, und pro Runde immer wieder neu, entscheiden, welche Übung als Nächste folgt.

Die einzige Vorgabe besteht darin, dass Sie jeweils fünf Minuten laufen und dann machen Sie 10 Wiederholungen einer Übung, die Ihnen spontan einfällt. Vielleicht ergibt sie sich ja dadurch, wo Sie sich nach fünf Minuten jeweils befinden. Eignet sich gar nichts in der Nähe, dann haben Sie immer noch die Möglichkeit, runter auf den Boden zu gehen und Liegestütze zu machen!

Wenn Sie mit der Übung fertig sind, laufen Sie wieder fünf Minuten usw.

RUBRIK: TRAININGSPLAN

400-M-BAHN – STADION

4.5.9.9 400 m Stadion Trainingsplan 9: Partnerübung

Parameter: Siehe Tabelle

Runden: 1-2

Schwierigkeitsgrad: leicht/mittel/schwer

Übungen
Liegestütze
Rudern
Bauchübung
Kniebeuge

Partnerübung
400 m Laufen

HINWEIS:

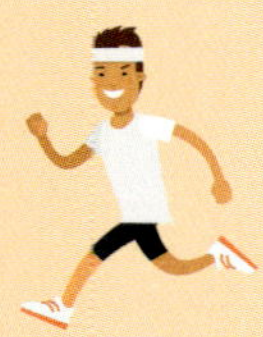

Sie können natürlich auch sehr gut mit einem Partner oder zu mehreren trainieren!

Folgendes Spiel: Während Sie eine Übung machen, läuft Ihr Partner 400 m. Versuchen Sie, die jeweilige Übung so lange zu absolvieren, bis Ihr Partner mit dem 400-m-Lauf fertig ist. Dann sind Sie dran, die 400 m zu laufen und Ihr Partner absolviert so lange die gleiche Übung wie Sie zuvor, möglichst so lange, bis Sie die 400 m vollendet haben. Dann sind Sie mit der nächsten Übung dran und Ihr Partner läuft erneut die 400 m usw.

Sie können natürlich die Übungen und die Anzahl Ihrem Training oder den Möglichkeiten vor Ort entsprechend anpassen.

4.6 WALD UND FLUR

Eine Oase der Erholung und Ruhe, gefühlt weit weg von unserer Leistungsgesellschaft.

Der Wald, für viele der Inbegriff von „in der Natur zu sein", und dies kommt nicht von ungefähr:

Bäume, Tiere, Pflanzen, Sauerstoff, ausgewogenes, gutes Klima – selbst im Hochsommer! Unser Körper freut sich!

Das Wohlgefühl, sich im Sauerstoffzelt der Erde aufzuhalten und dieses Gefühl noch mit Bewegung zu verstärken, gar zu feiern. Das ist Training in Wald und Flur!

Aber zuerst ein ganz wichtiger Hinweis vorweg, der mir wirklich am Herzen liegt:

HINWEIS:

Bitte bleiben Sie stets auf den ausgewiesenen Waldwegen!

Stören Sie bitte nicht die Tier- und Pflanzenwelt und halten Sie bitte den Wald sauber!

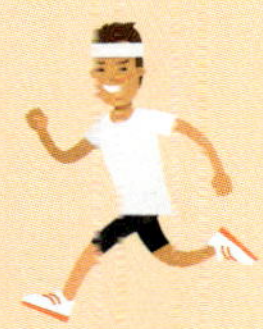

Zuerst möchte ich Ihnen vorstellen, wie einfach und doch „anders" es sein kann, das Basistraining im Wald zu absolvieren. Verlegen Sie das effektive Basistraining einfach in die traumhafte Trainingsumgebung Wald und verknüpfen Sie dieses gerne mit Walking/Laufen!

HINWEIS:

Die Natur als Hantel.

Achten Sie bitte auch grundsätzlich beim Training mit liegenden Baumstämmen, Baustümpfen, Ästen, Steinen, etc. auf Ihre Sicherheit! Gefährden Sie bitte nicht sich selbst oder die Natur!

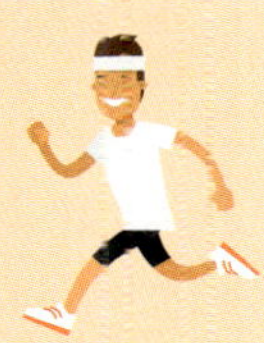

RUBRIK: DRUCKÜBUNG

WALD UND FLUR

4.6.1 Liegestütze mit den Füßen auf dem Baumstamm

Stellen Sie Ihre Füße auf einen liegenden Baumstamm. Gehen Sie in die obere Liegestützposition. Ihre Hände sind direkt unter Ihren Schultern.

Spannen Sie Ihren Bauch an. Beugen Sie nun Ihre Ellbogen, um Ihren Brustkorb dem Boden anzunähern.

Die Ellbogen laufen nahe am Körper entlang. Halten Sie dabei Ihren Rücken gerade. Gehen Sie so tief, wie Sie können. Halten Sie Ihren tiefsten Punkt und drücken Sie sich in die Ausgangsposition zurück. Atmen Sie dabei aus.

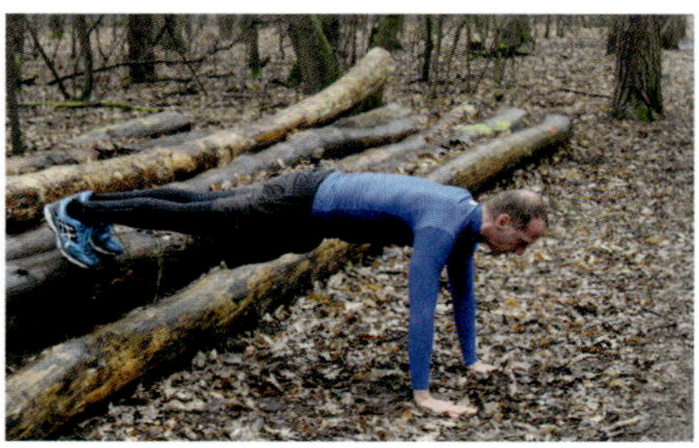

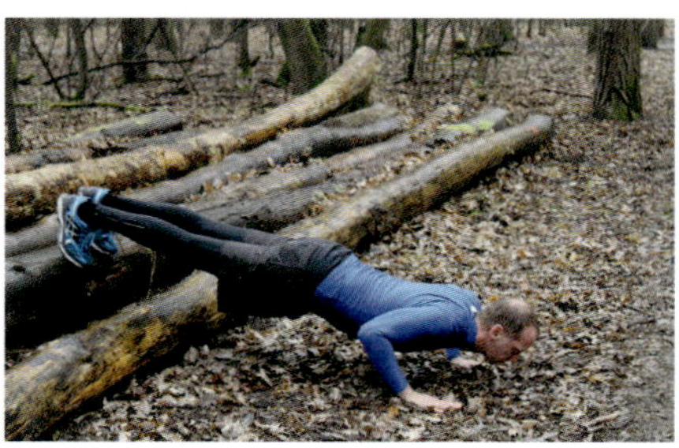

Belastungsveränderung

Leichter bis schwerer: Einen Ast stemmen

Nehmen Sie sich einen kräftigen Ast oder Holzklotz, halten Sie sich diesen vor die Brust. Spannen Sie nun Ihren Bauch an und drücken Sie den Ast/Holzklotz über Ihren Kopf. Halten Sie kurz diese Position und senken Sie den Gegenstand wieder langsam ab in die Ausgangsposition.

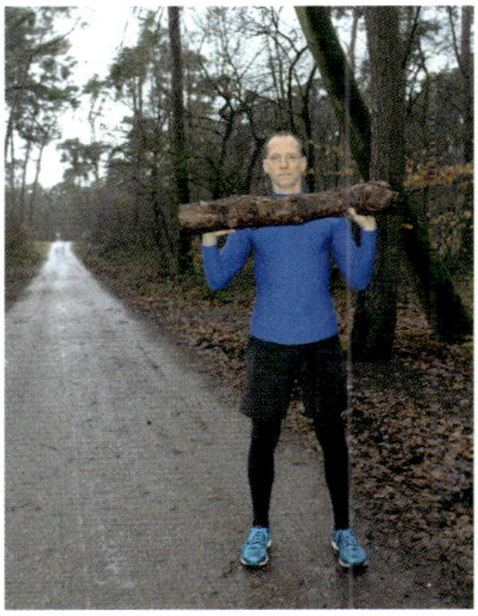

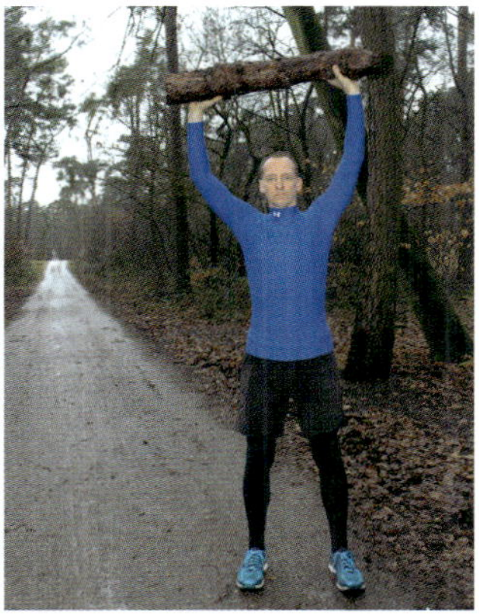

Schwerer: Liegestütz auf dem Baumstamm

Gehen Sie in die obere Liegestützposition auf einem liegenden Baum. Spannen Sie fest den Bauch an und senken Sie Ihre Brust durch Beugen der Ellbogen langsam ab in Richtung Baumstamm. Halten Sie kurz Ihre tiefste Position und drücken Sie sich nun in Ihre Ausgangsposition zurück.

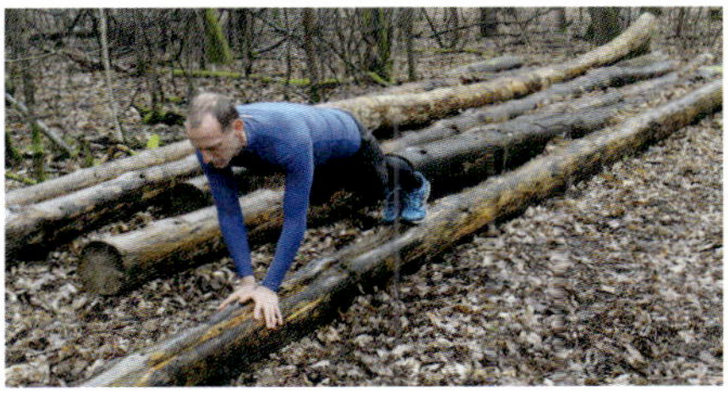

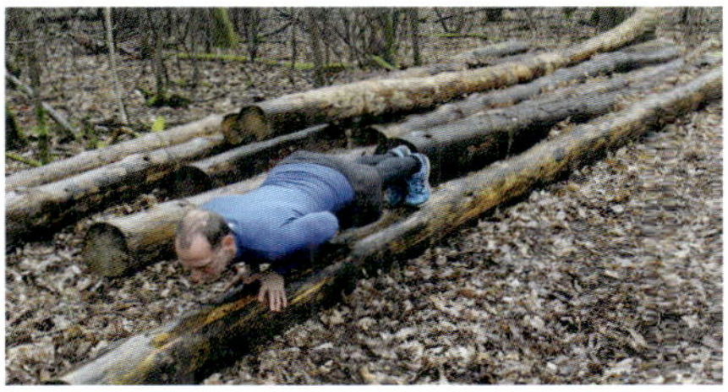

RUBRIK: ZUGÜBUNG

WALD UND FLUR

4.6.2 Rudern vorgebeugt mit einem Ast

Vorgebeugtes Rudern mit Ast, Holzklotz oder Stein

Stellen Sie sich aufrecht hin. Ihre Beine stehen in Hüftbreite auseinander, die Knie sind leicht gebeugt. Spannen Sie fest Ihren Bauch an und beugen Sie Ihren Oberkörper nach vorne. Achten Sie darauf, dass Ihr Rücken gerade ist. Greifen Sie nun den Gegenstand und ziehen Sie diesen durch Beugung der Arme zu Ihrer Brust heran. Halten Sie diese Position kurz und lassen Sie diesen Gegenstand wieder langsam in die Ausgangsposition zurück.

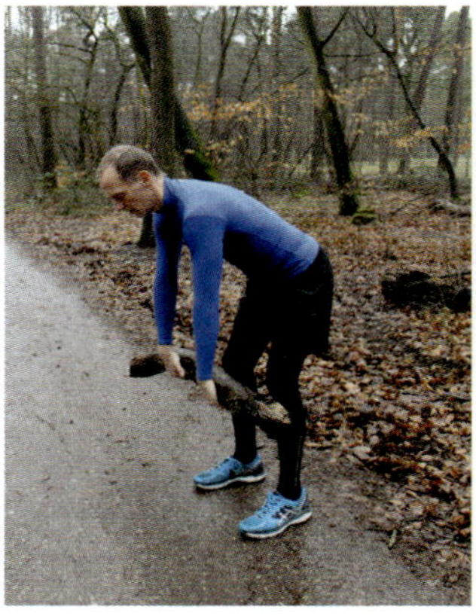

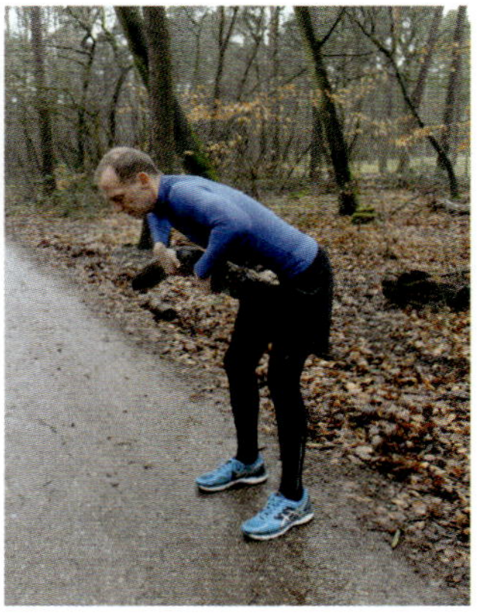

TIPP:

Ideale Übung für einen kräftigen Rücken!

Viel Spaß!

Belastungsveränderung

Leichter: Rudern am Baumstamm

Stellen Sie sich vor einen sicheren Baum. Greifen Sie nun diesen. Beugen Sie die Beine und verlagern Sie sich zu einer leichten Rücklage nach hinten. Ihre Arme sind ausgestreckt. Dies ist Ihre Ausgangsposition. Spannen Sie nun den Bauch an und beugen Sie Ihre Arme. Nähern Sie sich so dem Haltepunkt an. Gehen Sie langsam in die Startposition zurück.

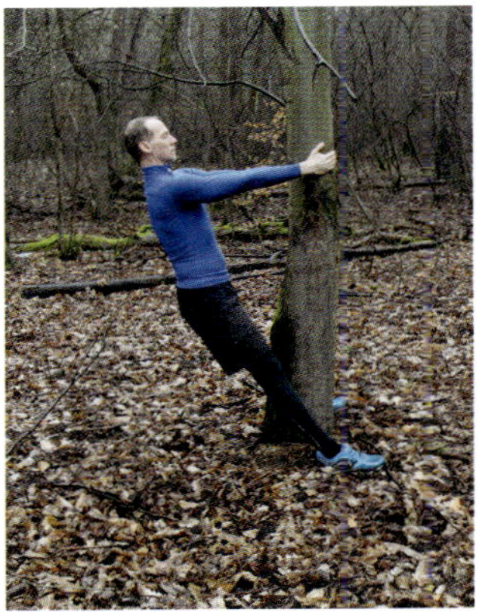

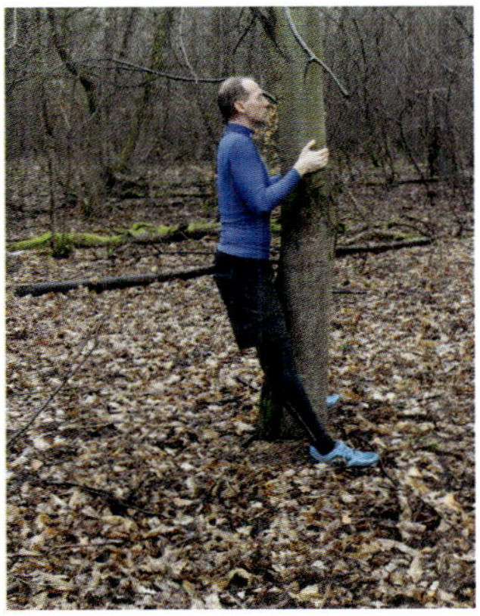

HINWEIS:

Bitte achten Sie auf Ihre Sicherheit und beschädigen Sie weder sich noch den Baum! Rutschen Sie nicht ab!

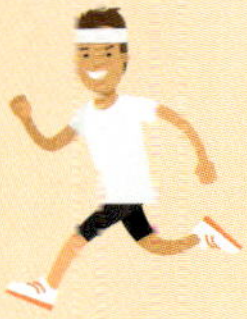

RUBRIK: KNIEBEUGE, AUSFALLSCHRITTE

WALD UND FLUR

4.6.3 Kniebeuge mit Sprung auf einen liegenden Baum oder Baumstumpf

Stellen Sie sich aufrecht vor eine Erhöhung. Die Beine stehen hüftbreit auseinander.

Beugen Sie sich nun zur Kniebeuge und springen Sie auf die Erhöhung. Landen Sie dort weich mit gebeugten Knien. Gehen Sie rückwärts wieder in die Ausgangsposition zurück – nicht rückwärts wieder hinabspringen!

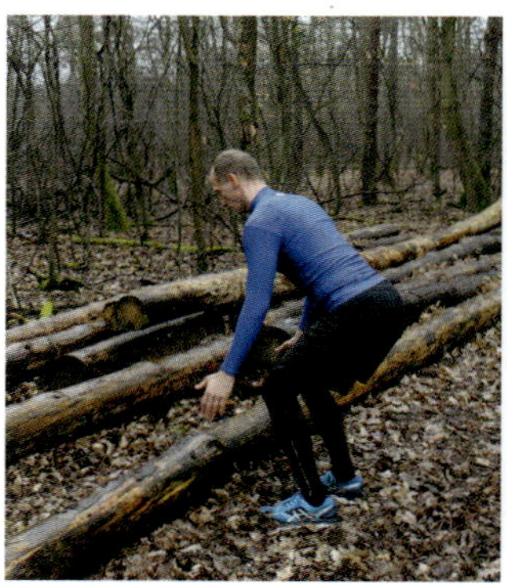

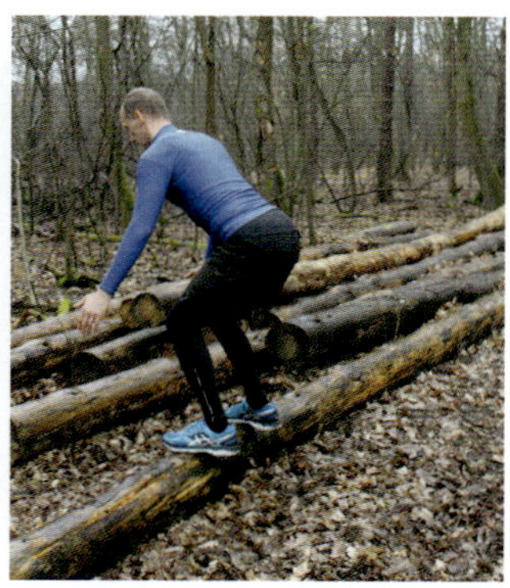

Belastungsveränderung

Leichter bis schwerer: Kniebeuge mit Ast oder Stein

Stellen Sie sich gerade hin. Die Beine stehen hüftbreit auseinander, der Bauch ist angespannt. Halten Sie den Ast auf Ihren Schultern oder den Stein vor Ihrer Brust. Gehen Sie nun in eine tiefe Beuge. Halte Sie diese kurz und gehen dann langsam in die Ausgangsposition zurück.

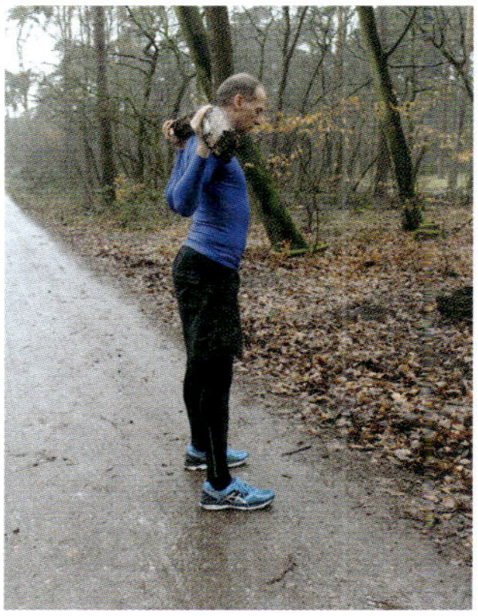
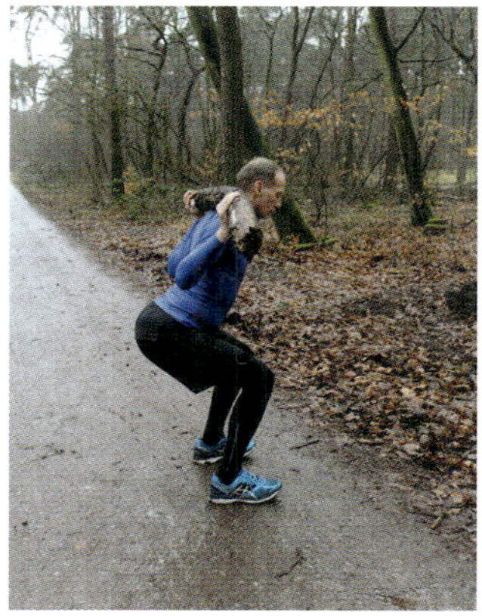

Schwerer: Kniebeuge mit Sprung über den Baum

Stellen Sie sich gerade seitlich neben einen liegenden Baumstamm. Die Beine stehen hüftbreit auseinander, der Bauch ist angespannt. Gehen Sie in eine tiefe Kniebeuge. Holen Sie Schwung, gehen Sie explosionsartig hoch und springen Sie über den Baumstamm.

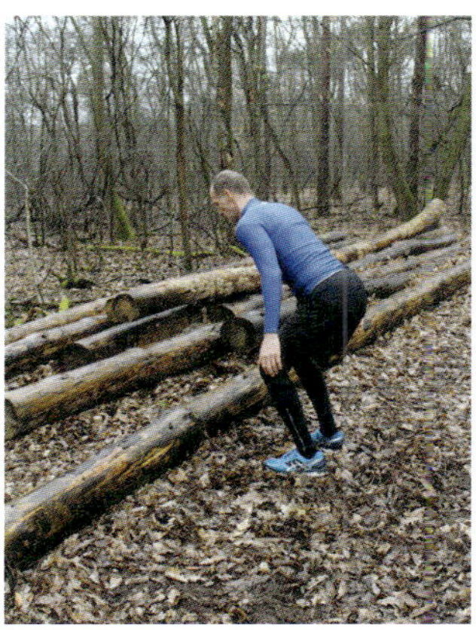
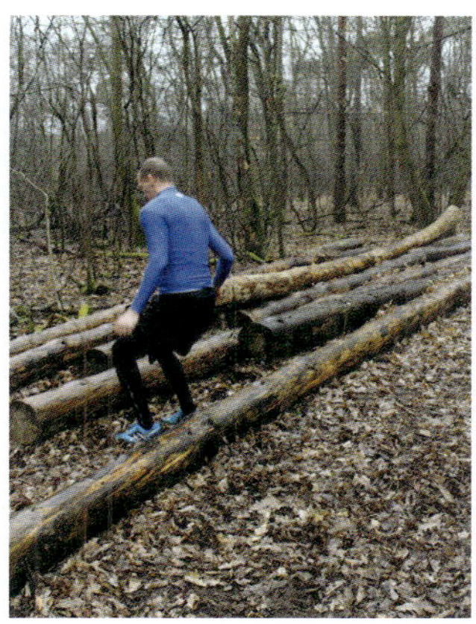

4.6.4 Ausfallschritte mit Baumstumpf

Stellen Sie sich vor einen Baumstumpf. Beugen Sie ein Bein und legen Sie den Fuß auf dem Baumstumpf ab. Spannen Sie nun Ihre Bauchmuskeln an und strecken Sie Ihre Arme zum Ausbalancieren zur Seite. Machen Sie einen Ausfallschritt nach vorne. Beugen Sie das hintere Knie bis knapp über dem Boden. Halten Sie diese Position kurz und gehen Sie in die Ausgangsposition zurück.

Beim nächsten Satz oder Durchgang wechseln Sie das Bein.

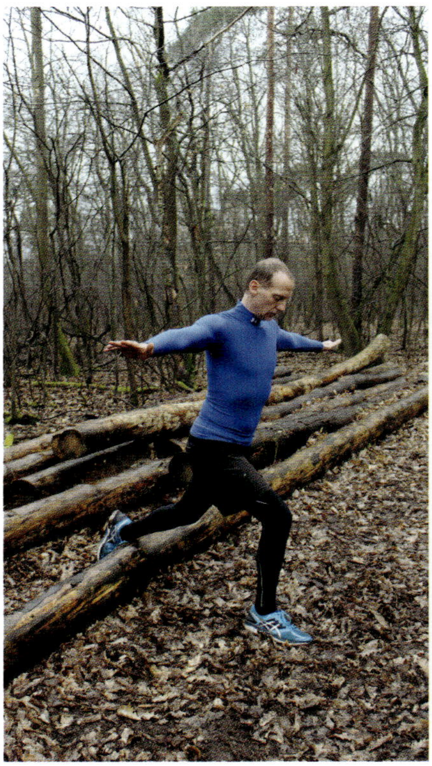

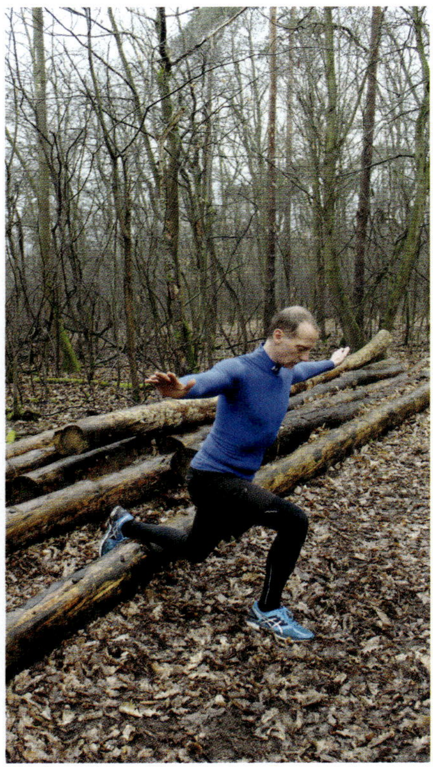

Belastungsveränderung

Schwerer: Ausfallschritt mit Sprung auf Baumstamm oder Baumstumpf

Gehen Sie in einen leichten Ausfallschritt. Ihr vorderes Bein steht auf dem Baumstamm oder Baumstumpf. Holen Sie mit den Armen Schwung und wechseln Sie im Sprung das Bein, welches vorne auf dem Baumstamm oder Baumstumpf steht.

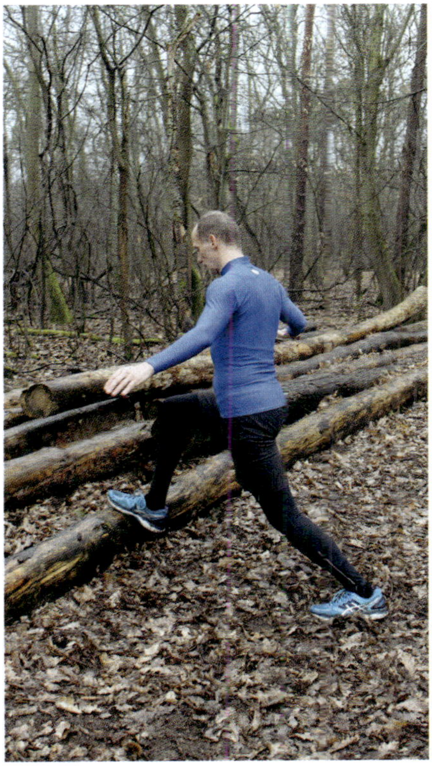

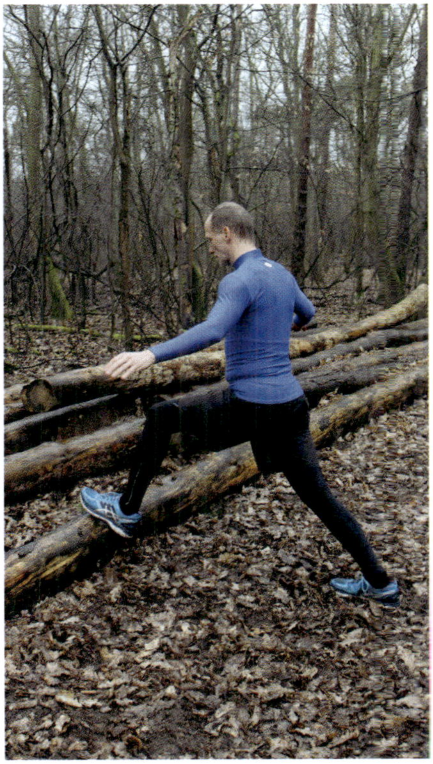

RUBRIK: BAUCHÜBUNGEN

WALD UND FLUR

4.6.5 Knie zur Brust auf einem liegenden Baumstamm

Setzten Sie sich auf einen liegenden Baumstamm oder Baumstumpf.

Ziehen Sie Ihre Knie nah an Ihre Brust. Spannen Sie nun fest Ihren Bauch an und strecken Sie Ihre Beine ganz aus. Halten Sie diese Position für einen Augenblick. Ziehen Sie nun Ihre Knie wieder zur Brust zurück.

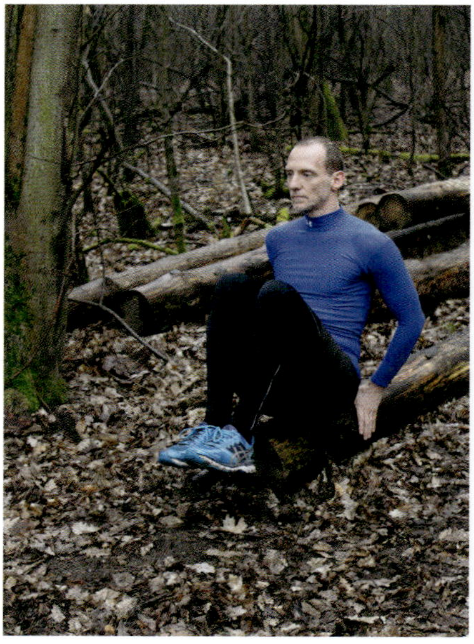

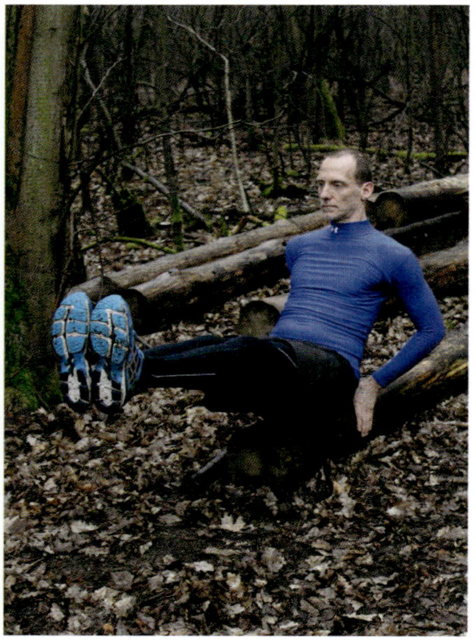

Belastungsveränderung

Schwerer: Situps mit Ast oder Stein

Legen Sie sich mit dem Rücken auf ein Stück weichen (und trockenen) Wald- bzw. Wiesenboden. Strecken Sie die Arme und heben Sie das natürliche Gewicht Ast oder Stein senkrecht zum Himmel. Spannen Sie nun Ihren Bauch an und richten Sie Ihren Oberkörper auf. Achten Sie bei der gesamten Bewegung darauf, dass der Ast oder Stein kontinuierlich senkrecht zum Himmel zeigt. Halten Sie kurz diese Position und gehen Sie dann langsam in die liegende Ausgangsposition zurück.

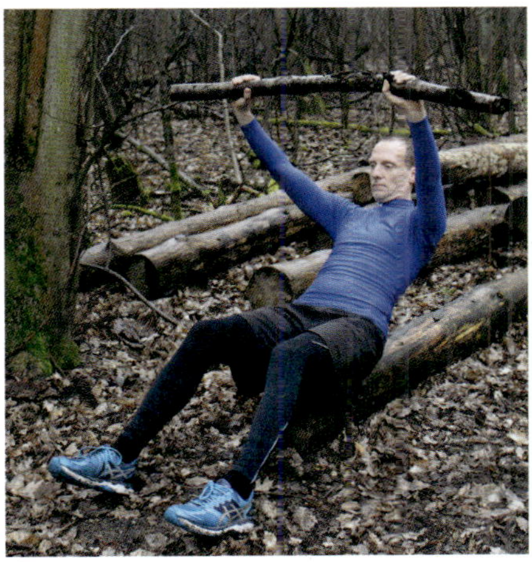

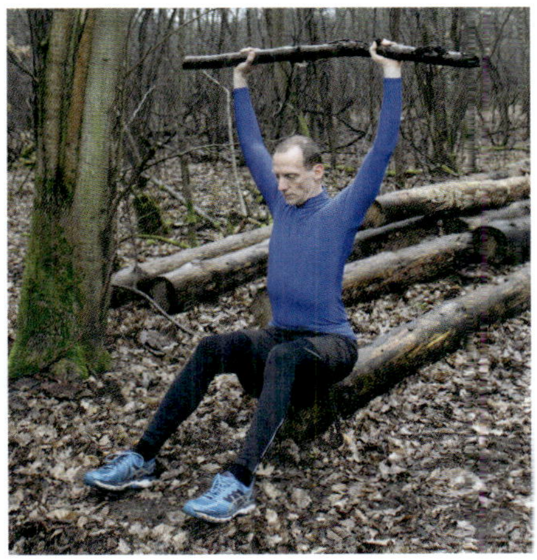

RUBRIK: ROTATION

WALD UND FLUR

4.6.6 Liegestützrotation mit Baum oder Baumstumpf

Gehen Sie vor einer festen Erhöhung (Baum oder Baumstumpf) in die obere Liegestützposition. Ihre Hände sind in Schulterbreite auf der Erhöhung. Die Beine stehen hüftbreit auseinander. Der Rücken ist gerade. Spannen Sie nun den Bauch an. Lassen Sie die linke Hand los und rotieren Sie den Oberkörper nach links. Ihr Arm zeigt in den Himmel, Ihr Kopf blickt hinterher. Halten Sie diese Position kurz. Rotieren Sie wieder in die gerade Position zurück. Aber zuerst dreht Ihre Hüfte wieder nach hinten, dann folgt der Arm und hält sich wieder an der Ausgangsposition fest.

Weiter geht es mit der anderen Seite.

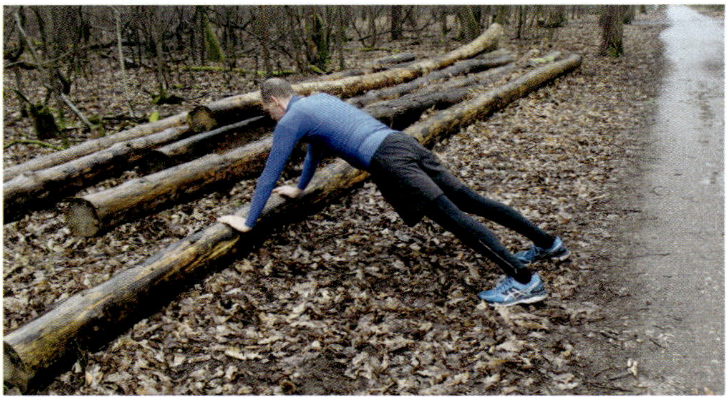

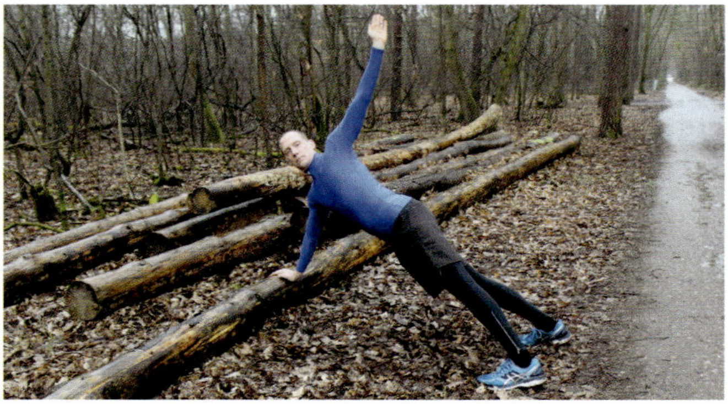

Belastungsveränderung

Leichter: Twist mit Ast

Stellen Sie sich aufrecht hüftbreit hin und spannen Sie den Bauch an. Halten Sie den Ast auf Ihren Schultern. Achten Sie darauf, dass der Ast nicht im Nacken liegt! Drehen Sie den Oberkörper in eine Richtung. Halten Sie diese Position kurz und drehen Sie dann in die Ausgangsposition zurück. Stoppen Sie da, um Schwung zu vermeiden. Drehen Sie sich nun in die andere Richtung. Halten Sie kurz diese Position, um dann in die Ausgangsposition zurückzudrehen.

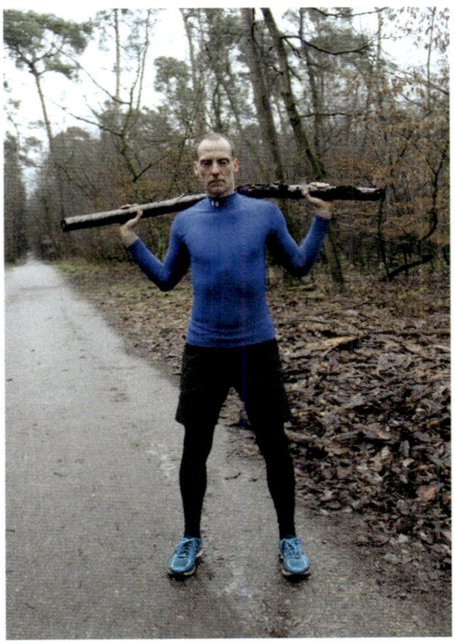

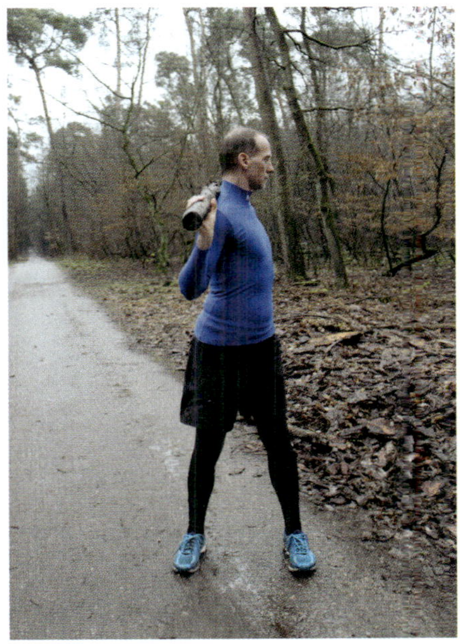

RUBRIK: BALANCE

WALD UND FLUR

4.6.7 Balancieren auf einem Baumstamm

Finden Sie wieder Ihre (innere) Balance. Ohne fleißiges Training geht das nicht, dabei ist die Balance für unser Leben so wichtig!

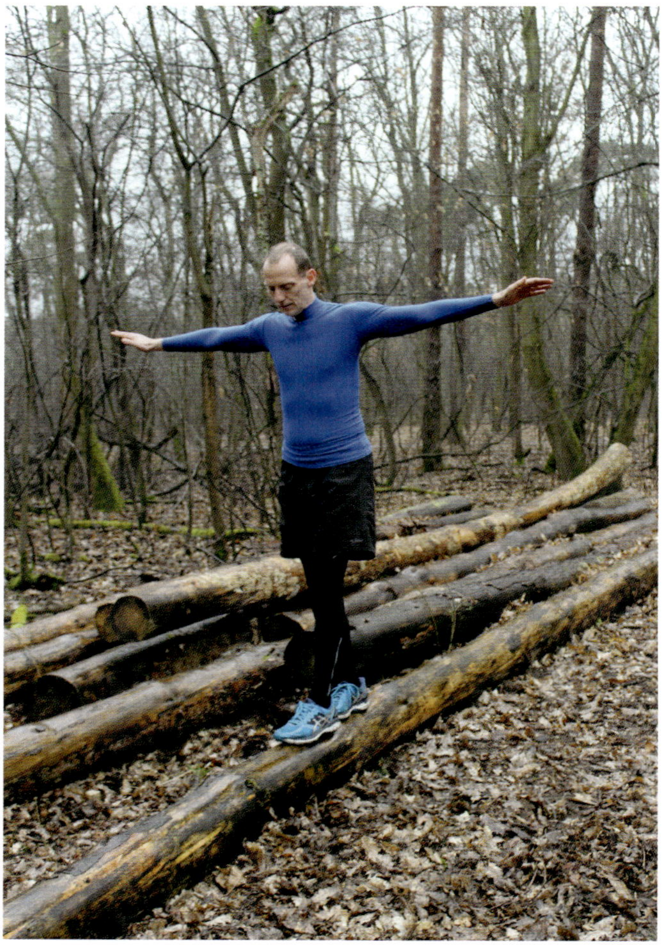

RUBRIK: WALKING/JOGGING

WALD UND FLUR

4.6.8 Laufen

Laufen im Wald und Flur bietet sich natürlich an!

Walken Sie, laufen Sie und genießen Sie dabei die ganze Schönheit der Natur. Erfreuen Sie sich an der sauberen Luft und dem von der Natur ausbalancierten Klima!

Nutzen Sie das Netz an ausgeschilderten und mit km-Angaben versehenen Wanderwegen und laufen Sie „über Stock und Stein".

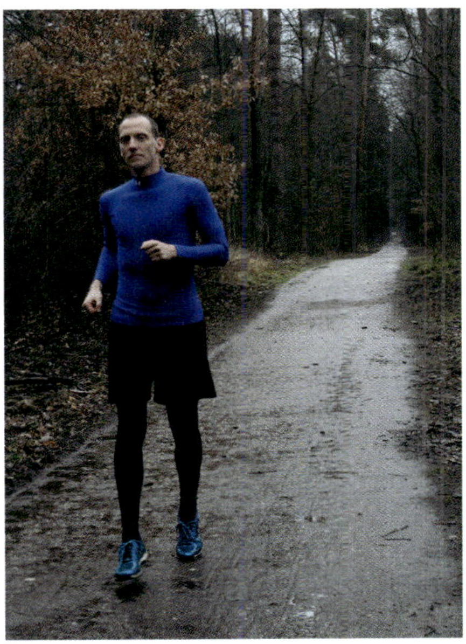

HINWEIS:

Sie sind noch kein Läufer, wollen aber ein Läufer werden? Dann probieren Sie doch den Trainingsplan „Vom Walker zum Läufer" im Kap. 4.5.9.1.

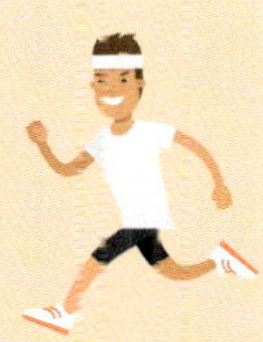

4.6.8.1 Abwechslung beim Laufen

Sicherlich erfüllt allein die Tatsache bereits, dass Sie in der wunderschönen Natur laufen, den unschätzbaren Wert der Abwechslung. Dennoch, wer noch mehr Abwechslung erlaufen möchte, hat hier diverse Möglichkeiten. Auch hier zählt mein Grundsatz, gestalten Sie Ihr ganz persönliches Training kreativ. Seien Sie spontan, bauen Sie die Gegebenheiten des Weges in Ihr Training ein. Verändern Sie zum Beispiel ständig Ihr Tempo beim Walken bzw. Laufen. Sehen Sie in einer (erreichbaren) Entfernung zum Beispiel eine Kurve, Hütte oder einen anderen markanten Punkt, beschleunigen Sie leicht bis stark Ihr Tempo, bis Sie diesen Punkt erreicht haben. Danach laufen Sie locker weiter, bis Sie sich einen nächsten Punkt als erreichbares Ziel herauspicken.

Oder, wenn auf Ihrem Wanderweg vorhanden, spielen Sie mit den Anstiegen und dem Gefälle des Weges. Zum Beispiel laufen Sie langsam und locker eine Steigung hoch und wandern Sie das Gefälle wieder abwärts oder genau umgekehrt!

Wechseln Sie Laufgeschwindigkeiten und Widerstände, vorgegeben durch den Weg. Hier wird sprichwörtlich der Weg zum Ziel.

4.6.8.2 „Plus+" beim Laufen

Suchen Sie sich eine ca. 200 m lange Steigung, welche Sie (gerade noch) gut schaffen.

» Absolvieren Sie unten vor der Steigung 10 Liegestütze Ihrer Wahl.

» Laufen Sie im Anschluss direkt die Steigung hoch.

» Oben angekommen, absolvieren Sie direkt 10 Kniebeugen.

» Walken und traben Sie nun die Steigung wieder hinab (Dies ist Ihre aktive Pause! Ziel ist es, wenn Sie am Ausgangspunkt wieder angekommen sind, weitere Liegestütze zu absolvieren, um so die nächste Runde zu beginnen.).

» Dies war eine Runde. Führen Sie so viele Runden durch, wie Sie mögen.

HINWEIS:

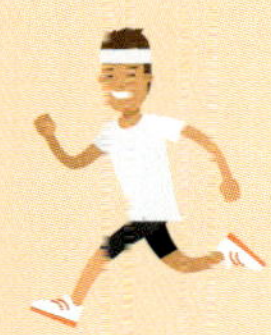

Dieses Trainingsprogramm liebe ich sehr. Aber, Achtung, dieses Programm ist wie alle „Plus+"-Übungen und Programme nur für Fortgeschrittene geeignet! Diese Übungen sind natürlich austauschbar. Stimmen Sie die Übungen auf Ihre Trainingsziele ab!

Wer mit diesem Training unterfordert ist, sollte statt der Liegestütze Burpees ausführen und statt der Kniebeuge die Kniebeuge mit Sprung!

ÜBUNG: PLUS+

WALD UND FLUR

4.6.9 „Plus“-Übungen

4.6.9.1 „Plus+“ Thrusters: mit Ast oder Stein

Stellen Sie sich aufrecht hin, die Beine sind in etwa hüftbreit auseinander. Spannen Sie den Bauch an und halten Sie den Ast, Holzklotz oder Stein vor Ihrer Brust. Machen Sie nun eine Kniebeuge. Wenn Sie aus der Kniebeuge wieder nach oben kommen, drücken Sie den Ast, Holzklotz oder Stein über Ihren Kopf.

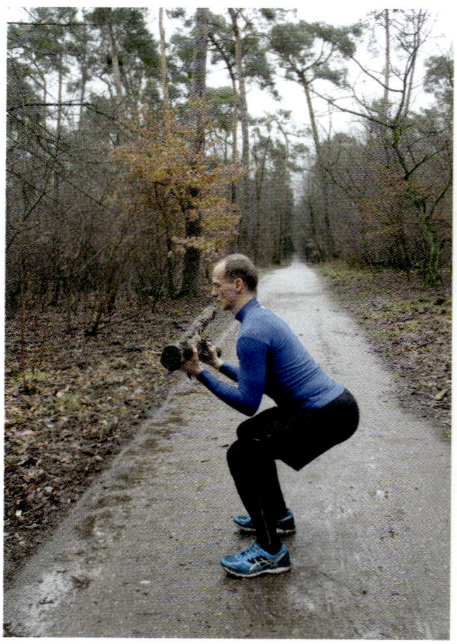

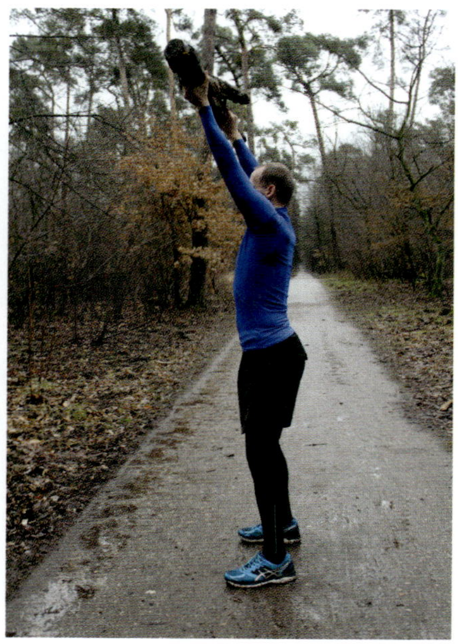

ACHTUNG!

Diese Übung ist extrem schwer und nur für Fortgeschrittene geeignet!

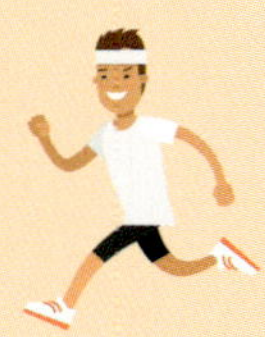

ÜBUNG: PLUS+

WALD UND FLUR

4.6.9.2 „Plus+" Ausfallschritt mit Rotation und Ast

Legen Sie sich den Ast auf die Schultern. Achten Sie unbedingt darauf, dass er nicht im Nacken liegt! Stellen Sie sich gerade in die Ausgangsposition und spannen Sie den Bauch an.

Nun machen Sie mit dem linken Bein einen Ausfallschritt nach vorne und drehen den Rumpf auf die linke Seite. Halten Sie diese Position kurz und drehen dann den Oberkörper in die neutrale Ausrichtung nach vorne zurück. Gehen Sie nun mit dem linken Bein nach hinten in die Ausgangsstellung zurück.

Wechseln Sie nun bei der nächsten Wiederholung auf das rechte Bein und rotieren Sie den Oberkörper in die rechte Richtung.

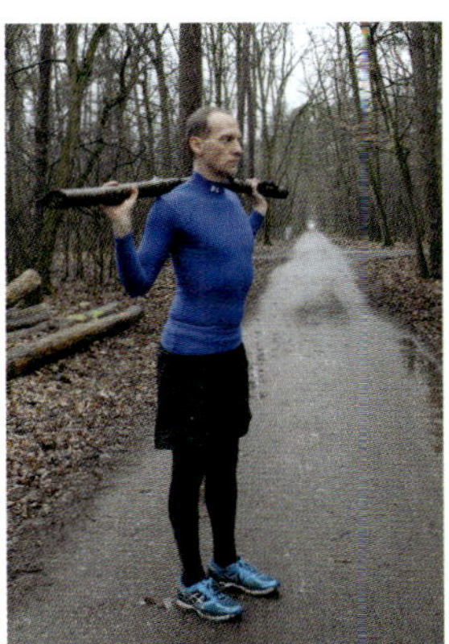

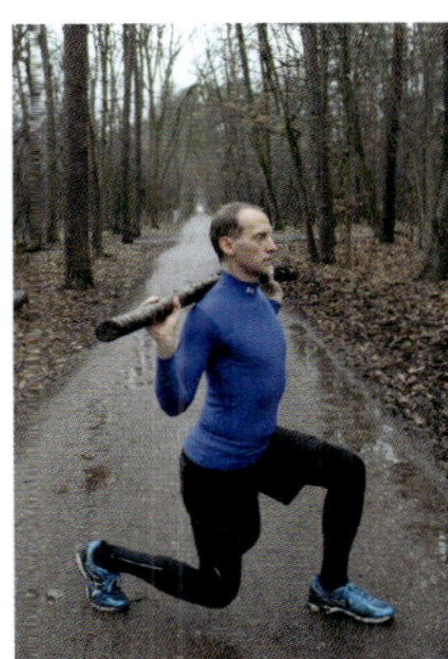

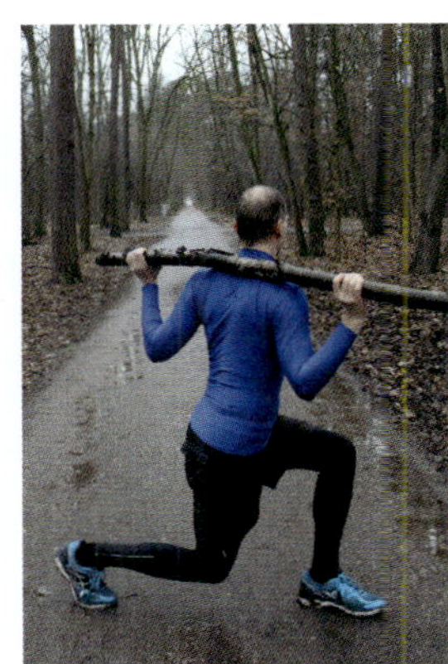

ACHTUNG!

Diese Übung ist extrem schwer und nur für Fortgeschrittene geeignet!

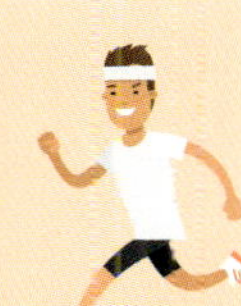

ÜBUNG: PLUS+

WALD UND FLUR

4.6.9.3 „Plus+" Schulter: Rudern mit Ast

Stellen Sie sich in eine gerade Ausgangsposition und spannen Sie den Bauch an. Halten Sie einen Ast mit hängenden Armen vor Ihre Oberschenkel. Die Handflächen zeigen zum Körper. Ziehen Sie nun den Ast bis kurz unter Ihr Kinn. Dabei gehen Ihre Ellbogen nach außen. Halten Sie diese Position kurz und bringen Sie den Ast langsam wieder in die Ausgangsposition.

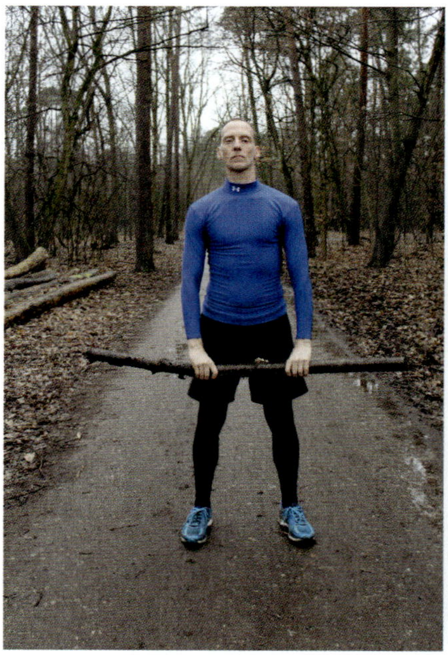

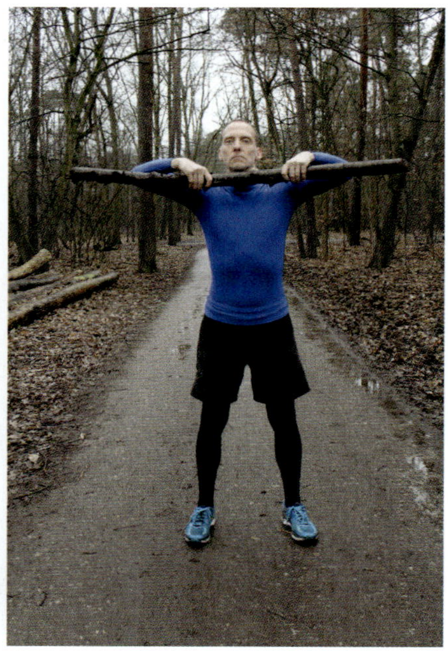

ACHTUNG!

Diese Übung ist extrem schwer und nur für Fortgeschrittene geeignet!

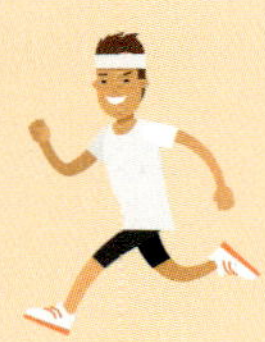

ÜBUNG: PLUS+

WALD UND FLUR

4.6.9.4 „Plus+“: Kreuzheben mit Ast

Suchen Sie sich einen schweren Ast, Holzklotz oder Stein.

Lassen Sie diesen Gegenstand auf dem Boden liegen und stellen Sie sich nahe davor. Ihre Beine zeigen zum Gegenstand. Spannen Sie Ihren Bauch an, strecken Sie Ihre Arme aus und beugen Sie sich zum Gegenstand. Ihre Knie sind dabei leicht gebeugt, Ihr Rücken ist gerade. Greifen Sie nun Ihren Gegenstand und heben Sie diesen durch Strecken der Beine und des Rückens an und gelangen Sie so in eine gerade, aufrechte Position.

Führen Sie den Gegenstand so nah wie möglich am Körper entlang.

Bringen Sie den Gegenstand mit der gleichen Technik wieder zurück zum Boden.

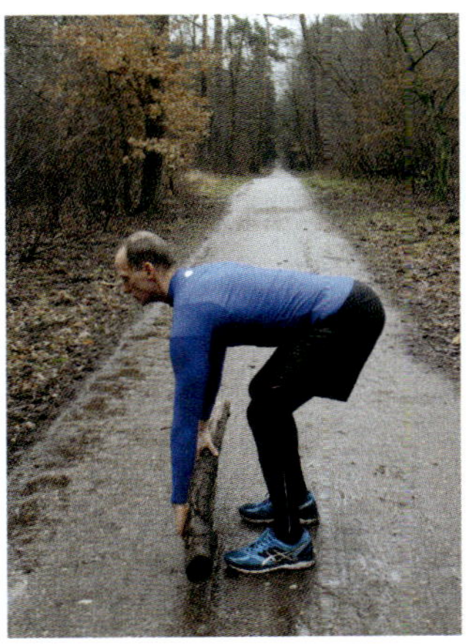

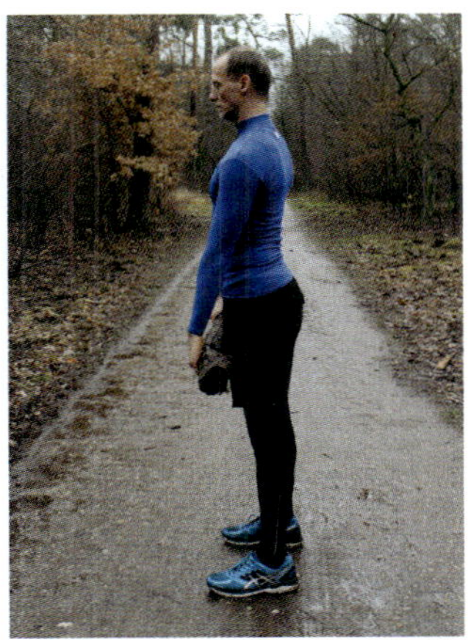

ACHTUNG!

Diese Übung ist extrem schwer und nur für Fortgeschrittene geeignet!

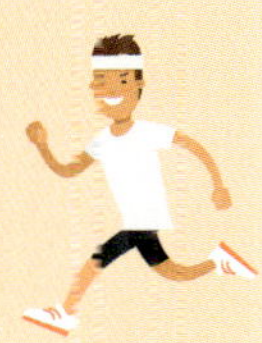

ÜBUNG: PLUS+

WALD UND FLUR

4.6.9.5 „Plus+“: Bizeps-Curl mit Ast

Suchen Sie sich einen schweren Ast. Stellen Sie sich aufrecht hin, die Beine stehen in etwa hüftbreit auseinander. Greifen Sie den Ast mit den Händen circa in Schulterbreite, Ihre Handflächen zeigen von Ihnen weg. Fixieren Sie Ihre Oberarme an Ihrem Körper und spannen Sie den Bauch an.

Beugen Sie nun Ihre Arme und führen Sie den Ast in Richtung Kinn. Halten Sie diese Position kurz und gehen Sie wieder langsam in die Ausgangsposition zurück.

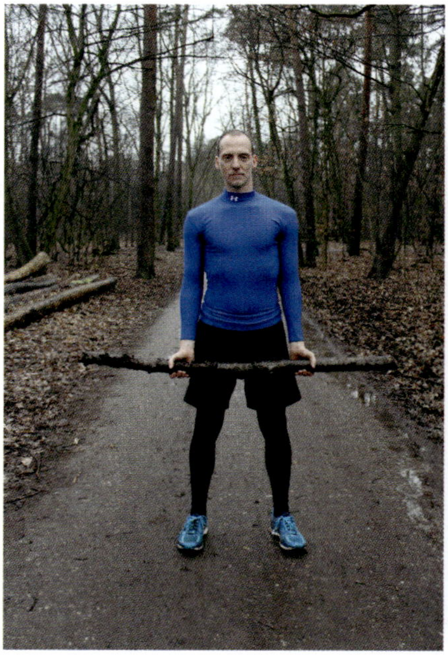

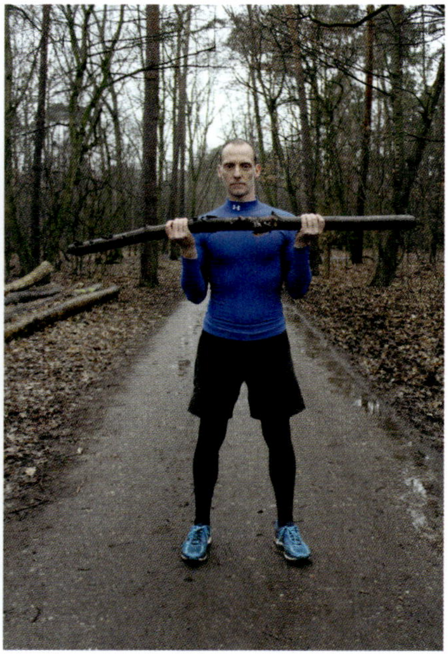

ÜBUNG: PLUS+

WALD UND FLUR

4.6.9.6 „Plus+“: Bizeps-Curl mit Ast hoch2

Suchen Sie sich einen schweren Ast. Stellen Sie sich aufrecht hin, die Beine sind in etwa hüftbreit auseinander. Greifen Sie den Ast mit den Händen circa in Schulterbreite, Ihre Handflächen zeigen von Ihnen weg. Fixieren Sie Ihre Oberarme an Ihrem Körper und spannen Sie den Bauch an.

Beugen Sie nun Ihre Arme und führen Sie den Ast in Richtung Kinn. Halten Sie diese Position kurz. Strecken Sie nun die Arme nach oben und heben Sie den Ast über Ihren Kopf. Halten Sie auch diese Position kurz. Beugen Sie nun wieder Ihre Arme und senken Sie somit den Ast in die obere Bizepsposition ab und gehen Sie wieder langsam in die Ausgangsposition zurück.

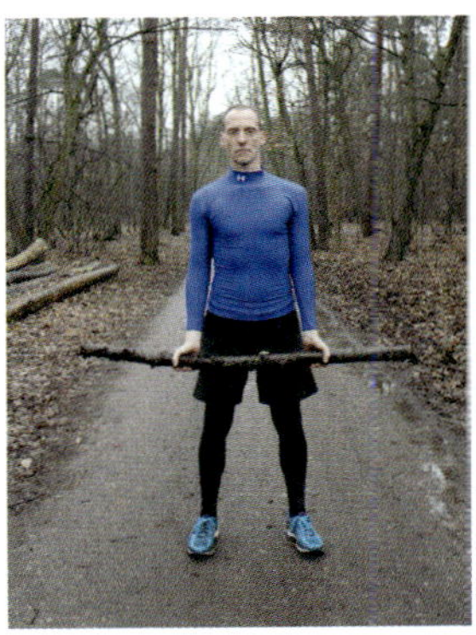
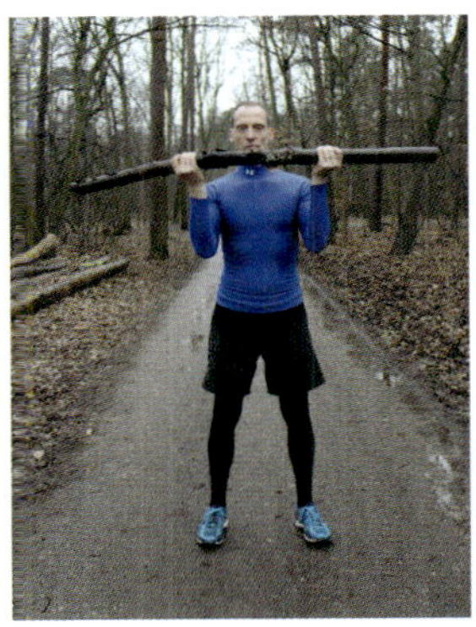
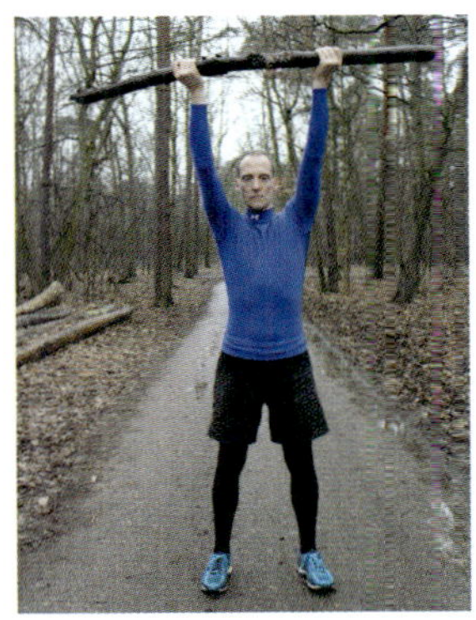
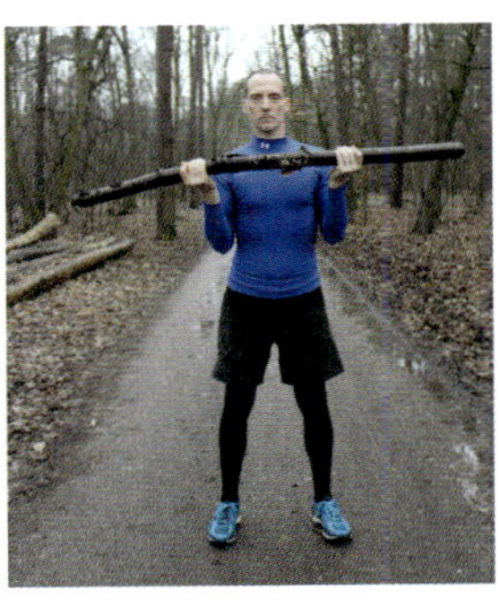
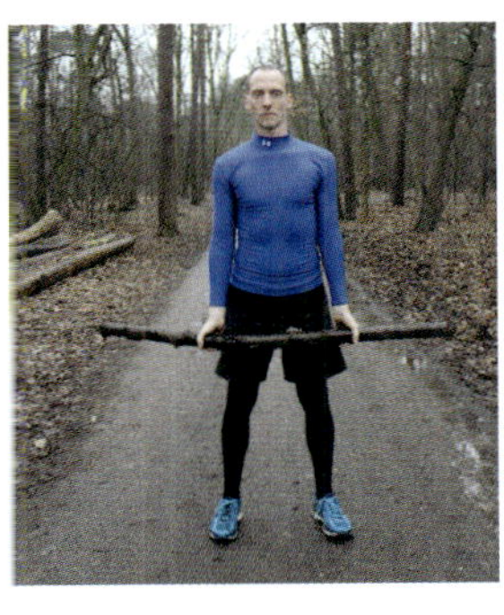

4.6.10 Trainingspläne – Wald und Flur

Natürlich lassen sich unsere Basistrainingspläne auch in Wald und Flur sehr gut umsetzen. Sehen Sie dazu in Kap. 3.4 „Die Basisübungen – Trainingssteuerung". Wenn Ihnen in den diversen Basistrainingsplänen Übungen begegnen, welche sich nicht auf diesen Bereich übertragen lassen, dann wandeln Sie den Trainingsplan einfach Ihren Bedürfnissen entsprechend ab oder ergänzen Sie die fehlenden Übungen durch die vorgestellten Basisübungen. Denn diese lassen sich schließlich überall trainieren – ganz ohne Geräte. Sehen Sie dazu Kap. 3.2 „Basis Teil 2: Die Basisübungen der natürlichen Fitness".

RUBRIK: TRAININGSPLAN

4.6.10.1 Liegender Baumstamm – Trainingsplan

Parameter: Belastung: 60 Sekunden; Pause: aktiv Jogging/Walking

Runden: 1

Schwierigkeitsgrad: mittel

Baumstamm	
Druckübung – 4.6.1 Liegestütze mit den Füßen auf dem Baumstamm	60 Sekunden
AKTIVPAUSE	60 Sekunden
Zugübung – 4.6.2 Rudern vorgebeugt (mit Ast)	60 Sekunden
AKTIVPAUSE	60 Sekunden
Beinübung 1 – 4.6.4 Ausfallschritt mit den Füßen auf dem Baumstumpf	60 Sekunden
AKTIVPAUSE	60 Sekunden
Bauchübungen – 4.6.5 Knie zur Brust auf einem liegenden Baumstamm	60 Sekunden
AKTIVPAUSE	60 Sekunden
Rotation – 4.6.6 Liegestützrotation mit den Händen auf dem Baumstamm	60 Sekunden
AKTIVPAUSE	60 Sekunden
Beinübung 2 – 4.6.3 Kniebeuge mit Sprung auf den Baumstamm	60 Sekunden
AKTIVPAUSE	60 Sekunden
Balance – 4.6.7 Balancieren auf dem Baumstamm	60 Sekunden
AKTIVPAUSE	60 Sekunden
Walking/Jogging	10 Minuten

Gesamtzeit des Zirkels: 24 Minuten

HINWEIS:

Selbstverständlich können Sie in Ihren Trainingsplan im Wald auch andere Übungen integrieren, als Übungen am Baumstamm. Dieser Plan dient nur zur Anschauung, wie man vorhandenes „Gerät und Gelände" in Ihr persönliches Training einbauen könnte. Seien Sie kreativ!

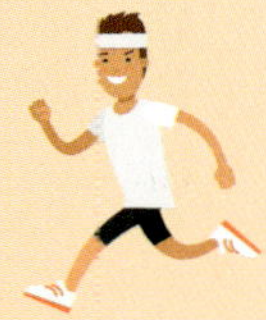

4.7 DER SPIELPLATZ FÜR ERWACHSENE: CALISTHENICS-PARKS

Auch auf dem Spielplatz lässt es sich wunderbar trainieren! Aber gehen Sie auf keinen Fall auf die herkömmlichen Spielplätze! Diese sind ausschließlich für Kinder gedacht! Dies betrifft auch die Gerätschaften, welche auf das Gewicht von Kindern ausgelegt sind. Gefährden Sie also auf keinen Fall Kinder oder sich selbst.

Daher: Besuchen Sie unbedingt nur einen Spielplatz für Erwachsene: die Calisthenics-Parks.

Diese schießen gerade wie Pilze aus dem Boden und werden immer beliebter. Der Grund ist klar. An diesen Geräten ist ein exzellentes Training möglich! Was will man mehr?

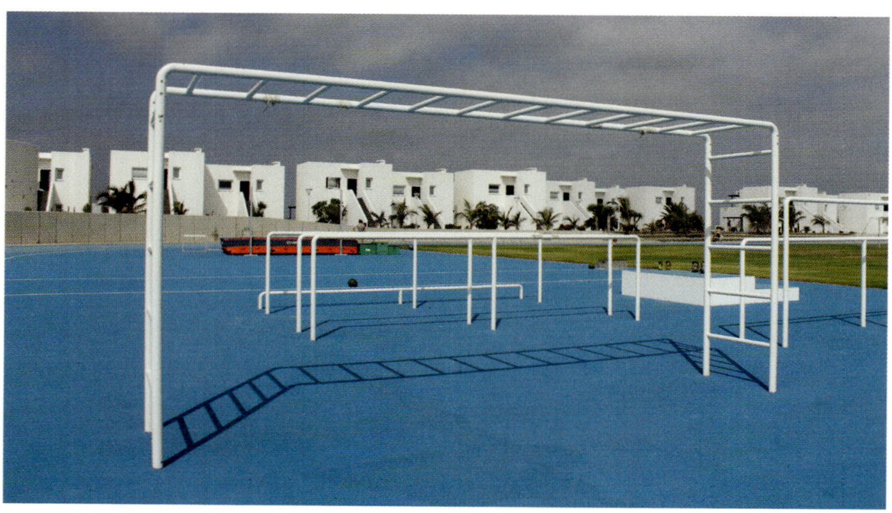

Diese Anlagen gibt es in den unterschiedlichsten Zusammenstellungen. Aber ganz gleich, welche Zusammenstellung Ihr Calisthenics-Park in Ihrer Nähe bietet, sind sehr viele Übungen aus diesen Buch (inklusive der Basisübungen) dort bestimmt möglich.

Sie haben natürlich bereits (durch dieses Buch) ein Auge für Übungen bekommen und könnten, ganz gleich, welche Zusammenstellung Ihr Calisthenics-Park hat, dort sofort loslegen. Setzen Sie dort einfach das Basistrainingsprogramm um. Dann sind Sie bereits bestens trainiert. Dennoch kann ich es mir nicht nehmen lassen, Ihnen einen Trainingsplan im Calisthenics-Style vorzustellen. Lassen Sie sich durch diesen einfach inspirieren.

HINWEIS:

Bei aller „Spielfreude" auf dem Spielplatz für Erwachsene und bei aller Vorfreude, gleich loslegen zu wollen, vergessen Sie bitte nicht (niemals!), sich zu mobilisieren und sich gut warm zu machen!

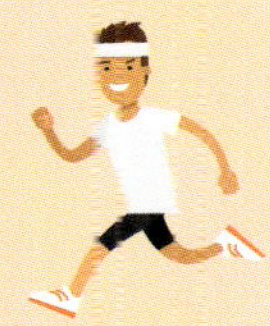

RUBRIK: TRAININGSPLAN

Calisthenics

4.7.1 Calisthenics – Trainingsplan im „Calisthenics-Style"

Wie bereits erwähnt, können Sie in jedem Calisthenics-Park mit den Basisübungen und den Basistrainingsplänen direkt loslegen.

Für alle diejenigen, die gerne mal in einem Calisthenics-Park eine typische Übungsfolge und Steuerung im „Calisthenics-Style" genießen wollen, habe ich folgendes Beispiel für Sie:

Parameter: Belastung je 12 Wiederholungen;

zwischen den Übungen möglichst keine Pause

Runden: 3

Schwierigkeitsgrad: Fortgeschrittene

Pause zwischen den Runden: 90 Sekunden

ÜBUNG 1

Zugübung:

Klimmzug

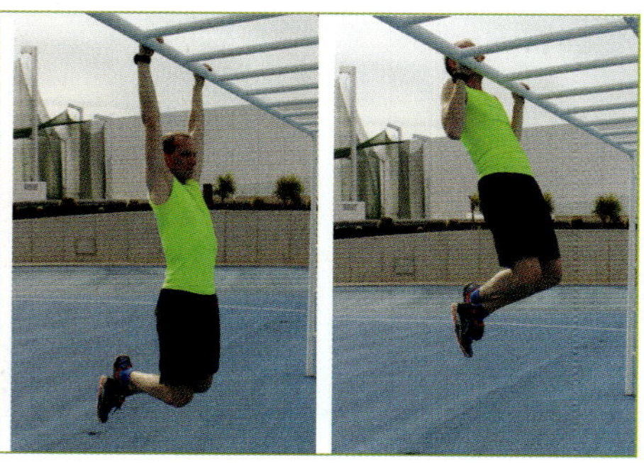

ÜBUNG 2

Druckübung:

Liegestütz (auf dem Boden, oder die Arme bzw. Beine erhöht auf einer Stange)

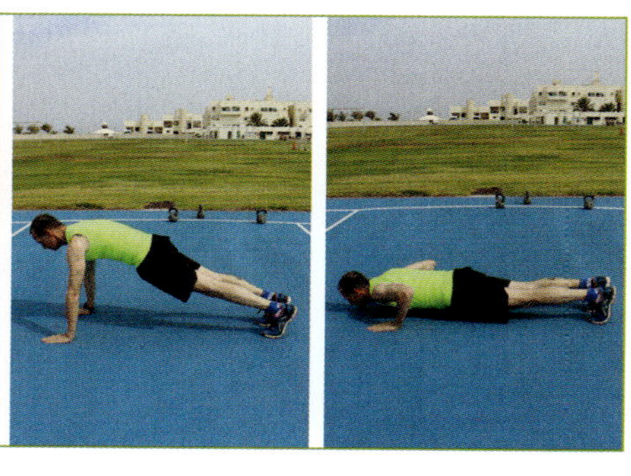